REJOIGNEZ NOTRE COMMUNAUTÉ DE LECTEURS !

Inscrivez-vous à notre newsletter et recevez chaque mois :
- des conseils inédits pour vous sentir bien ;
- des interviews et des vidéos exclusives ;
- des avant-premières, des bonus et des jeux !

Rendez-vous sur la page :　　　　　ou scannez ce code :

http://leduc.force.com/lecteur

Découvrez aussi notre catalogue complet en ligne sur notre site :
www.editionsleduc.com

Enfin, retrouvez toute notre actualité sur notre blog : **blog.editionsleduc.com**
sur notre page Facebook : **Leduc.s Éditions**

Maquette : Sébastienne Ocampo
Illustrations : Fotolia, Corine Delétraz (p. 73 à 78)

© 2016 Leduc.s Éditions
17, rue du Regard
75006 Paris – France
ISBN : 979-10-285-0153-2

ANNE DUFOUR   CAROLE GARNIER

Préface de RAPHAËL GRUMAN

LE MEILLEUR
RÉGIME DU MONDE

Téléchargez :
La présentation vidéo du
régime Dash en 1 minute 30
+ La liste de courses de
votre programme
+ 10 recettes de jus verts
+ Les vidéos des
10 meilleurs exercices
physiques du monde
+ Votre table IG d'un seul
coup d'œil
(voir p. 384)

(voir p. 384)

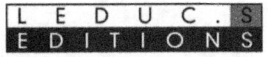

LEDUC.S
EDITIONS

SOMMAIRE

PRÉFACE PAR RAPHAËL GRUMAN

Lorsque Carole et Anne m'ont demandé de préfacer cet ouvrage, je n'ai pas hésité une seconde. En tant que nutritionniste, consultant pour des patients, il n'y a pas de meilleure alimentation que le régime Dash. Cette alimentation est certainement idéale à appliquer au quotidien. Les consignes du régime Dash sont celles que j'applique auprès de mes patients qui souhaitent se sentir bien, garder la forme et maintenir un poids optimal. Les règles de cet équilibre alimentaire sont simples et précises mais, surtout, peuvent s'adapter à tous les patients à condition de moduler les portions pour convenir à tous et éviter les petits creux.

DASH, LE BIEN-NOMMÉ : MEILLEUR RÉGIME DU MONDE !

Ayant déjà fait ses preuves aux États-Unis, berceau des innovations en termes de régimes, le Dash traverse enfin l'Atlantique pour montrer ses vertus aux Français. Si ce régime a été élu meilleur régime du monde par un panel de scientifiques, c'est tout d'abord pour une raison simple, il s'agit d'un régime universel. Il convient en effet à tous les groupes de population tout autour du globe, mais également à tous les âges.

Son secret réside dans sa capacité à s'adapter aux goûts des personnes. Ce n'est pas un programme restrictif ou privatif, mais une véritable hygiène de vie.

D'UNE ALIMENTATION ANTIHYPERTENSIVE DES ANNÉES 1990 À L'ALIMENTATION UNIVERSELLE DU FUTUR

Le régime Dash signifie *Dietary Approaches to Stop Hypertension*, ce qui pourrait se traduire par : Approche diététique pour prévenir l'hypertension artérielle. Il a été mis au point à la fin des années 1990 par un groupe de médecins cardiologues dans le but de réduire l'hypertension artérielle chez leurs patients. Depuis, ce régime a réuni le consensus de la quasi-totalité du corps médical, pour prévenir non seulement l'hypertension artérielle mais aussi l'apparition de différentes pathologies en lien avec l'alimentation comme les maladies cardiovasculaires, le diabète ou encore le surpoids. Aujourd'hui, le « Dash eating plan » continue de faire l'objet de nombreuses études pour mettre en évidence ses bienfaits sur l'organisme. Ces règles et consignes constituent les bases de l'alimentation du futur pour un équilibre alimentaire permettant d'éviter les différentes pathologies liées à l'alimentation.

LE RÉGIME DASH COMME NOUVELLE RÈGLE DE VIE

Adopter le régime Dash, ce n'est pas seulement suivre les fréquences de consommation de fruits et légumes ou les quantités d'apport de poisson par rapport à la viande. Décider de mettre en place le régime Dash comme alimentation de tous les jours, c'est aussi prendre la décision de manger sainement. La première des consignes du régime Dash est de ne plus consommer de plats préparés ou d'aliments ayant subi de nombreuses transformations ou trop raffinés. En effet, ces aliments s'appauvrissent en nutriments et micronutriments (vitamines et minéraux). Cela revient à manger des calories vides qui n'apportent rien à l'organisme et favorisent la prise de poids et le développement de pathologies alimentaires.

HEUREUSEMENT L'ERREUR EST HUMAINE...

À l'inverse de trop nombreux régimes, le régime Dash autorise les petits « à-côté ». Si vous ne pouvez pas suivre les préconisations pendant un repas, voire une journée, ce n'est pas grave. Le principe est que vous puissiez l'appliquer le plus longtemps et le plus régulièrement possible. De même, pour ceux qui ne peuvent pas se passer de chocolat, le petit carré de chocolat noir à 70 % n'aura que peu d'incidence du moment que vous appliquez les autres consignes. Le maintien du plaisir est indispensable dans tout bon programme. Il est primordial de garder ces petits moments pour décompresser et ainsi continuer de suivre le régime. Grâce au régime Dash vous avez la possibilité de vous faire plaisir sans culpabiliser et sans perturber votre équilibre.

UN TOP CHEF SOMMEILLE EN VOUS...

Ce programme vous apprendra également à ne pas acheter n'importe quoi en grandes surfaces. Pour limiter les apports en sel, il faut avant tout savoir déchiffrer les étiquettes et faire la chasse aux aliments trop riches en sodium. Comme tout bon chef, vous choisirez vous-même vos aliments en privilégiant les aliments non cuisinés et non préparés. Vous apprendrez également à avoir la main légère sur le sel et à manier les aromates et autres épices pour sublimer vos plats et ainsi conserver tout le goût et le plaisir de manger.

L'ATOUT ULTIME CONTRE L'EFFET YO-YO

Le régime Dash est avant tout pour moi une hygiène alimentaire et, plus encore, une hygiène de vie. Adopter le régime Dash pour sa famille, c'est la meilleure façon de prendre soin d'elle. En appliquant les principes de ce programme, la perte de poids est quasi assurée : les apports caloriques sont faibles et, parallèlement, le programme exclut en grande partie les apports en sucre simple et en graisses saturées. Oui, mais voilà, perdre du poids c'est bien, mais ne pas le reprendre c'est mieux ! Grâce au régime Dash pas d'effet yo-yo car les règles de cet équilibre alimentaire s'appliquent tout au long de la vie pour un confort et un bien-être au quotidien.

AUCUN RÉGIME N'EST EFFICACE SANS LA PRATIQUE D'UNE ACTIVITÉ PHYSIQUE ADAPTÉE

Non seulement l'activité physique vous permet de brûler des calories, mais elle permet également de faire baisser la tension artérielle. Juste après un effort, on constate déjà un relâchement artériel et donc une baisse de la pression sanguine. Si vous n'êtes pas adepte du sport, pas d'inquiétude, le principal est de trouver la bonne activité physique et d'écouter ses envies. Privilégiez tout de même les sports d'endurance comme la marche rapide. L'idéal serait de la pratiquer tous les jours.

Le proverbe dit : « Une pomme par jour éloigne le médecin pour toujours. » Le régime Dash ne se réduit pas à ne consommer qu'un fruit par jour mais au moins 3 à 4. Au-delà de cette simple consigne, le fait d'appliquer ce programme dès le plus jeune âge vous permettra de vous tenir loin de votre médecin. Dash est bel est bien la meilleure alimentation préventive !

RAPHAËL GRUMAN, diététicien-nutritionniste
Leblogderaphaelgruman.fr

INTRODUCTION

Le régime Dash (*Dietary Approaches to Stop Hypertension* ou Approches diététiques contre l'hypertension en français) vient de remporter pour la sixième année consécutive la palme du meilleur régime santé du monde, décernée par le magazine *US News*. Sur 38 régimes étudiés ! Étaient en lice par exemple les régimes méditerranéen, Atkins, Mayo, Paléo (régime préhistorique), TLC (Therapeutic Lifestyle Change), Weight Watchers, flexitarien, volumétric, Jenny Craig, Ornish, asiatique, végétarien, anti-inflammatoire, South Beach, Zone, Macrobiotique, Fast, raw food (cru et vivant), Dukan… Mais pas seulement ! C'est aussi, selon ce même classement, le meilleur régime du monde pour prévenir et lutter contre l'hypertension ET encore, le meilleur régime du monde pour prévenir et lutter contre le diabète.

Trois palmes d'or pour un seul régime, c'est plus qu'une consécration : c'est un immense succès médical, scientifique, une reconnaissance hors du commun. En fait, manger Dash, c'est mettre toutes les chances de son côté pour éviter les maladies les plus graves et qui sont responsables du plus grand nombre de décès et d'invalidité dans le monde. Rien que cela ! Bien entendu, un tel régime à ce point adapté à nos besoins physiologiques n'est pas bon « que » pour la pression artérielle. Il est si complet et sain qu'il est officiellement recommandé par l'USDA (U.S. Department of Agriculture) pour « favoriser la santé et le bien-être, et prévenir les maladies chroniques comme le diabète ou l'hypertension ». C'est dire si le champ de son action santé est vaste.

Parfois surnommé improprement « régime sans sel », Dash est extraordinairement important pour de nombreuses personnes… qui ne s'en doutent même pas. Peut-être en faites-vous partie ? Nous mangerions 2 à 3 fois trop de sel, soit environ 10 grammes par jour, alors que l'Organisation mondiale de la santé (OMS) fixe à 5 grammes le seuil maximal, et que certains chercheurs descendent même la barre à 3 grammes. Ce qui signifie que certains d'entre nous en consomment « normalement » tandis que d'autres en ingurgitent jusqu'à 6 fois trop, puisque nous parlons de moyenne. Or, que nous soyons homme ou femme, que nous souffrions d'hypertension ou pas, mieux vaut contrôler notre consommation de sel. Le problème ? Le sel retient l'eau et augmente l'appétit, donc favorise les œdèmes, la prise de poids et l'hypertension artérielle. Par ailleurs, trop de sel, c'est-à-dire pour être précis trop de chlorure de sodium, déséquilibre la balance sodium/potassium extrêmement importante pour chaque cellule. En cas d'excès, c'est l'ensemble de l'organisme qui est perturbé. Enfin, le sel favoriserait l'installation du diabète de type 2. Cependant, il n'est pas non plus responsable de tout, et de récentes études suggèrent que « descendre trop bas » n'est pas une solution miraculeuse, voire pourrait se révéler dangereux… pour le cœur ! Comment expliquer ce paradoxe apparent ? Simple : depuis des décennies, nous confondons « excès de sel » et « excès de produits industriels ». Les chercheurs soupçonnent désormais que le sel « en trop » ne serait en réalité qu'un marqueur d'une mauvaise alimentation. L'arbre qui cache la forêt, en somme. Pour boucler cette boucle salée, concluons que Dash est un régime « pauvre en sel » mais pas « sans sel ».

DASH, ENCORE UN NOUVEAU RÉGIME « COMME LES AUTRES » ?

Non. Chaque année nous apporte son lot de nouveaux régimes, plus ou moins intéressants, plus ou moins fondés scientifiquement, plus ou moins savoureux, ridiculement stricts ou au contraire « tenables », adaptés ou non à la vraie vie, bon marché ou hors de prix… bref : beaucoup d'appelés et peu d'élus au final, puisque la majorité de ces régimes disparaissent à tout jamais pour être remplacés par d'autres, qui eux-mêmes ne feront pas long feu. Seules certaines méthodes restent et s'imposent comme de véritables modèles nutritionnels, au fil des années puis des décennies, au fur et à mesure des nouvelles recherches scientifiques cherchant à décrypter pourquoi exactement ils « marchent ».

Par « ils marchent », nous n'entendons pas ici qu'ils « font maigrir » mais qu'ils réunissent plusieurs cordes bénéfiques à leur arc : ils ont prouvé leur aptitude à protéger des maladies cardiaques, du diabète et d'autres atteintes métaboliques, ils sont adaptés à nos habitudes gustatives et de consommation. Fondés sur des apports physiologiques pour une meilleure santé, ils nous paraissent dignes de confiance, et nous pourrions les recommander à nos amis, nos parents, nos frères et sœurs. Comme ils répondent en tout point aux besoins du corps, il se trouve qu'ils font également perdre du poids puisque le métabolisme se régule enfin de lui-même : le surpoids n'était qu'un des « indices » d'une mauvaise alimentation, les autres étant à la fois plus discrets (car au plus profond de l'organisme) et plus graves, puisqu'impliqués dans des pathologies lourdes, voire mortelles à terme. Aussi, parmi les brillants élèves, ou disons les meilleurs régimes santé du monde, nous pouvons lister le plus célèbre peut-être : le régime méditerranéen (spécialité : protection cardiaque et anticancer). Puis, un peu moins connus mais bien installés également, le régime Okinawa (spécialité : anti-âge), le régime Portfolio (spécialité : anticholestérol), le régime nordique (spécialité : protection cardiaque et du cerveau), le régime IG (spécialité : l'index glycémique pour un métabolisme et des hormones au top)…

De son côté, le magazine américain *U.S. News & World Report* classe chaque année une trentaine de régimes connus (Atkins, Paléo, Jenny Craig…), et voici six ans, donc, qu'il décerne le prix d'honneur au régime Dash. Étonnamment, il semble ne rencontrer aucune critique, aucun clan farouchement contre, ni même un tout petit peu contre : il y a consensus de la part des scientifiques pour le trouver « bien ». Cet exploit n'est pas mince ! Voyons pourquoi en quelques mots.

Dash pourrait se définir comme un mixte entre régime méditerranéen, régime nordique, régime Portfolio, régime IG, régime Okinawa, bref : le régime santé type qui a l'avantage d'être très adaptable à votre situation personnelle (vous découvrirez les 3 profils plus loin et en déduirez le vôtre) et à vos goûts personnels, car non attaché à une région (on a le droit de ne pas apprécier les aubergines du régime méditerranéen ou le poisson cru du régime Okinawa).

C'est donc un régime santé idéal, en tout cas à ce jour, personne n'a trouvé mieux. Même les meilleurs spécialistes en cardiologie, nutrition, diabétologie… du monde !

LES GRANDS PRINCIPES DU RÉGIME DASH

Le régime Dash est une manière de s'alimenter sur le long terme, et non un régime minceur avec un objectif chiffré de perte de poids, qui aurait une date de début et de fin. C'est une alimentation équilibrée, qui n'exclut aucune catégorie d'aliments puisque l'on consomme de la viande, du poisson, des œufs, des produits laitiers, des matières grasses, des fruits, des légumes, des céréales, des légumineuses, du pain… Il ressemble un peu aux autres régimes « sains » de type régime méditerranéen, mais avec certains avantages en plus… sinon il ne serait pas le n° 1 mondial !

Notre alimentation occidentale, trop industrielle, riche en sel, sucre, mauvaises graisses et aliments à IG (index glycémique) élevé favorise le surpoids, l'obésité, et les maladies cardiaques, ainsi que la plupart des désordres métaboliques (diabète, cholestérol…). À chaque repas élaboré sur ce modèle, nous grossissons un peu plus et mettons un peu plus notre santé en danger. C'est pourquoi un régime qui ne serait « que » minceur, sans prendre en compte le reste des paramètres santé, n'aurait aucun sens puisque tout est lié. Le régime Dash, proche du régime méditerranéen/Portfolio/Okinawa/IG, est facile à la fois dans sa compréhension et sa mise en pratique : il prône une alimentation simple, naturelle, la moins artificielle et industrielle possible.

VOTRE RÉGIME DASH D'UN SEUL COUP D'ŒIL

PORTIONS/JOUR EN MOYENNE*	QU'EST-CE QUE ÇA APPORTE ?	PRÉCISION
LÉGUMES VERTS		
4 à 5 portions 1 portion = 1 assiette de salade verte, 1 bol de légumes, ½ assiette de légumes cuits, 1 grand verre de jus de légumes (mais attention à ne pas consommer toutes les portions de légumes sous forme de jus. Un verre de jus et 4 portions de légumes « à mâcher », c'est bien).	C'est le socle de votre alimentation. Les légumes verts sont peu caloriques et riches en minéraux alcalinisants (équilibre acido-basique) : magnésium, calcium, potassium. Ils apportent aussi des molécules phytochimiques préventives : pigments divers, caroténoïdes, provitamine A, acide alpha-lipoïque, fibres solubles, chlorophylle...	Tous, frais ou surgelés nature. Asperge, concombre, artichaut, haricot vert, aubergine, courgette, potiron, tomate... l'embarras du choix !
FRUITS		
4 à 5 portions 1 portion = 75 g de fruits crus, 50 g de fruits cuits. Une pomme ou un pot de compote individuel correspond à 2 portions. 1 petit verre de smoothie/jus frais.	Eux aussi apportent des wagons de minéraux bénéfiques, mais aussi de vitamines (notamment la C, si on les mange crus), et d'acides citrique/tartrique/malique... très bénéfiques encore une fois pour l'équilibre acido-basique. Ils renferment aussi des fibres douces, et des essences (zestes d'agrumes).	Tous, frais ou surgelés nature. Privilégiez les fruits les moins sucrés, comme les agrumes, les baies (myrtille, cassis, groseille, framboise...). Sans sucre ni « artifice » (sirop de glucose/fructose, biscuit, glace, coulis de chocolat, caramel...) ajouté.

* mais reportez-vous au tableau p. 26 car le nombre de portions varie en fonction de vos dépenses caloriques.

PORTIONS/JOUR EN MOYENNE*	QU'EST-CE QUE ÇA APPORTE ?	PRÉCISION
CÉRÉALES COMPLÈTES (PAIN, RIZ, PÂTES, QUINOA...)		
7 à 8 portions (dont 3 tranches de pain maximum) 1 portion = 3 à 4 belles c. à s. de riz ou pâtes cuites, 5 c. à s. de céréales du petit-déjeuner, 2 biscottes, 1 tranche de pain (40 g).	Elles apportent des protéines végétales (à associer aux légumineuses, aux graines, aux noix), ce pour réduire ou remplacer les protéines animales. Elles aident à calmer la faim pour de longues heures. Les « complètes » renferment davantage de fibres et de composés protecteurs que dans les céréales raffinées : antioxydants, vitamines, minéraux... concentrés dans l'enveloppe du grain.	À faire cuire « maison » : pas de conserves, pas de riz ou de pâtes précuites à réchauffer, pas de pâtes et de riz hyper-raffinés (= « cuisson rapide »), encore moins déshydratés en sachets. Éviter le pain blanc.
PRODUITS LAITIERS (ÉCRÉMÉS OU DEMI-ÉCRÉMÉS) – BREBIS OU CHÈVRE RECOMMANDÉS		
2 à 3 portions 1 portion = 1 verre de lait (20 cl), 1 yaourt ou 100 g de fromage blanc, 3 petits-suisses, 30 g de fromage maigre.	Vecteurs de protéines, calcium et vitamine D, ils apportent aussi d'autres composés bénéfiques selon leur nature. Par exemple, les yaourts sont riches en probiotiques (bactéries amies de la flore intestinale), et en acides aminés branchés (petit-lait surnageant au-dessus du yaourt) bon pour « faire du muscle ». Intolérants au lactose, vous pouvez remplacer tout ou partie de ces produits laitiers par leur équivalent en « laits » d'amande, de riz... si vous le désirez.	Préférer le demi-écrémé, et le nature (yaourt, fromage blanc...). Plus le fromage est « dur » (affiné), moins il contient d'eau, plus il est salé et calorique. *Rappel :* le lait est un aliment et non une boisson. On n'en boit pas à table, on boit de l'eau.

* mais reportez-vous au tableau p. 26 car le nombre de portions varie en fonction de vos dépenses caloriques.

VOTRE RÉGIME DASH D'UN SEUL COUP D'ŒIL

VOTRE RÉGIME DASH D'UN SEUL COUP D'ŒIL

PORTIONS/JOUR EN MOYENNE*	QU'EST-CE QUE ÇA APPORTE ?	PRÉCISION
POISSON, FRUITS DE MER, ŒUF, VIANDE MAIGRE, VOLAILLE		
3 à 6 portions 1 portion = 50 g de viande ou poisson (cuit), ou 1 œuf.	Les protéines les plus efficaces et les mieux assimilées par le corps humain. Mais ce sont aussi d'excellentes sources de vitamine B12 (viande), choline anticholestérol (œuf), oméga 3 (poissons gras), iode (poissons et fruits de mer), vitamines B... Choisis de bonne qualité et préparés sans faux pas (notamment au niveau de la cuisson), ce sont d'excellents aliments pour la santé.	Attention aux coquillages et crustacés, plutôt salés. Idem pour le blanc d'œuf. Limiter la viande rouge, surtout grasse (entrecôte...). Ôter la peau du poulet. Faire cuire sans agresser : pas de grillade, de friture, de « cramé ». Barbecue ponctuellement OK, mais si fréquent, opter au moins pour un appareil vertical et contrôler la cuisson. Éviter la charcuterie, en général trop salée, trop grasse, trop d'additifs...
SAUCES ET HUILES		
2 à 3 c. à c. pour les sauces, *2 c. à s.* d'huile « nature »	Les dernières études indiquent que les (bonnes) graisses sont très utiles à la santé, notamment cardiaque. Et qu'elles n'empêchent en aucun cas « de maigrir », au contraire. Alors ne soyez pas non plus trop parcimonieux. Respectez « l'esprit » Dash (pas de mauvaises graisses, pas de graisses cachées) mais ne soyez pas agrippé à « la lettre » : 2 c. à s. d'huile par repas semblent plus réalistes et saines que seulement 2 c. à s. par jour.	Huiles d'olive, de noix, d'avocat (= toutes les huiles de fruits) recommandées. L'huile de colza, un peu aussi (neutre en goût et vectrice d'oméga 3), mais son raffinage la rend moins intéressante. Toutes sauces maison (éviter les sauces du commerce, même allégées, avec presque toujours trop de sel ou des additifs malvenus).

* mais reportez-vous au tableau p. 26 car le nombre de portions varie en fonction de vos dépenses caloriques.

PORTIONS/JOUR EN MOYENNE*	QU'EST-CE QUE ÇA APPORTE ?	PRÉCISION
NOIX, GRAINES DE SÉSAME, DE LIN...		
3 portions (par semaine) 1 portion = 45 g soit 2 c. à s. de graines, 7 à 8 cerneaux de noix (ou l'équivalent en purée d'amandes, de noisettes...).	Ces excellents aliments constituent un snacking sain et parfait, notamment accompagnés de fruits séchés (raisin, abricot...) de bonne qualité. En cas de profil 2 ou 3 (voir p. 25), vous pouvez grimper à ⅓ voire ½ portion chaque jour si vous les aimez, plutôt que les 2 portions de base hebdomadaires.	Préférer les fruits oléagineux avec la petite peau brune, sauf en cas de syndrome de Lessof, une « allergie » qui pique la bouche. Le Nutella ne correspond pas à 1 portion de noisettes J.
LÉGUMINEUSES (LENTILLES, HARICOTS SECS, HARICOTS DE SOJA ET PRODUITS DÉRIVÉS : TOFU...)		
2 portions (par semaine) 1 portion = 5 belles c. à s. cuites.	Elles sont riches en protéines végétales (à associer aux céréales pour obtenir des protéines aussi complètes que celles de la viande ou du poisson). Leur IG bas mate l'appétit pour de longues heures. Elles apportent des pigments protecteurs (variétés foncées) et des prébiotiques, notamment sous la forme d'amidons résistants (haricots secs +++).	Maison seulement, pas en conserve (trop salées). Si potage : sans lardons ni croûtons ! Le tofu peut remplacer la viande ou le poisson (mêmes types de protéines, mais il ne renferme pas les mêmes molécules tout de même).
SODIUM (SEL)		
Moins de 2,3 mg par jour Ne pas confondre, nous parlons bien de chlorure de sodium et non de sel (lequel ne contient pas **que** du sodium).	Du sodium, donc, un minéral dont le corps a besoin, mais en toute petite quantité.	Attention au sel « caché », présent dans tous les produits industriels : viandes et poissons fumés, plats cuisinés, barquettes traiteur, soupes déshydratées, sauces...

* mais reportez-vous au tableau p. 26 car le nombre de portions varie en fonction de vos dépenses caloriques.

VOTRE RÉGIME DASH D'UN SEUL COUP D'ŒIL

VOTRE RÉGIME DASH D'UN SEUL COUP D'ŒIL

PORTIONS/JOUR EN MOYENNE*	QU'EST-CE QUE ÇA APPORTE ?	PRÉCISION
SUCRE AJOUTÉ (SOUS FORME DE SUCRE, MIEL, SIROPS D'AGAVE, D'ÉRABLE, CONFITURE, ETC.)		
5 portions par semaine en moyenne. C'est-à-dire le moins possible, l'idéal étant 1 carré de chocolat noir par jour. 1 portion = 1 carré de chocolat, 1 nougat, 1 caramel, 1 dragée, ½ tranche de gâteau, 1 c. à c. de miel, de sucre, de confiture, de sirop d'érable ou autre sirop, 1 petite boule de sorbet, 1 petit verre de soda…	Le plaisir. C'est important de savoir que vous « y avez droit » afin de ne pas craquer, sinon vous risqueriez de tenir, tenir… puis d'avaler une tablette entière de chocolat au bout de quelques jours de régime seulement. Sinon le sucre est apporté en quantité suffisante sous forme de divers glucides par les fruits, les céréales, les légumineuses, le pain…	Éviter TOUS les aliments industriels sucrés, notamment les sodas et boissons sucrés de tous types (cafés latte, thés aromatisés, boissons énergisantes, ou à base de jus de fruits, sirops…). Les édulcorants (« faux sucres ») type stévia, aspartame… ne font pas partie du régime Dash : ne pas en consommer.
BOISSONS ALCOOLISÉES (TOLÉRÉES)		
Chaque jour : *1 verre* pour les femmes, *2 verres* pour les hommes. Maximum.	Des polyphénols, et une meilleure assimilation de ces polyphénols (seulement si faiblement alcoolisé, et en petite quantité, répétons-le). Du plaisir, bien sûr !	Nous recommandons 1 verre de vin rouge, pour ses antioxydants et ses composés bénéfiques, si vous avez l'habitude d'en boire, sinon, continuez à vous abstenir. Ou 1 verre de champagne, ou encore de cidre. Nous déconseillons tous cocktails et liqueurs (= trop sucrés), Bloody Mary (vodka + jus de tomate = sel), mélanges d'alcool, boissons énergisantes et autres boissons alcoolisées.

* mais reportez-vous au tableau p. 26 car le nombre de portions varie en fonction de vos dépenses caloriques.

22 QUESTIONS/RÉPONSES SUR LE RÉGIME DASH

Vous allez enfin faire connaissance avec ce fameux régime, plébiscité par les spécialistes et les médecins, toutes disciplines médicales confondues.

6 raisons pour lesquelles le régime Dash est le meilleur du monde

Il a été déclaré comme tel par les experts de *l'U.S. News & World Report*, qui l'ont classé n° 1 des régimes les plus connus et courants (et sérieux) analysés. Cette palme d'or n'a pas été remise au hasard : les experts ont pris en compte chacun des points suivants :

1. *Capacité à faire perdre du poids à court terme* = ce régime fait maigrir vite.
2. *Capacité à maintenir la perte de poids à long terme* = ce régime fait maigrir bien.
3. *Facilité de compréhension du régime et de mise en œuvre concrète au quotidien* – ce critère inclut le prix global des aliments recommandés = ce régime est simple et facile à suivre, et il ne coûte pas cher.
4. *Optimisation des apports nutritionnels* = ce régime ne provoque pas de carence ou même de déficience, tous les besoins du corps respectés.
5. *Aptitude à prévenir l'installation du diabète* = ce régime est recommandé aux personnes diabétiques ainsi qu'à celles dont les parents sont diabétiques afin d'éviter de le devenir soi-même.
6. *Protection cardiaque* = ce régime aide à améliorer tous les paramètres cardiaques, notamment l'hypertension, le cholestérol, les triglycérides, l'insulinémie, les marqueurs inflammatoires.

Pour conclure, c'est un parfait régime antikilos et anti-âge, que devraient adopter toutes les personnes :

- en surpoids
- obèses
- ayant passé 35/40 ans
- diabétiques
- prédiabétiques
- sujettes aux fringales, aux troubles alimentaires
- avec des antécédents familiaux d'accidents cardiaque, vasculaire cérébral
- avec des antécédents familiaux de diabète
- avec des « mauvais » chiffres sanguins (cholestérol, glycémie)
- hypertendues
- souffrant d'un syndrome métabolique (= gros ventre + cholestérol + hypertension)
- ayant du mal à organiser ses repas et/ou ses portions en vue d'une alimentation saine, équilibrée et bonne pour la silhouette.

Ne vous méprenez pas, il ne s'agit pas d'un régime décrété « parfait » sur un coin de table par une poignée de journalistes ou tiré au hasard parmi la liste des régimes. Il a été noté, analysé sous tous les angles (comme nous le détaillons p. 51), et validé puis recommandé par un aréopage d'instances officielles américaines, comme The National Heart, Lung and Blood Institute (l'un des National Institutes of Health, de l'US Department of Health and Human Services), The American Heart Association, The Dietary Guidelines for Americans… Et pour vous mettre totalement en confiance, il ne « vend » rien, ne propose en aucun cas d'acheter des compléments alimentaires ou une quelconque marque d'eau minérale, de fromage frais ou de céréales plutôt qu'une autre.

Maintenant, voyons en 22 questions/réponses tout ce qu'il faut savoir avant de commencer à suivre le régime Dash.

1. Le régime Dash est-il récent ?

Non. Il existe depuis les années 1990. Il a été mis au point par une cinquantaine d'experts, réunis pour élaborer une façon de manger propre à faire reculer le risque cardiaque. Le tout sous l'égide du *National Institutes of Health* (NIH), agence américaine affiliée au ministère américain de la Santé. Il a été amélioré au fil des années et des recherches scientifiques, et heureusement ! Par exemple, à l'origine, les experts ne faisaient pas de différence entre les céréales raffinées et complètes ; on sait aujourd'hui que les complètes sont préférables.

2. On mange quoi quand on suit le régime Dash ?

Dash est un régime proche du régime méditerranéen : riche en fruits, légumes, céréales complètes, protéines issues de poissons ou de viandes maigres, noix, graines… Du 100 % sain, en somme, ce que nous devrions tous manger, hypertension ou pas, à tout âge. Par rapport au régime méditerranéen, il autorise cependant davantage de viande et de protéines animales, du moment que les aliments sont les plus naturels et les moins transformés possibles.

Ainsi, en termes de nutriments, on consomme principalement des :
- *Protéines végétales.* Dash se situe dans la logique des apports « normaux » en protéines (pas d'hyperprotéiné), et comme il fait la part belle aux aliments d'origine végétale, forcément, vous consommerez pas mal de… protéines végétales. Parfait pour la santé, la ligne, le portefeuille, le bien-être animal et la planète.
- *Fibres solubles et insolubles.* 22 à 34 grammes chaque jour (notre programme est plus près des 34 grammes que des 22 !), c'est vraiment très bien et c'est un marqueur fiable de la qualité de votre alimentation. Une « mauvaise alimentation » est généralement très pauvre en fibres. Tout l'inverse du Dash.
- *Vitamines.* Toute la panoplie des vitamines est apportée par le régime Dash, y compris la précieuse vitamine B12. Notre programme vous en fournira largement le seuil minimal recommandé, de 2,4 µg par jour.

- *Minéraux.* Notamment potassium et magnésium, parfaits pour l'équilibre acido-basique. Notamment Dash vise (et atteint !) les 4 700 mg de potassium au quotidien, ce qui, là encore, est vraiment très bon pour le corps (notamment le squelette), et impossible à atteindre avec une alimentation pauvre en végétaux.
- *Antioxydants, flavonoïdes et autres polyphénols phytopréventifs.* Plus vous augmentez votre consommation de produits frais, notamment de fruits et légumes, plus vous augmentez vos apports en antioxydants. Carton plein pour le Dash !
- *Bonnes graisses.* Côté graisses totales, on se situe entre 20 et 35 % des apports recommandés, ce qui est parfait, avec maximum 10 % de graisses saturées, ce qui est tout aussi parfait.
- *Protéines animales maigres.* Le bon choix, les bonnes viandes, les bons poissons… C'est bien !
- *Eau.* Avec le régime Dash, on boit beaucoup d'eau, et zéro boisson sucrée.

Et peu ou pas du tout de :
- *Produits salés* (produits en saumure, poissons et viandes fumés, plats préparés…).
- *Sucre et produits sucrés* (plats préparés, sauces industrielles, desserts exagérément riches, glaces et toppings, barres chocolatées, sodas…).
- *Graisses saturées,* riches en « mauvais oméga 6 », partiellement hydrogénées et hydrogénées, ou trans.
- *Préparations industrielles* d'une manière générale (plats cuisinés, plats traiteurs, aliments complexes proposés en grande surface, contenant une liste interminable d'ingrédients, d'additifs…).
- *Boissons sucrées.*
- *Boissons riches en caféine.*
- *Boissons alcoolisées* type liqueurs, vins cuits, cocktails…

3. Comment sont répartis les calories et nutriments Dash ?

Dans l'étude Dash, les nutriments quotidiens étaient répartis comme suit :

NUTRIMENT	POURCENTAGE PAR RAPPORT AUX CALORIES GLOBALES DE LA JOURNÉE
Graisses totales (dont graisses saturées	27 % des calories 6 % des calories)
Protéines	18 % des calories
Glucides (sucres des céréales, légumes secs, fruits, légumes)	55 % des calories
QUELQUES FOCUS	QUANTITÉ PAR JOUR
Cholestérol	150 mg
Sodium	2,300 mg
Potassium	4,700 mg
Calcium	1,250 mg
Magnésium	500 mg
Fibres	30 g

4. Tout le monde mange-t-il les mêmes quantités (les 3 profils : 1, 2 et 3) ?

Non, et c'est l'une des originalités de ce régime, conçu fort logiquement autour de nos dépenses caloriques.

- *Profil 1. Si vos journées sont très sédentaires, que vous restez assise* quasiment du matin au soir, passant du lit à la chaise du petit-déjeuner, puis à votre voiture ou assise dans le bus/train/métro, puis assise au bureau, et rebelote le soir, vous êtes colonne **1**.
- *Profil 2. Si vous avez une activité physique assez soutenue* dans la journée, focalisez sur la colonne **2**.
- *Profil 3. Si votre vie quotidienne est très active physiquement,* par exemple si vous portez des charges lourdes, êtes très sportif, serveur/serveuse, déménageur… vous êtes colonne **3**.

Cela peut aussi se traduire comme suit :

	1 Vous êtes une femme en surpoids, peu active, vous voulez réduire votre tension et maigrir	2 Vous êtes un homme ou une femme modérément actif/ve (vous marchez d'un bon pas au moins une heure par jour), vous voulez réduire votre tension et maigrir	3 Vous êtes un homme et vous voulez réduire votre tension
FAMILLES D'ALIMENTS	**NOMBRE DE PORTIONS PAR JOUR**		
Céréales complètes (et produits à base de : pain, pâtes, riz...)	6	6-8	10-11
Fruits	4	4-5	5-6
Légumes verts	3-4	4-5	5-6
Produits laitiers maigres	2*	2*	2 à 3*
Poissons, fruits de mer, viandes maigres, volailles	1,5	1,5-3	3
Noix, graines et légumineuses	3 (par semaine)	5 (par semaine)	7 (par semaine), soit une petite poignée par jour
Graisses	½**	1**	2 voire 3
Douceurs	0	5 (par semaine)	5 (par semaine)

Notre avis : selon de nombreux experts, c'est beaucoup, voire trop. Vous pouvez vous contenter d'un produit laitier par jour maximum, que vous soyez en profil 1, 2 ou 3. Et panacher avec des yaourts à base de laits végétaux.

*** Notre avis : c'est trop peu. Ne soyez pas trop regardant à la goutte près, et consommez au moins 2 cuillères à soupe de graisses par jour, voire 3, que vous soyez de profil 1, 2 ou 3. Et ne craignez rien, cela n'entravera pas votre perte de poids, bien au contraire. Les études récentes concluent toutes que si l'on est trop drastique envers les matières grasses, on perd plus lentement.*

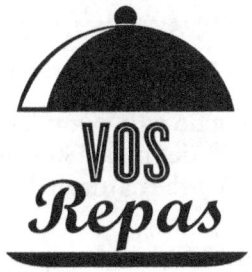

3 JOURS DE MENUS TYPES SUR MESURE EN FONCTION DE VOTRE PROFIL (AVEC LES CALORIES)

Vous l'avez déjà compris : plus votre profil est « actif », autrement dit plus vous bougez au quotidien, plus vous avez le « droit » de manger de portions, ce qui est parfaitement logique. Traduit en menus types cela nous donne :

PROFIL 1 : SUPER-SÉDENTAIRE

🕐 *Petit-déjeuner :* 30 g de pain complet + très fine couche de beurre (150 kcal), 1 ramequin de framboises (30 kcal), 1 thé nature (0 kcal), 1 yaourt nature (50 kcal).

🕐 *Déjeuner :* 150 g de blanc de poulet grillé (200 kcal), 200 g de crudités (100 kcal), 1 c. à c. de vinaigrette Dash (20 kcal), 125 g de riz complet (120 kcal).

🕐 *Goûter :* 1 pomme (90 kcal), 2 carrés de chocolat noir (100 kcal).

🕐 *Dîner :* 125 g de pâtes complètes (100 kcal), arrosées de 60 g de sauce tomate au basilic (60 kcal), 40 g de brousse (100 kcal), 2 clémentines (60 kcal).

Bilan : 1 240 kcal

PROFIL 2 : MOYENNEMENT ACTIF

🕐 *Petit-déjeuner :* 30 g de pain complet + très fine couche de beurre + 1 c. à c. de miel (180 kcal), 1 ramequin de framboises (30 kcal), 1 thé nature (0 kcal), 1 yaourt nature (50 kcal).

🕐 *Déjeuner :* 1 sandwich pain complet crudités/fromage (350 kcal), 1 petit bol de soupe (40 kcal), 1 banane (90 kcal).

🕐 *Goûter* = 1 pomme (90 kcal), 2 carrés de chocolat noir (100 kcal).

🕐 *Dîner :* 150 g de blanc de poulet + 100 g de légumes sautés dans un peu d'huile d'olive (360 kcal), 100 g de riz complet cuit (100 kcal), 1 petite grappe de raisin (60 kcal).

Bilan : 1 505 kcal

PROFIL 3 : FEMME ACTIVE OU HOMME

🕐 *Petit-déjeuner :* 2 œufs au plat + 20 g de gruyère râpé + tomates + champignons (250 kcal), 30 g de pain complet + beurre (125 kcal), 1 yaourt nature (50 kcal), 1 orange (60 kcal), 1 thé nature (0 kcal).

🕐 *Déjeuner :* 100 g de saumon en papillote (180 kcal), 1 épi de maïs cuit à la vapeur (130 kcal), 1 petite noisette de beurre (25 kcal), 1 fromage blanc 3 % aux fruits frais (200 kcal).

🕐 *Goûter :* 130 g de framboises (50 kcal), 1 banane (90 kcal), 10 amandes (100 kcal).

🕐 *Dîner :* 200 g de céréales complètes (300 kcal), 100 g de légumes sautés dans ½ c. à s. d'huile d'olive (80 kcal), 1 pêche (40 kcal), 1 yaourt nature + 1 compote sans sucre ajouté (150 kcal), 1 cookie maison (120 kcal).

Bilan : 1 960 kcal

5. Dash est-il un régime strict ?
Si on fait des erreurs, c'est grave ?

Non, non et non. D'ailleurs il est recommandé de ne pas s'y jeter tête la première du jour au lendemain. Prenez le temps de lire ce livre en entier, de comprendre les enjeux pour vous, votre santé, peut-être votre conjoint ou votre foyer si vous « mettez tout le monde au Dash ». Aussi, mieux vaut y aller tranquillement. Accordez-vous quelques jours pour donner les biscuits et autres chips de vos placards (jeter la nourriture n'est pas idéal, et en plus vous risqueriez de nous en vouloir), tout en instaurant tout doucement une nouvelle logique dans vos achats et en vous inspirant de notre liste de courses. Ainsi, vous allez remplacer en douceur le contenu de votre réfrigérateur, de votre congélateur et de vos placards, sans cris ni douleurs. Et quand vous n'aurez plus que « des bonnes choses dedans », c'est facile : ce sont elles que vous mangerez puisque vous n'aurez plus qu'elles sous la main.

Une fois les principes Dash assimilés, et lorsque vous serez prêt à démarrer, dites-vous bien que vous n'entrez ni à l'armée, ni en religion. Les personnes qui mangent sainement le font naturellement, sans se prendre la tête pour savoir si elles ont droit ou pas à une tomate en plus, à quelques olives vertes à picorer en rab, ou même à cette très attractive part de tarte aux pommes tiède. Car ces détails n'ont aucune importance. Ce qui compte, c'est de comprendre et d'appliquer l'esprit du régime Dash : c'est le fait de cocher disons 8 cases sur 10 (façon de parler), c'est le fait de tenir sur le long terme (pour toujours, en fait) cette nouvelle hygiène alimentaire. Aussi, il vous faut trouver vos marques, vos points forts (« j'adore les haricots verts et je l'avais oublié ! ») et vos points faibles (« impossible de me séparer de mon pot de pâte à tartiner »). Arrangez-vous avec tout cela, gardez votre pot « doudou » et autorisez-vous par exemple 3 cuillères à café par semaine. Bref, faites ce qu'il faut pour vous sentir bien, confortable, tranquille en rythme de croisière dans votre nouvelle vie alimentaire. On ne veut voir personne se lamenter, pleurer son doudou culinaire perdu, ou lâcher son programme juste parce qu'il est stipulé de consommer plus de fruits, de légumes, de produits simples et frais.

Cela ne se fait pas du jour au lendemain, mais rien ne se fait par miracle dans la vie : misez plutôt sur des petits pas patients, des petites victoires qui feront des grands résultats. Ce qui compte, c'est de faire un petit peu mieux chaque jour, chaque semaine, et que de nouvelles habitudes, saines, s'intègrent à votre quotidien sans heurts. Ce qui compte, c'est qu'à la fin de chaque semaine, lorsque vous ferez le bilan, vous soyez globalement « content de vous », mais aussi serein, pas frustré. Ne vous réprimandez pas si vous avez bu un verre de cidre et chipé 5 cacahuètes sur une soucoupe, vendredi soir. Et alors ? C'était sympa, cela vous a fait plaisir ? Tant mieux, c'est donc positif !

En revanche, il n'est pas possible de transiger sur certains points. Si vous avez ce livre en main, c'est parce que vous voulez retrouver/ garder la santé, perdre du poids, protéger votre cœur, votre cerveau, votre foie. Trop d'entorses au programme Dash doivent vous pousser à vous interroger sur votre motivation. Voulez-vous vraiment suivre ce programme ? vraiment perdre vos bourrelets ? rentrer dans une robe une ou deux tailles sous la vôtre ? éviter une récidive d'accident cardiaque ? Alors il n'y a pas à tergiverser : si vous aviez de mauvaises habitudes alimentaires avant, elles vous ont mené là où vous êtes aujourd'hui. Il faut donc s'en éloigner le plus possible. Sinon, les mêmes causes produisant les mêmes effets, vous n'obtiendrez aucun résultat positif. Parmi les incontournables et les non négociables, rappelez-vous :

❑ Pas de plats préparés.
❑ Le moins possible de produits industriels.
❑ Pas de sodas, ni avec sucre, ni sans sucre, ni « à l'extrait de sucre naturel » = AUCUNE boisson au goût sucré en bouche.
❑ 3 repas par jour et pas de grignotage entre (si snacking, piochez dans les fruits frais ou les légumes crus à croquer).
❑ Pas ou peu d'alcool, sous quelque forme que ce soit (sauf le verre de vin rouge autorisé).
❑ Moins de sel, plus d'herbes aromatiques et d'épices.
❑ Pas de fast-food.
❑ Une cuisine « maison » dans la mesure du possible, avec des produits frais ou surgelés, nature (un filet d'huile d'olive en guise de sauce).

Toutes ces cases sans exception doivent être cochées. Et vous devez vous y tenir. Si vous n'y arrivez pas, recommencez. Si vous n'y arrivez toujours pas, recommencez encore. Il faut et vous pouvez :

- Manger des aliments sains, préparés par vous-même.
- Boire de l'eau, éventuellement de l'eau infusée (maison).
- Boire du thé, des infusions et du café nature (sans sucre ni sucrette).
- Acheter et manger plus de fruits frais.
- Acheter et préparer plus de légumes verts.
- Commander au restaurant des épinards, de la ratatouille, une pomme de terre au four ou des haricots verts plutôt que des frites.
- Vous contenter au restaurant d'un plat + café (le reste n'est en rien obligatoire, le café non plus d'ailleurs).

6. Tout le monde peut-il ou doit-il manger « Dash » ?

Oui, oui, et oui ! Il s'agit en réalité d'une alimentation « normale », dans le sens « physiologiquement 100 % adaptée à nos besoins ».
Mais le régime Dash est tout spécialement recommandé aux personnes :

- En surpoids.
- Faisant du « yoyo » alimentaire (pas de rythme alimentaire bien marqué avec 3 repas quotidiens à heures fixes, grignotage toute la journée).
- Victimes de fringales.
- Victimes d'hypoglycémie et/ou de diabète.
- Hypertendues.
- Diabétiques ou prédiabétiques (= insulinorésistantes).
- Ayant subi un accident cardiaque (infarctus, AVC…).
- Souffrant de douleurs inflammatoires articulaires, musculaires, cutanées…
- Seniors.

Vous êtes hyper-concerné si vous êtes une personne de plus de 55 ans, hypertendue et en surpoids (notamment au niveau abdominal).

Optez pour le Dash « ouvert » (celui de ce livre) et non le Dash strict original, qui manque de matières grasses et qui, totalement dénué de produits sucrés en dehors des fruits, peut être frustrant à suivre sans une volonté de fer.

7. Peut-on manger Dash en dehors de chez soi (amis, restaurant, cantine...) ?

Bien sûr ! Une fois que vous avez compris le principe, qui n'est pas bien compliqué à appréhender, vous pouvez parfaitement faire « Dash » n'importe où.

8. Dash est-il riche en fibres ? J'ai du mal à les digérer, je fais comment ?

Oui, Dash est riche en fibres car il est riche en céréales complètes, légumineuses, grains, fruits à coque (noix...), légumes verts et fruits. Plusieurs cas de figure :

- *Si vous ne consommez quasiment aucune fibre depuis des années* (peu de fruits et légumes, peu ou pas de céréales complètes), il faut réhabituer votre corps à les tolérer, elles sont très importantes pour la santé et pour combattre le surpoids. Elles sont aussi cruciales pour la bonne marche de votre flore intestinale (voir p. 68). Allez-y progressivement, mais sûrement.

- *Si vous souffrez de colites et douleurs digestives depuis « toujours »,* *et que vous n'êtes pas cœliaque ni n'avez d'intolérance alimentaire* *connue* (lactose ? gluten ? autre ?), adoptez les jus frais maison, faits à l'extracteur de jus ou à la centrifugeuse (surtout pas au blender), soit en remplacement de l'une ou de deux des portions de légumes recommandées chaque jour, soit en buvant un grand verre chaque jour 20 minutes avant le déjeuner et le dîner. Piochez pour ceci parmi nos 10 recettes de jus verts (p. 384).

- *Si vous êtes intolérant aux Fodmaps* – des sucres comparables à des fibres, fermentescibles et donc générateurs de gaz, ballonnements et douleurs intestinales, naturellement présents dans bon nombre d'aliments –, reportez-vous au livre *Plus jamais mal au ventre avec* *le régime Fodmaps*[*], afin de remplacer les aliments à problème par d'autres, plus digestes.

REMARQUE IMPORTANTE

Certaines personnes croient que leurs troubles digestifs viennent d'un seul ingrédient, par exemple « le gluten » ou « le lactose ». Ou d'une seule famille de molécules, par exemple « les fibres ». Et ils focalisent dessus, ignorant tout le reste ou presque. Si dans certains cas c'est exact, les choses sont généralement bien plus complexes, et d'ailleurs ces personnes reconnaissent elles-mêmes que « depuis qu'elles ont arrêté le gluten/le lactose », ça va mieux (tant mieux !)… mais que ce n'est pas encore ça. Or, en adoptant une alimentation globalement santé telle que le régime Dash, elles se rendent compte au bout de quelques semaines que leurs troubles digestifs se sont considérablement atténués voire ont disparu. Tout simplement parce qu'il s'agit d'une alimentation physiologique globale : elle apporte ce qui convient à l'estomac, au foie, à l'intestin, à la flore intestinale… Il s'agit d'une réponse radicalement différente pour ne pas dire opposée : plutôt que d'éviter le supposé problème, on donne les moyens au tube digestif de mieux prendre en charge l'ensemble de la nourriture, comme il devrait le faire tout naturellement. C'est un peu comme de renforcer les défenses immunitaires plutôt que de choisir de traiter un seul microbe avec des médicaments une fois malade.

9. Dash veut-il dire sans sucre, sans sel, sans gras ?

Oui et non. À la base, Dash signifie *Dietary Approaches to Stop Hypertension*. Cela ne signifie donc pas « supprimer tel ou tel ingrédient précis », mais, bien au contraire, mettre en place une alimentation globale, générale, propice à la maîtrise de la pression artérielle. Or, la « tension » est l'un des paramètres santé les plus importants, tant l'hypertension est impliquée dans les maladies les plus graves. Aussi, les scientifiques estiment que si l'on mange « bon pour sa tension », on mange plus généralement « bon pour sa santé ». Dans ce contexte, c'est évident :

---

[*] Dr Pierre Nys, Leduc.s Éditions.

oui, avec Dash, on mange peu de sel, de sucre et de « mauvais gras ». En revanche, Dash est assez peu « regardant » sur la consommation de poisson, viande maigre ou produits laitiers : si vous les aimez, mangez-les, raisonnablement s'entend.

10. Dash fait-il vraiment baisser la pression artérielle ?

Oui. Comme l'affirme par exemple cette étude parue dans le journal *Archives of Internal Medicine* : les patients qui ont suivi le régime Dash et ont adopté une activité physique régulière au quotidien ont réduit de 16 points leur pression artérielle systolique en 4 mois. Les médecins ont aussi découvert que Dash faisait diminuer le mauvais cholestérol… bref, au total, un régime excellent pour le cœur mais aussi, de toute évidence, pour l'ensemble de la santé. Rappel : à la base, Dash émane du National Heart, Lung and Blood Institute (NHLBI), dont l'obsession est de réduire notre taux de graisses dans le sang afin de diminuer, surtout, notre risque de maladie cardiaque.

11. Dash est-il un régime minceur ?

Il ne s'annonce pas comme tel puisque son nom même le destine à un objectif santé. Mais la réalité est bien là : lorsqu'on a des kilos en trop et que l'on mange Dash, on perd du poids. C'est l'évidence même, rien de magique : on passe d'une alimentation « mauvaise » quelle qu'en soit la raison (trop de produits industriels, trop de sucre, de sel, de gras caché, d'additifs agressifs envers la flore intestinale et entravant la perte de poids…) à une alimentation « bonne », physiologique, moins calorique, meilleure pour la glycémie et donc antifringales, qui permet de maîtriser son appétit. Manger Dash, c'est un peu comme manger IG ou méditerranéen : on choisit ces systèmes diététiques pour être ou rester en bonne santé, et au final on récolte… une jolie perte de poids, qui elle aussi fait partie des améliorations santé, ne l'oublions pas ! Une étude parue encore une fois dans the *Archives of Internal Medicine* indique que « Dash + une activité physique quotidienne » a permis aux participants de perdre en moyenne plus de 3,2 kg en 10 semaines. Cela peut vous paraître peu, mais c'est une moyenne (plus les participants étaient gros, plus ils ont perdu), et surtout la composition corporelle change (11 % de graisse corporelle en moins, et au contraire plus de muscles) : tout est réuni pour que la perte de poids soit durable, que vous ne soyez pas fatigué, que vous accroissiez votre masse musculaire, alors que la plupart des régimes font au contraire perdre du muscle. En outre, pour accélérer votre perte de poids, vous pouvez précipiter les choses en adoptant notre programme en 7 jours, avec moins de glucides (quantités plus restreintes de féculents, et, bien sûr, pas ou très peu de sucre ajouté) et très peu de graisses… mais plus d'activité physique ! Au total, un super-programme brûle-graisses, ventre plat et silhouette affinée garantie tout en respectant vos papilles et en protégeant votre santé.

De plus, depuis la création du régime Dash, les connaissances ont évolué, y compris dans le domaine de la minceur. On sait ainsi qu'une alimentation plutôt rationnée en glucides (sucres), y compris sous forme de féculents (pâtes, pain, riz, lentilles, pommes de terre…), est préférable pour contrôler son poids, maîtriser sa pression artérielle, réduire le risque inflammatoire, contrôler son taux de triglycérides et de cholestérol, gérer sa glycémie (taux de sucre dans le sang), et par conséquent prévenir ou corriger le risque de devenir diabétique ou obèse. Dans cette optique, notre programme est un « super-programme Dash », ou encore un « Dash accéléré », que vous devriez adopter si vous souhaitez constater très rapidement des résultats, tant sur votre silhouette que sur vos paramètres santé. L'important, et même le plus important : vous faire plaisir, ne pas trop vous restreindre, et ainsi pouvoir poursuivre sur votre belle lancée durant plusieurs semaines, sans frustration. C'est essentiel pour l'observance du régime, et donc pour profiter des résultats sur le long terme.

12. Manger Dash suffit-il pour perdre du poids ?

Vous savez bien que non. La perte de poids résulte d'un ensemble de facteurs individuels, puisque la prise de poids est elle-même multifacto-rielle. Lorsque l'on cherche à perdre des kilos, focaliser exclusivement sur l'alimentation est un non-sens, sauf si vous connaissez vos exagérations alimentaires. Par exemple, il est évident que si vous buvez 2 litres de soda par jour, le simple fait d'arrêter vous fera mincir. Mais les choses sont rarement aussi simples, elles sont même souvent très compliquées.

Aussi, votre perte de poids dépend d'au moins 16 facteurs :

1. Le nombre de kilos à perdre
2. L'histoire de votre poids (si vous avez déjà suivi beaucoup de régimes, perdu et repris beaucoup de kilos, etc.)
3. Votre taille
4. Votre sexe
5. Votre profil génétique
6. Votre niveau de stress, et la capacité de votre organisme à y « répondre »
7. Votre état émotionnel, et votre manière d'y « répondre »
8. Votre tendance à rechercher des aliments ou des substances apaisantes (ça aussi, c'est en partie génétique)
9. Votre sommeil
10. Si vous marchez suffisamment ou pas chaque jour
11. Si vous bougez (vélo, running, natation…) suffisamment ou pas chaque jour/chaque semaine
12. Si vous êtes prêt à augmenter votre niveau d'activité physique, votre capacité à rester motivé sur le long terme, et à travailler parfois un peu « dur »
13. La quantité et la qualité de protéines (acides aminés) que vous consommez à chaque repas
14. Votre environnement : si vous pouvez sortir facilement hors de chez vous pour marcher tranquillement dans la nature, ou si, au contraire, vous vivez dans un environnement pollué/peu sécurisé…
15. Vos horaires de travail : le travail de nuit favorise le surpoids
16. Votre état de santé et si vous prenez des médicaments « qui font grossir » – c'est le cas de nombreuses molécules contre les troubles psy par exemple, ou encore de la cortisone

13. Peut-on manger Dash si l'on est intolérant au gluten ?

Bien sûr, il suffit de choisir parmi nos recettes celles munies du picto « ».

14. Peut-on manger Dash si l'on est intolérant au lactose ?

Oui, remplacez les produits laitiers par les équivalents listés ci-dessous :

À LA PLACE DE…	PRENEZ…
Yaourt nature	Yaourt au soja ou au lait de coco (ou par un yaourt maison à base d'un lait végétal, fait en yaourtière : ça marche très bien !).
Yaourt aux fruits ou aromatisé	Yaourt au soja avec de la compote ou « spécialité aux fruits » (ces « confitures » à teneur réduite en sucre) (1 c. à c. par yaourt).
Fromage blanc	Yaourt au soja épaissi avec de la purée d'amandes blanche (1 c. à s. pour 1 yaourt).
Fromage frais	Du fromage végétal (rayon frais des magasins bio)
Crème	De la crème de soja, d'amande ou d'avoine.

15. Peut-on manger Dash si l'on est végétarien ? et végétalien ?

Oui, bien sûr. Il suffit d'adapter certaines choses. Piochez dans nos recettes et remplacez les produits animaux par ceux listés ci-dessous :

À LA PLACE DE…	PRENEZ…
Steak	Du seitan, du tofu ou du tempeh.
Steak haché	Steak végétal du commerce ou maison, ou des protéines de soja texturées, réhydratées dans de l'eau, pour préparer une bolognaise.
Blanc de poulet, de dinde ou de veau (viande blanche/volaille)	Des « meat analog » de poulet (en grandes surfaces sous la marque Cereal), du seitan, du tofu ou du tempeh.
Poisson cru/poisson cuit	Du seitan, du tofu ou du tempeh.
Coquillages et crustacés	Du seitan, du tofu ou du tempeh.

16. Si je n'aime pas certains des aliments du programme, puis-je les remplacer ?

Bien évidemment. À condition de les piocher dans la même catégorie : on ne remplace pas une tomate par une poignée de chips ! Favorisez les aliments notés 4 et 5 dans notre abécédaire des aliments (voir p. 83).

17. Le sel est-il l'ennemi absolu ?

Non, rappelons qu'il est parfaitement vital, indispensable à la santé, nous en avons tous un petit peu dans notre corps, et nous devons tous en consommer plus ou moins – les sportifs et toutes les personnes qui transpirent beaucoup, donc perdent beaucoup de sodium, un peu plus. En fait, le sel pourrait bien ne pas être la bête noire montrée du doigt depuis ces cinquante dernières années. En nutrition comme ailleurs, les connaissances évoluent, et il se pourrait bien que les scientifiques aient confondu « sel » et « produits industriels » : comme ces derniers renferment tous des quantités plus ou moins astronomiques de sodium, il était un coupable bien pratique à désigner. Mais les choses semblent plus subtiles que cela : les aliments industriels de mauvaise qualité contiennent certes beaucoup trop de sel, mais aussi pour la plupart, de sucre ajouté. C'est plus probablement cette combinaison, sans compter les mauvaises graisses et autres additifs « industriels », qui en voudrait à nos artères, pression artérielle, tension, bref, à notre cœur. Et, plus largement, à notre ligne, notre peau, notre humeur et notre santé en général[*]. Aussi, pour éviter de retomber dans le piège du « coupable tout désigné », se cantonner à la vilipende antisucre ne serait pas plus malin que la chasse au sel. On passerait alors d'un coupable rêvé à un autre coupable parfait, et n'importe quel policier vous dira que cela n'existe pas. De plus, un coupable a souvent des complices, que nous venons d'évoquer. Il y en a certainement d'autres encore !

Ce qu'il faut retenir, ce n'est pas de s'interdire ce petit tour de moulin à sel supplémentaire si cela vous permet d'apprécier davantage vos

---

[*] Lire *Programme sucre détox en 7 jours*, Dr Pierre Nys, Leduc.s Éditions.

épinards, votre cabillaud, votre riz basmati… mais bien de tourner le dos définitivement aux « mauvais produits industriels ». D'autant qu'il en existe des « bons », alors pourquoi s'obstiner à ingurgiter des aliments qui vous veulent du mal ?

18. Est-ce que Dash convient à tous ?

Oui, il est même recommandé par les autorités de santé américaines « à partir de 2 ans ». Ce qui ne doit pas vous empêcher de demander conseil à votre médecin avant de commencer votre programme Dash si vous avez le moindre doute par rapport à votre état de santé, vos éventuels traitements, allergies ou intolérances, etc.

19. Est-ce qu'il y a le moindre risque à suivre le régime Dash ?

À part un risque d'aller mieux, non ! Page 51 nous vous montrons que les experts ont noté ce régime comme étant le plus sûr du monde. Encore une fois, pas de restriction ou d'interdiction loufoque, toutes les familles alimentaires sont représentées, vous avez ici affaire à un régime particulièrement équilibré. Zéro risque, pour qui que ce soit.

20. Si je rate une journée de programme, ou si je craque pour un énorme gâteau au chocolat, est-ce que c'est grave ?

Mais non, c'est la vie ! Ce n'est pas un drame non plus, il y a des choses plus graves dans l'existence. Alors, au moins, profitez pleinement de votre gâteau, ne culpabilisez pas une seconde, ce serait trop bête. Bon, essayez quand même de ne pas le choisir trop trop gros. Et essayez surtout que cela ne se reproduise pas trop souvent, sinon il faudra simplement vous interroger sur vos motivations. Gardez toujours en tête que « manger ensemble » est une activité éminemment humaine, raffinée, agréable, et qu'un bon repas convivial fait partie des choses essentielles de l'existence. Vous n'allez pas gâcher une fête, un anniversaire, des retrouvailles, ni limiter votre joie (et celle des autres) en vous braquant sur vos principes Dash au détriment d'une bonne tranche de plaisir. Demain, vous resserrerez un peu les boulons, voilà tout. Cela s'appelle la colonne « pertes et profits » en comptabilité, ça veut dire grosso modo que « de temps en temps, ça passe, personne ne dira rien », mais n'y revenez pas. Circulez !

21. Si je n'aime pas marcher ni faire d'activité physique c'est grave ?

Oui, là c'est grave. Et là, contrairement au « craquage bonne humeur » dont nous venons de parler, nous avons ici affaire à une flemme aiguë : ce n'est pas que rester avachi ou assis vous procure spécialement du plaisir, c'est que marcher pour marcher ou faire vos exercices physiques ne vous intéresse pas. Or, votre organisme est conçu et fabriqué pour bouger, nager, courir, sauter, porter des poids. Tout en lui est fait pour, et ne pas utiliser vos muscles, vos articulations, vos os, votre cœur, est encore plus délétère pour votre corps que de ne jamais faire rouler une voiture. Il faut absolument que vous vous y mettiez, quel que soit votre âge, votre état, votre envie. Filez voir notre proposition minimale (p. 71) : avec ces exercices et 30 minutes de marche chaque jour, c'est le minimum syndical. Mais si vous préférez la natation, le longe-côte, l'aquagym, le vélo, l'équitation, le tennis, le ping-pong, le running, le ski, la marche nordique, la marche sportive, le sport en salle… libre à vous. Simplement, faites quelque chose, et régulièrement. Le minimum du minimum, en plus d'une à deux heures de marche chaque jour, serait d'emprunter les escaliers quand ils se présentent, en visant l'équivalent de 6 étages. C'est notre dernière offre.

Rappel : l'activité physique régulière, soutenue, est antidiabète, antikilos, anticancer, bonne pour le transit intestinal, lutte contre les maladies métaboliques en général, les douleurs courantes (surtout les maux de dos et de tête), la dégénérescence des muscles, des articulations, des os, les accidents cardiaques et vasculaires cérébraux. Mais aussi, et on le sait moins, elle est indispensable pour bien oxygéner le cerveau, être performant au travail, entretenir sa créativité et sa mémoire, avoir des idées, garder le sourire (et même lutter formidablement contre la dépression), bien dormir. Elle est vraiment garante d'une qualité de vie supérieure, à laquelle vous n'accéderez jamais si vous n'êtes pas « actif ».

C'est prouvé : les personnes actives physiquement (= 2 à 3 séances d'activité « soutenue » par semaine, plus la marche chaque jour) ont une espérance de vie de 3 ans en plus, ce qui est déjà énorme. Mais surtout elles vivent plus longtemps en bien meilleure santé, ce qui n'a pas de prix. Alors suivre le régime Dash pour rester en bonne santé (ou la retrouver) tout en négligeant l'activité physique n'a aucun sens.

Pour conclure, personne n'est trop vieux, ni trop « nul en sport », ni trop gros pour ne pas s'y mettre. Ce n'est pas parce que vous n'en avez jamais fait, ou il y a si longtemps, que vous ne pouvez pas commencer dès aujourd'hui par des choses simples comme la marche, la marche rapide, la marche aquatique, le vélo… Les médecins du sport le savent bien : en matière de forme, on est tous à un point précis. L'important est juste de faire mieux, et cela, tout le monde peut le faire.

22. J'ai l'habitude de me calmer en mangeant du chocolat, je ne peux pas remplacer ça par des haricots verts, comment faire ?

Vous n'allez en effet rien remplacer du tout : on ne se calme pas en mangeant, c'est l'un des exemples types d'une mauvaise utilisation d'un aliment. Serait-ce des haricots verts. Si vous êtes énervé, défoulez-vous : marchez, respirez à fond, passez un coup de fil, criez un bon coup, donnez une baffe au punching-ball en passant, lisez quelques pages d'un roman passionnant, passez en mode « play-list » avec vos écouteurs dans les oreilles, brossez-vous les dents avec du dentifrice à la menthe (vous n'oserez jamais manger quelque chose de sucré juste après, si ?), criblez une cible de fléchettes, passez vos nerfs sur une machine de muscu, au sauna ou en courant au calme dans la rue. Mais pas en mangeant ! Quel rapport ?

L'IMPACT DU RÉGIME DASH SUR LA SANTÉ ET SUR LA SILHOUETTE

Pourquoi suivre les recommandations du régime Dash ? Et pourquoi le recommander à vos parents, votre frère ou votre sœur, vos amis ? Pour toutes les raisons détaillées dans les pages suivantes.

DASH ANTIHYPERTENSION

Le régime Dash a été classé n° 1 mondial des régimes antihypertension, sur 38 régimes étudiés. C'est logique car :

- *Il est pauvre en sel* (sodium), l'un des principaux ennemis de la pression artérielle.
- *Il est riche en légumes verts,* donc en potassium, minéral crucial pour une bonne pression artérielle (le potassium est « le contraire » du sodium).

- *Il recommande une activité physique quotidienne* douce mais régulière, facteur clé d'une tension basse et d'une protection cardiaque efficace.

À savoir : Dash est aussi un excellent régime anti-préhypertension. Pour résumer, il s'agit d'une tension trop élevée par rapport à la normale, mais pour autant pas qualifiée encore d'hypertension. Exactement comme le prédiabète se situe « juste avant » le diabète. Dans un cas comme dans l'autre, vous avez de la chance d'être prévenu avant que les vrais ennuis graves commencent, car vous pouvez ainsi agir pour repasser du « bon côté », c'est-à-dire redescendre à une tension normalisée, et donc tout faire pour ne pas basculer du « mauvais côté » : l'hypertension. Sachez que même en étant seulement « préhypertendu », votre risque de faire un accident cardiaque est augmenté de 28 %, et celui de faire un accident vasculaire cérébral, de 41 % ! Il ne s'agit donc pas d'un simple avertissement, mais d'une très mauvaise voie sur laquelle vous vous trouvez, avec déjà des conséquences métaboliques très néfastes, mais vous pouvez encore rebrousser chemin. Une autre comparaison serait celle du surpoids mais pas encore de l'obésité : même chose dans ce cas, il est évidemment bien plus facile de retrouver un poids normal si l'on est juste en surpoids et pas encore obèse.

DASH ANTIDIABÈTE

Le régime Dash a été classé n° 2 mondial des régimes antidiabète (sur 38 donc, toujours). C'est logique car :
- *Il est basé sur une alimentation à IG bas,* voire très bas : idéal pour la glycémie (taux de sucre dans le sang).
- *Il limite fortement le sucre et les sucreries,* donc aide, une fois encore, à maintenir un taux de glucose sanguin parfait pour prévenir le diabète ET éviter les problèmes quand on est diabétique.
- *Les portions sont prises en compte* et adaptées à vos dépenses caloriques, ce qui est très rare dans les régimes.
- *La quantité de sucre finale du repas est contrôlée :* spécialement important pour les diabétiques de type 1.

- *Il lutte contre le surpoids :* spécialement important pour les prédiabétiques et les diabétiques de type 2.
- *Il est pauvre en sel (sodium),* un des ennemis du diabétique, même s'il est moins connu pour cela que le sucre.
- *Il est riche en légumes verts,* protecteurs pour la santé cardiaque, fragile chez le diabétique.
- *Il fonde les apports protéiques sur des viandes blanches, des volailles, du poisson* et peu de viande rouge, protégeant ainsi les reins du diabétique, eux aussi fragiles.

DASH FLORE INTESTINALE

Le régime Dash est un cadeau pour la flore intestinale. Le microbiote (= flore) est un acteur incontournable de la santé et du bien-être, nous le découvrons davantage chaque jour. Dash aide ainsi nos « bonnes bactéries » à accomplir leur (colossal) travail, car :

- *Il est riche en aliments d'origine végétale,* donc riche en fibres, les « balais » intestinaux indispensables pour faire le ménage.
- *Il facilite le transit intestinal,* donc lutte contre la constipation.
- *Par rapport à la plupart des autres régimes, il apporte davantage de végétaux riches en prébiotiques,* fibres particulières utilisées comme « engrais » par nos bactéries intestinales amies.
- *Les fibres diverses sont garantes d'une flore intestinale riche, variée, diversifiée,* ce qui est très précieux pour garder la ligne. Une flore intestinale restreinte, peu variée (avec peu de souches bactériennes) est corrélée à un stockage calorique accru, donc une tendance au surpoids. Le régime Dash est l'exact modèle alimentaire à suivre pour prendre soin de sa flore intestinale.
- *Il est basé sur une alimentation la plus naturelle possible,* dénuée d'additifs probablement néfastes pour notre flore intestinale (les conservateurs, notamment).
- *Il ne fait pas l'impasse sur les yaourts,* sources de probiotiques simples et bon marché.
- *Il est conçu autour de repas légers,* qui ne viennent pas « plomber » la digestion en général, l'étape intestinale en particulier.

- *Il intègre des herbes et des épices,* elles-mêmes contenant des huiles essentielles assainissantes et antiseptiques pour le tube digestif, qui aident les « gentilles bactéries » à lutter contre les « mauvaises ».

DASH ACIDO-BASIQUE

Vous êtes fatigué le matin ? Hyperactif mais en même temps épuisé ? Frileux ? Vous êtes spasmophile et faites crise sur crise ? Vous ne vous sentez pas « bien » : appétit perturbé, mauvaise haleine, douleurs diffuses (surtout musculaires ou articulaires)… ? Vous avez des renvois acides et souffrez de douleurs digestives ? C'est peut-être dû à un déséquilibre acido-basique*. Il s'agit d'un déséquilibre chimique interne de l'organisme, susceptible de conduire à terme à des problèmes de santé et un mal-être importants. Imaginons que vous tentiez de faire pousser une plante dans une terre acide alors qu'elle a besoin, au contraire, d'une terre basique. C'est exactement le même problème lorsque notre propre milieu interne n'est pas adapté à nos besoins. Ce que nous mangeons modifie notre équilibre physiologique. C'est une question de chimie. Or, notre alimentation actuelle, trop protéinée et trop sucrée, est acidifiante pour le corps : elle perturbe notre équilibre acido-basique, pourtant vital. Un déséquilibre de notre « chimie interne » entraîne une cascade de troubles plus ou moins graves, probablement (co)responsables de la majorité des maladies chroniques qui raccourcissent notre longévité et amoindrissent notre qualité de vie. Certes, nous avons des mécanismes de compensation, contrairement à la plante qui dépend totalement de son milieu. Mais ces compensations ont un coût physiologique exorbitant : elles se font notamment au détriment de notre réserve en calcium (squelette). En effet, comme la composition du sang doit absolument être constante, en cas d'acidité trop intense, le corps doit « tamponner » avec ce qu'il trouve. En l'occurrence, du calcium, qu'il va piocher dans l'os. Une alimentation chroniquement acidifiante (excès de viande/sel/ fromage) est le plus court chemin pour avoir un squelette en mauvais état. C'est ce que l'on appelle l'acidose métabolique latente.

---

* Lire *Le grand livre de l'équilibre acido-basique*, Leduc.s Éditions.

Des habitudes de vie acidifiantes

L'acidose n'est pas un concept nouveau. L'impact d'une acidose méta-bolique latente sur la santé et le bien-être, en revanche, est sérieusement étudié depuis peu. Par « latente », il faut comprendre « sourde », « perni-cieuse ». Le mal silencieux qui avance sans qu'on le remarque. Les scientifiques soupçonnent cette « mini-acidité chronique » d'être forte-ment délétère pour le corps, et d'affecter autant notre bien-être que notre santé. L'une des raisons pour lesquelles ils se penchent sur ce problème, c'est que nos modes de vie ont fortement évolué ces dernières décennies pour tendre, toujours plus, vers l'acidification.

- *Nos aliments sont raffinés,* donc appauvris en composants alcalini-sants (minéraux…).
- *Nous ne mangeons pas assez de fruits et légumes,* alcalinisants, mais trop de viande, de poisson, d'œufs, acidifiants.
- *Nous buvons moins d'eau,* neutre ou basique, mais plus de boissons sucrées, acidifiantes.
- *Nous vivons dans un stress permanent,* avec une pression économique et sociale de plus en plus forte. Or le stress est acidifiant.
- *La pollution atmosphérique* et l'habitude de se confiner, au bureau comme à la maison, ne facilitent pas une oxygénation pourtant nécessaire à l'équilibre acido-basique.
- *Nous avons moins d'activité physique,* ce qui ralentit l'élimination des acides par les voies naturelles (poumons…).

Tout cela concourt à une acidification globale de l'organisme. Il n'est pourtant pas difficile de retrouver l'équilibre acido-basique : un régime riche en fruits, légumes, produits frais, et une hygiène de vie correcte (plus de sommeil, d'activité physique) suffisent à nous ramener dans « les clous ».

Le régime Dash est un modèle parfait pour l'équilibre acido-basique, car :
- *Ses listes de courses, menus, recettes,* comportent la juste dose de protéines (acidifiantes) et de fruits/légumes (alcalinisants).
- *La juste proportion des portions* permet aussi de contrôler les apports en nutriments et sels minéraux acidifiants et en nutriments et sels minéraux alcalinisants.

- *En consommant une grande quantité de végétaux,* on préserve son squelette : les os « baignent » dans un environnement favorable, ce qui est l'un des avantages « poids lourds » de l'équilibre acido-basique.

DASH MINCEUR

Dans l'immense majorité des cas, le surpoids s'installe petit à petit, sournoisement, à chaque mauvais choix alimentaire que l'on fait, à chaque fois aussi que l'on est paresseux et qu'on reste assis ou allongé pendant des heures et des heures... Le régime Dash est une solution idéale pour perdre du poids car :

- *Il est simple* à comprendre et à mettre en œuvre.
- *Il se base uniquement sur des aliments naturels,* simples, sains.
- *Il aide à contrôler et adapter ses portions* (= « entrées ») par rapport à ses dépenses caloriques (= « sorties »).
- *Il apporte peu de calories.*
- *Il apporte peu de sucre.*
- *Il apporte peu de sel.*
- *Il est économique.*
- *Il respecte l'index glycémique* (**IG**), donc évite fringales et grignotage.
- *Il aide à « décrocher » du sucre.*
- *Il apporte une quantité raisonnable de féculents* (mais pas trop).
- *Il apporte le bon « quota » de protéines.*
- *Il est basé sur la consommation de légumes et de fruits.*
- *Il ne nécessite aucune connaissance particulière en alimentation ni en cuisine,* aucun investissement en appareils ou compléments alimentaires.
- *Riche en fibres,* il facilite le contrôle de l'appétit.
- *Il ne présente aucun danger,* aucun risque de carence, il est adapté à tout âge et à toute situation.

DASH PRÉVENTION ANTI-ÂGE

Prévenir le temps qui passe, c'est impossible. Mais éviter que les années impriment leur marque trop durement sur notre corps, ça oui, c'est parfaitement réalisable. Les scientifiques savent très bien qu'un certain mode de vie favorise les accidents cardiaques et les cancers « liés à l'âge » (malbouffe, manque de sport), les rides (tabac, alcool, exposition abusive au soleil), les douleurs articulaires (sédentarité, manque d'exercices d'assouplissement), la posture et l'équilibre (manque d'exercice physique encore une fois). Le régime Dash est une parfaite solution pour garder et retrouver la santé car :

- *Il est tout simplement physiologique,* c'est ce que nous devrions tous manger, à tout âge, pour garder la ligne et rester en bonne forme.
- *Il limite l'apport en sel (sodium), sucre, mauvaises graisses,* fortement impliqués dans l'hypertension, redoutable fléau menant directement aux accidents cardiaques et favorisant de nombreuses maladies.
- *Il aide à rééquilibrer les systèmes hormonaux* qui président à la santé de notre corps.
- *Riche en fibres,* il chouchoute notre flore intestinale, élément crucial de notre santé, de notre immunité et de notre ligne.
- *Riche en antioxydants,* puisqu'en fruits et légumes, poisson et noix notamment, il lutte contre l'oxydation de chacune de nos cellules, de chacun de nos organes.
- *Il protège nos yeux* car il apporte les antioxydants nécessaires à notre santé oculaire.
- *Il procure une jolie peau* car il véhicule les polyphénols et nutriments « cosmétiques » indispensables à la santé cutanée, comme le bêta-carotène et autres carotènes, les bonnes graisses, etc.
- *Riche en « bons gras » et aux portions maîtrisées en « bons sucres »,* il est anticholestérol, antitriglycérides.
- *Respectant l'équilibre acido-basique,* il s'oppose à tout déséquilibre chimique interne du corps pavant la voie à la maladie.
- *Adieu fatigue, même chronique :* il fournit le maximum de vitamines, minéraux et nutriments indispensables pour vivre à 100 % et non pas se traîner du matin au soir.

- *Facile à digérer, il libère de l'énergie* – trop souvent dévolue à une digestion lente et difficile – pour tout autre chose. Marcher, bouger, s'intéresser à tout un tas de choses, faire des projets… vivre, quoi !
- *Il fait tout pour ralentir le vieillissement des cellules* tout en assurant une nutrition optimale pour chacune d'entre elles. Le super-carburant ! L'exemple type de l'alimentation du senior en super-forme.

DASH BIEN-ÊTRE

Notre perception du monde et la manière dont nous réagissons au stress sont intimement liées à notre alimentation. En effet, celle-ci fournit (ou pas) les nutriments qui aideront nos neurones à communiquer entre eux, à tempérer notre colère, à mieux supporter le bruit, le trac, le stress, les chocs. De plus, il est désormais prouvé que les micro-inflammations liées à une mauvaise hygiène de vie (notamment une mauvaise alimentation), sont directement responsables de déprime, et même de dépression : manque d'oméga 3, de vitamine D, de magnésium, et c'est la bérézina. Le régime Dash est une excellente solution pour garder le moral (et ses amis) et éloigner la déprime :

- *En contrôlant l'apport en sucres,* il évite les sautes d'humeur, les coups de blues liés à des pics glycémiques/hypoglycémies.
- *En apportant suffisamment d'oméga 3 et de bons gras,* il procure au cerveau le carburant et les membranes nécessaires pour un travail neuronal « bien huilé » : les neurotransmetteurs fonctionnent normalement, tout va bien.
- *N'apportant aucun additif susceptible de favoriser l'hyperactivité,* l'agressivité ou les sautes d'humeur, il est apaisant et favorise la paix des ménages et des foyers.
- *Optimal pour le cerveau,* il aide à bien apprendre, à bien grandir, à passer ses examens en étant au maximum de ses possibilités intellectuelles, le tout sans épuisement puisqu'il s'agit en fait du fonctionnement normal du cerveau.
- *Riche en vitamines B et magnésium,* il assure un contrôle nerveux parfait.
- *Pauvre en substances excitantes,* comme la caféine, il aide à retrouver un sommeil réparateur profond et agréable.

À PROPOS DES NOTES « DASH » DÉLIVRÉES PAR LES EXPERTS

Plusieurs experts ont noté les 38 différents régimes selon leur aptitude à protéger la santé, le cœur, faire maigrir rapidement, faire maigrir sur le long terme, ou encore prévenir le diabète, être facile à respecter : dans ce panel, il y avait des médecins experts en nutrition, des médecins cardiologues, des médecins diabétologues… Ils devaient mettre des notes de 1 à 5, 1 étant la note la plus basse, 5 étant la plus haute. Le régime Dash a remporté la meilleure note générale sur la moyenne de toutes les vertus recherchées, ce qui est déjà énorme. Major de promotion ! C'est comme s'il avait obtenu la meilleure note au baccalauréat. Ensuite, matière par matière, il s'est révélé le meilleur de la classe sur plusieurs points.

Les scores à la loupe

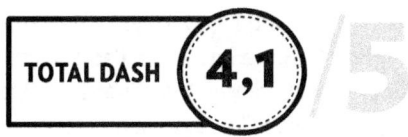

Notre avis. Soit le score total le plus élevé pour tous les régimes étudiés à la loupe. C'est comme si vous aviez eu votre baccalauréat avec un score de 16,4/20, mention « excellent » pour les deux principales matières (en l'occurrence le diabète et l'hypertension). Et qu'avec cette note vous étiez le meilleur lauréat de la planète, et ce depuis plusieurs années ! Cela signifie que la brochette d'experts s'est penchée sur chacun des points étudiés, régime par régime (santé, sécurité, équilibre, faisabilité…). Et que Dash a remporté la meilleure moyenne de tous ces points.

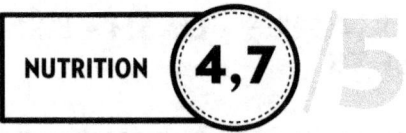

Notre avis. Un plébiscite absolu de la part de l'ensemble des experts sans aucune exception, l'immense majorité ayant même octroyé un 5 maximal... Imaginez, comme si ce régime méritait tout simplement un 20/20 ! Du jamais vu en matière de consensus médical, surtout que, la plupart du temps, ces experts ne sont jamais d'accord et discutent tout âprement (et c'est très bien comme ça). Bref, ici, pas l'ombre d'un doute, et c'est ainsi que le panel d'experts a élu Dash comme « meilleur régime », emboîtant ainsi le pas à d'autres experts qui avaient déjà estimé que Dash serait désormais l'étalon, l'exemple à suivre dans les recommandations nutritionnelles fédérales, et ce dès 2010. Certes il y a beaucoup à dire sur l'hygiène de vie (et notamment l'alimentation) des Américains. Mais justement, il faut aussi leur reconnaître ceci : quand ils prennent un problème à bras-le-corps, ils ne le font pas à moitié. Dash représente exactement tout ce qu'ils doivent respecter pour leur silhouette et leur santé. C'est un régime ambitieux (surtout que certaines personnes partent de très, très loin !), mais pourquoi viser médiocre ? Avec Dash, on est au top de ce que l'on peut faire de mieux, en l'état de nos connaissances actuelles. En plus, ce régime existe depuis les années 1990, on dispose donc d'un recul suffisant pour pouvoir évaluer sérieusement ses bénéfices, ses inconvénients, pour le « mettre à jour », etc. C'est la meilleure base pour acquérir d'excellentes habitudes alimentaires.

NUTRITION

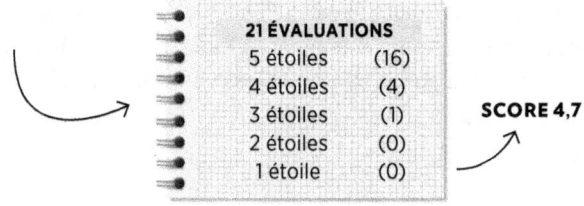

SÉCURITÉ **4,9** / 5

Notre avis. Ce n'est plus un plébiscite, c'est carrément un hommage vibrant à la qualité première et peut-être essentielle de tout régime, comme de toute intervention médicale d'ailleurs, y compris (et surtout) en prévention : la sûreté. Dit autrement, cela pourrait être quelque chose comme « *Primum non nocere* » (d'abord ne pas nuire), locution latine enseignée aux étudiants en médecine. Son origine remonterait à Hippocrate, dans son traité des *Épidémies*, soit à plus de 400 ans avant Jésus-Christ. Mais peut-être est-elle encore plus ancienne. Quoi qu'il en soit, elle signifie deux choses, trop souvent oubliées dans le cadre des régimes, comme de la prescription des médicaments d'ailleurs. Avec Dash, pas de danger, aux sens propre et figuré : ce régime ne provoque aucune carence, aucune frustration, ne fatigue pas, ne déprime pas, ne vous met pas sur la pente du « yo-yo » (perte de poids – reprise de poids – reperte de poids...), n'élimine aucune famille d'aliments, bref : un rêve de nutritionniste. Il n'y a tout simplement rien à redire.

1. *Il ne faut pas que le régime suivi soit pire que le mal.* C'est bien pourtant le cas de toutes les diètes minceur farfelues, heureusement de moins en moins suivies, mais quand même ayant encore leurs adeptes : régime ananas, régime 100 % protéines, régime tout ceci ou zéro cela. On perd du muscle, on garde le gras, on s'affaiblit, on manque de protéines, de vitamines, de minéraux, de gourmandise, de moments conviviaux avec les proches... Une catastrophe.

2. *Il est préférable de ne pas suivre de régime plutôt que d'en suivre un mauvais.* Là encore, cela signifie que, par exemple, si vous pesez 2 ou 3 kg de trop, mieux vaut modifier de minuscules choses dans vos habitudes quotidiennes pour les perdre en douceur et naturellement, plutôt que de mettre en place un régime compliqué, drastique, qui risque de vous faire entrer dans un cercle vicieux délétère, avec reprise de vos kilos en trop plus quelques autres en prime, menant doucement vers le vrai surpoids et les vrais ennuis. Alors que si vous n'aviez pas bougé, les choses seraient peut-être rentrées dans l'ordre d'elles-mêmes.

SÉCURITÉ

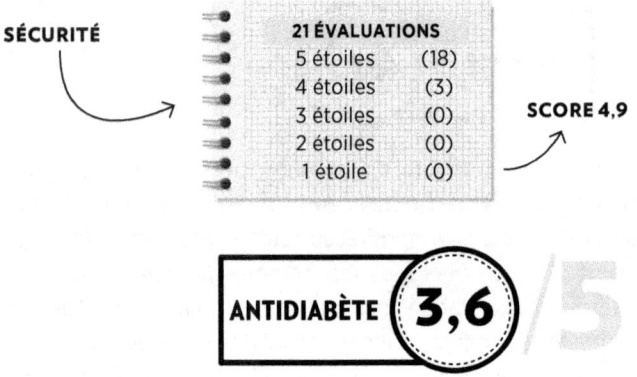

21 ÉVALUATIONS

5 étoiles	(18)
4 étoiles	(3)
3 étoiles	(0)
2 étoiles	(0)
1 étoile	(0)

SCORE 4,9

ANTIDIABÈTE **3,6** /5

Notre avis. Bravo Dash ! Sur les 38 régimes étudiés, Dash rafle la deuxième place pour ce qui est de prévenir et de contrôler le diabète. C'est donc LE régime parfait à suivre si l'on a des parents diabétiques, si l'on est prédiabétique ou si l'on est diabétique, de type 1 ou de type 2. Le diabète est déjà un enjeu de santé publique majeur aujourd'hui, mais il risque demain, de devenir une épidémie malheureusement fulgurante et meurtrière. Sur les plans personnel et familial, que de souffrances évitées simplement en changeant son alimentation à temps pour éviter de développer ou d'aggraver un diabète !

Plus largement, cela signifie que Dash aide à contrôler la glycémie (taux de sucre dans le sang). Or, la glycémie est impliquée dans tellement de processus santé que l'on pourrait lui consacrer un livre tout entier. Mais, pour faire court, le taux de sucre dans le sang décide directement de votre appétit, de votre silhouette (une glycémie mal contrôlée provoque systématiquement des fringales et un surpoids), de votre apparence (qui dit glycémie dit insuline, une hormone clé de notre corps, impliquée, entre autres, dans le vieillissement de nos cellules, de nos organes. Glycémie contrôlée = insuline stable = ralentissement du vieillissement).

ANTIDIABÈTE

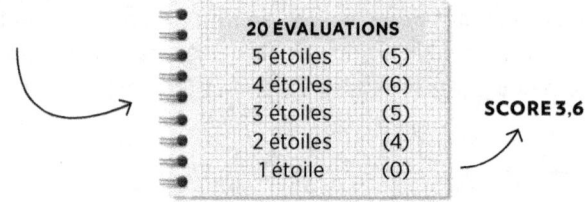

20 ÉVALUATIONS

5 étoiles	(5)
4 étoiles	(6)
3 étoiles	(5)
2 étoiles	(4)
1 étoile	(0)

SCORE 3,6

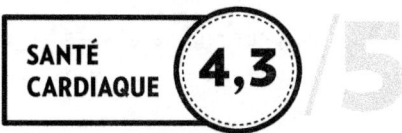

Notre avis. Si Dash est n° 1 antihypertension, c'est logique qu'il soit aussi excellent en prévention cardiovasculaire d'une manière plus large. Les experts ont ainsi pris en compte d'autres marqueurs et repères de la prévention cardiaque, comme l'aptitude à contrôler le taux de cholestérol, de triglycérides, d'homocystéine, etc. 10 évaluations en 5 étoiles, 8 en 4 étoiles, cela se passe même de commentaires.

SANTÉ ET PROTECTION CARDIAQUE

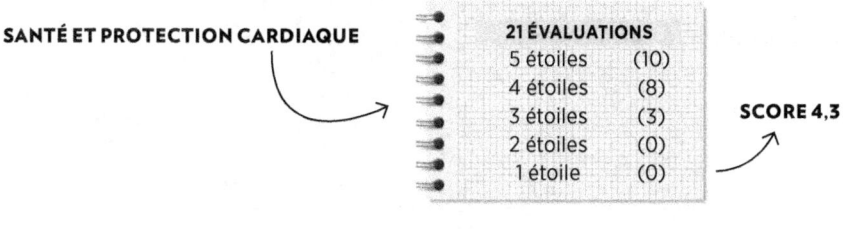

21 ÉVALUATIONS
5 étoiles (10)
4 étoiles (8)
3 étoiles (3)
2 étoiles (0)
1 étoile (0)

SCORE 4,3

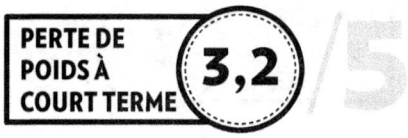

Notre avis. Sans surprise, Dash n'est pas très bon dans cette catégorie, et c'est plutôt... une excellente nouvelle puisque l'on sait que perte de poids à court terme = aucun intérêt puisque l'on cherche à le perdre pour toujours ; en plus, quasi-assurance de reprendre des kilos ensuite. Et puis Dash n'a pas du tout été conçu pour perdre du poids, il n'est donc pas vraiment restrictif en terme calorique, il n'interdit rien, il est équilibré : c'est donc logique qu'il ne fasse pas « fondre » comme un « régime soupe » ou un « régime ananas ». Tant mieux ! Cela dit, remarquez que cette note lui donne tout de même bien plus que « la moyenne », soit l'équivalent d'un honorable 12,8/20, pas si mal. Par ailleurs, avec cette note, il se situe « au milieu » des autres régimes, ce qui signifie que des régimes conçus pour maigrir... ont pourtant obtenu de moins bonnes notes que lui, qui n'est pas fait pour cela à la base. Il reste donc un très bon élève finalement, même dans cette catégorie, puisqu'il fait aussi bien voire mieux que plusieurs régimes dédiés à la perte de poids (avec des conséquences néfastes sur la santé, ce qui n'est pas le cas de Dash).

Pour résumer, il est évident que si vous mangez « très mal » et consommez par exemple des litres de boissons sucrées ainsi que de nombreux aliments salés chaque jour, adopter Dash vous fera très vite dégonfler ET perdre du poids. Même chose si vos portions sont trop copieuses par rapport à vos dépenses énergétiques : grâce à Dash, vous reviendrez à des quantités normales de nourriture, sans avoir faim, et allez fondre comme par magie. Petit à petit. Jour après jour.

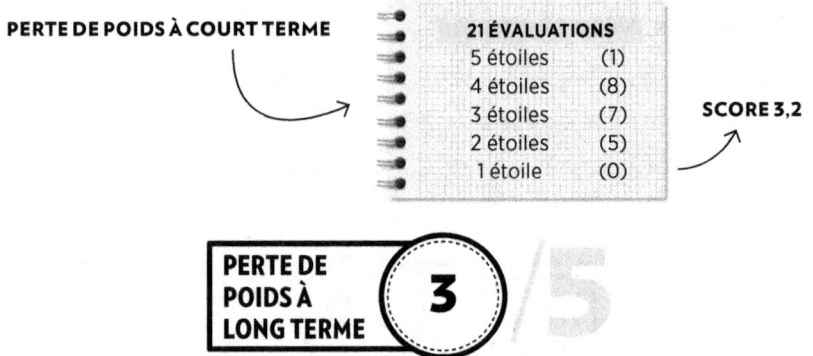

PERTE DE POIDS À COURT TERME

21 ÉVALUATIONS
5 étoiles (1)
4 étoiles (8)
3 étoiles (7)
2 étoiles (5)
1 étoile (0)

SCORE 3,2

PERTE DE POIDS À LONG TERME 3 /5

Notre avis. Tous les nutritionnistes et tous les médecins savent que la perte de poids à long terme (c'est-à-dire sans « reprendre ») est un challenge, un défi difficile à relever. Sachant que plus de 95 % des personnes suivant un régime reprennent du poids dans les 5 ans qui suivent, et ce quel que soit ce régime, y compris s'il a été prescrit et est contrôlé par un médecin – la note de 3/5 obtenue par Dash est en réalité une très, très bonne note. Même si elle sonne comme un score « moyen », replacez-la en perspective du chiffre que nous venons de vous donner : si presque tout le monde reprend du poids avec un régime, ceux qui se mettent à l'alimentation Dash sont finalement nettement mieux lotis que la plupart des autres. Pour une raison simple : il ne s'agit pas d'un régime avec un début et une fin, mais de nouvelles habitudes alimentaires simples, souples et efficaces, que l'on met en place « pour toujours ». Comme ce n'est pas un mode d'alimentation frustrant, il est agréable et facile à suivre, même sur le long terme. Surtout quand on en a saisi l'implication santé spectaculaire. Avec Dash, on ne retombe pas dans ses anciens travers, on tourne définitivement la page. Et, donc, on ne reprend pas le poids perdu. Observez d'ailleurs que certains experts lui avaient mis 4 étoiles voire 5 étoiles pour l'un d'entre eux. En tout cas, cette note de 3/5 est encore une fois supérieure à la note obtenue par la plupart des 31 autres régimes étudiés.

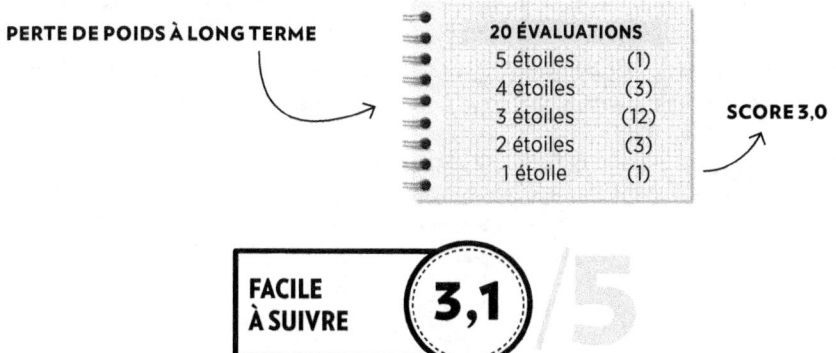

PERTE DE POIDS À LONG TERME

20 ÉVALUATIONS
5 étoiles (1)
4 étoiles (3)
3 étoiles (12)
2 étoiles (3)
1 étoile (1)

SCORE 3,0

FACILE À SUIVRE **3,1** /5

Notre avis. Les experts ayant noté Dash (et les autres régimes) sont américains. Il faut donc bien garder en tête qu'ils ont attribué leur note en fonction des habitudes alimentaires des Américains, ce qui est normal. Aussi, lorsqu'ils mettent une note moyenne concernant la facilité à suivre ce régime (étant entendu que pour autant, là encore, cette note est globalement meilleure que pour l'ensemble des autres régimes notés), c'est qu'ils estiment que pour un palais américain, il est assez difficile de manger moins salé ou moins sucré. Ce qui n'est pas du tout le cas chez nous, où nous mangeons déjà incomparablement moins salé ou sucré qu'un Américain « moyen ». Aussi, si nos experts à nous notaient le régime Dash, en toute honnêteté ils ne pourraient que lui attribuer davantage d'étoiles sur ce point. Quoi qu'il en soit, rien de nouveau sous le soleil : modifier ses habitudes alimentaires, même un peu, même petit à petit, demande un effort. Sinon cela se saurait ! C'est normal, et c'est pareil pour tout le monde : si vous êtes habitué depuis des années, voire des dizaines d'années à manger certaines choses, il peut être compliqué de « changer ». Et pourtant, il le faut, puisque vos habitudes vous ont conduit à votre surpoids ou à vos problèmes de santé, ou encore vous n'avez pas envie d'attendre que cela soit le cas et vous prenez les devants car vous avez pris conscience du problème. Sinon vous ne seriez pas en train de nous lire. Mais c'est un peu comme si vous partiez tous les ans en vacances à la mer et que tout à coup, vous réservez à la campagne (ou inversement) : de nouveaux repères, des changements profonds peut-être par rapport à ce que vous disaient votre maman, votre papa, vos proches, les personnes aimantes ou qualifiées qui s'occupaient de vous. Oui, il faut remettre en cause cela, et ce n'est pas si simple. Heureusement, avec notre pas à pas en 10 étapes (voir p. 59), nous avons tout fait pour vous simplifier la tâche. Suivez-le tranquillement, il n'y a pas le feu : utilisez notre système comme on pose la main sur une rampe pour s'aider à ne pas dégringoler. Et alors vous, vous pourrez noter « 5 » dans le score « facile à suivre », d'ici quelques semaines vous verrez !

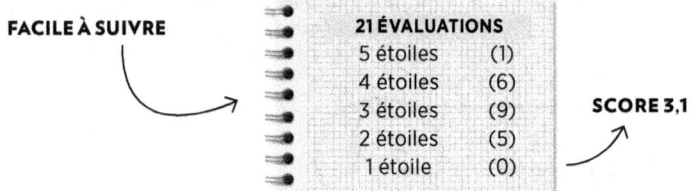

FACILE À SUIVRE

21 ÉVALUATIONS

5 étoiles	(1)
4 étoiles	(6)
3 étoiles	(9)
2 étoiles	(5)
1 étoile	(0)

SCORE 3,1

Score total : 4,1/5
Nutrition : 4,7/5
Sécurité : 4,9/5
Antidiabète : 3,6/5
Santé cardiaque : 4,3/5
Perte de poids à court terme : 3,2/5
Perte de poids à long terme : 3/5
Facile à suivre : 3,1/5

PASSER AU DASH EN 10 (PETITES) ÉTAPES SUPER-FACILES : LA MÉTHODE DES « PETITS PAS »

Paris ne s'est pas fait en un jour. Passer d'une « mauvaise alimentation » doublée d'une « mauvaise hygiène de vie » au régime Dash, non plus.

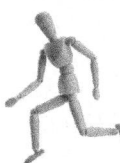 ***Vous êtes déjà sensibilisé au « manger sain » et au fait de bouger chaque jour au moins 45 minutes.*** Si vous vous sentez de plonger directement dans le grand bain Dash, allez voir notre programme p. 307 : il est très accessible, simple, facile et peut être suivi du jour au lendemain.

Mais si vous n'êtes pas très sûr de vous, si vous croyez ne pas être capable de vous débarrasser de plusieurs mauvaises habitudes d'un coup, si vous avez besoin d'une aide supplémentaire, suivez la méthode des petits pas.

Vous avez l'impression de débarquer d'une autre planète, n'avez aucune idée de ce qu'est une fibre ou un oméga 3, ne marchez que pour aller aux toilettes ou scruter le contenu de la porte du frigo. Vous êtes à la bonne page. Lisez attentivement les 10 étapes ci-dessous, qui sont autant de petits pas vers la grande porte qui vous mènera à Dash. N'allez pas trop vite, mettez-les en place à votre rythme, passez à la suivante lorsque la précédente est bien intégrée. Ne brûlez pas les étapes. Procédez selon la méthode des petits pas : c'est très difficile de faire des pas de géant (surtout quand on a de petites jambes), mais en faisant 10 petits pas… on a accompli un pas de géant, sans difficulté. C'est la même chose avec Dash : il vous paraît infaisable à la fois de manger plus de légumes, de vous mettre au sport, d'arrêter le soda, de ne plus acheter de plats préparés… vous ne savez pas par quel bout commencer. Donc reprenons : nous allons avancer ensemble, pas à pas, et nous occuper des bonnes habitudes à acquérir, une par une. Chaque bonne habitude doit s'installer tranquillement mais sûrement, et vous devez pouvoir en éprouver concrètement les bienfaits. Prenez votre temps. Seule cette expérience réelle et pratique vous permettra de ne pas revenir en arrière et, donc, de progresser vers toujours mieux. Un peu comme les skis antidérapants pour grimper face à la pente : sans eux, c'est la galère, et on peut être tenté de tout abandonner en croyant que « c'est trop dur, ce n'est pas pour moi ». Mais si, mais si, c'est totalement pour vous, et c'est même tout spécialement pour vous, qui, visiblement, avez besoin d'un petit recadrage santé ou silhouette, sinon vous n'auriez pas ce livre en main. Il vous faut juste les bons outils, le bon matériel, et la motivation suivra d'elle-même dès que vous constaterez à quel point chaque étape est utile et vous fait du bien, autant à vous qu'à votre porte-monnaie et même, à la planète.

ÉTAPE 1 – STOPPEZ TOUTE BOISSON SUCRÉE

S'il n'y avait qu'une seule chose à faire, ce serait celle-là. Et franche-ment, ce n'est quand même pas sorcier. Soda, jus de fruits, soda « sans sucre », boisson énergisante, sirop, aromatiseur d'eau… : tous sans aucune exception sont à éviter. Buvez de l'eau. Soit de l'eau du robinet (si vous avez confiance), soit de l'eau en bouteille – nettement plus chère et plus « polluante », du fait des bouteilles à fabriquer, transporter, recycler, éliminer… mais parfois meilleure et à l'apport en minéraux plus contrôlable. Si le « pétillant » du soda vous manque, choisissez une eau gazeuse de caractère, comme la Saint-Yorre ou la Badoit, ou encore investissez dans une « machine à eau gazéifiée », plutôt bon marché dans les boutiques d'électroménager.

ÉTAPE 2 – ACHETEZ VOTRE PAIN CHEZ LE BOULANGER, PAS EN GRANDE SURFACE

Vous êtes ainsi (un peu plus) certain de sa qualité, du fait qu'il a été pétri et cuit sur place, et vous pouvez même réclamer à votre boulanger une recette moins salée, par exemple. Si vous préférez malgré tout la grande surface, délaissez le rayon « pain sous vide/longue conservation » pour vous diriger vers le rayon des pains frais (quand il existe évidemment). Vous pouvez bien sûr, aussi, le confectionner vous-même si vous avez le temps… et le talent, car cela ne s'improvise vraiment pas, contrairement à ce que la mode des machines à pain a pu laisser croire un temps.

ÉTAPE 3 – PRIVILÉGIEZ LES ALIMENTS SIMPLES, BRUTS, NE CONSOMMEZ PLUS DE PLATS « PRÉPARÉS »

Que ce soit une barquette de carottes râpée ou des lasagnes, ne les regardez même pas. Un de temps à autre pour rendre service, mais sinon, non. Votre corps est conçu pour digérer et tirer de l'énergie des nutriments divers, des graines, légumes, fruits, poisson, œufs… pas du E22, des acides gras transformés inconnus de vos gènes (graisses hydrogénées/partiellement hydrogénées) ou des protéines tellement modifiées par l'homme qu'elles sont à la limite du comestible (gluten, transformé au fil des modifications du blé).

ÉTAPE 4 – SUIVEZ NOS LISTES DE COURSES

Organisez-vous, préparez sur une feuille (ou dans votre tête) les menus de la semaine à venir, et faites vos courses en conséquence. Ainsi vous n'achèterez pas plus, donc pas trop. Vous mangerez ce qu'il faut (et pas davantage, donc pas trop), et vous éviterez de jeter, gaspiller. En plus, sur nos listes figurent uniquement des aliments bon marché, simples à trouver, du poisson non menacé d'extinction, etc.

ÉTAPE 5 – NE SALEZ PLUS MACHINALEMENT, AROMATISEZ, NUANCE !

Vous n'ajoutez pas de la poudre de tomate ni des cornichons sur tous vos plats sans vous poser de question, si ? Alors pourquoi faites-vous cela avec la salière ? Goûtez d'abord. Et si le plat vous paraît fade alors que tout le monde le trouve bon autour de vous, demandez-vous si votre palais n'est pas un peu perturbé, accoutumé au sel, auquel cas il serait bon de le sevrer, ne serait-ce que pour renouer avec des saveurs fines, peu décelables et pourtant exquises, et augmenter ainsi votre plaisir d'être à table. Si malgré tout ce plat est fade, essayez de remplacer le sel par autre chose de plus sain et de plus intéressant : n'importe quelle épice ou herbe aromatique peut être tentée.

Avec Dash, on ne dépasse pas 2,3 mg de sodium/jour (et bien moins encore si l'on a des antécédents d'accident cardiaque ou une hypertension artérielle).

Le palmarès des 10 aliments trop salés

Voici les principaux vecteurs de sel qui alourdissent quotidiennement nos apports :
- 23 %[*] : pain, biscottes
- 10 à 20 % : sel de la salière (que l'on ajoute nous-mêmes sur les plats)

---

[*] Pain et biscottes contribuent pour 23 % à nos apports en sel. Presque ¼, c'est énorme ! En soi, ils ne sont pas très salés, mais on en mange des quantités importantes chaque jour.

- 12 % : plats préparés
- 11 % : charcuterie
- 8 % : soupe
- 7 % : fromages
- 5 % : sauces
- 4 % : tartes salées, quiches, pizzas
- 4 % : sandwiches
- 4 % : condiments

Source : CNIEL

NE MANGEZ PAS ÇA !	MANGEZ PLUTÔT ÇA !
Plats et préparations	
Soupe du commerce	Soupe 100 % maison
Saumon fumé	Saumon frais
Maquereau en boîte	Maquereau frais au four
Viande fumée	Abats, viande grillée…
Tortilla, œufs en gelée, œufs brouillés (hôtels)	Œuf coque, mollet, dur, omelette non salée
Assaisonnements & grignotage	
Fromage râpé sur les gratins	Levure maltée, poudre d'amandes
Moutarde dans les vinaigrettes	Piment de Cayenne, piment d'Espelette, pointe de curry, gingembre frais râpé
Sel sur la viande	Poivre ou baies roses fraîchement moulus
Pissala/purée d'anchois	Purées de légumes maison (voir nos recettes)
Bouillons cubes ou sel dans l'eau de cuisson	Huile d'olive, herbes, bouillon de légumes maison sans sel ajouté
Biscuits salés apéritifs	Cubes de crudités
Sel ajouté sur une salade de crudités	Graines germées, graines oléagineuses (pavot, sésame, lin, millet…), graines de moutarde, dés de fruits frais (mangue, ananas, pomme…), coco râpée
Sel ajouté sur des légumes verts vapeur	Amandes effilées dorées à sec dans une poêle antiadhésive, herbes ciselées, paillettes de germe de blé, graines de kasha, concassée de tomate (maison)…

LES 10 ÉTAPES POUR PASSER AU DASH

ÉTAPE 6 – CONTRÔLEZ LE RYTHME DES REPAS

Petit-déjeuner, déjeuner, dîner, et c'est tout. Une collation éventuellement dans l'après-midi, structurée et légère, mais évitez le grignotage, surtout s'il vient en plus des repas. L'anarchie ne porte pas seulement sur le contenu de l'assiette, mais aussi sur le laps de temps entre deux repas, sur une présentation esthétique et, au minimum, assis à table avec une jolie assiette, des couverts, bref, un « équipement à manger ». On ne boulotte pas sa nourriture à même une barquette en plastique tout juste sortie du micro-ondes, les yeux braqués sur l'écran de télévision ou d'ordinateur. Vous valez mieux que cela. Commencez à vous respecter, à respecter votre corps, à cadrer un temps donné pour le repas. Même s'il est court, c'est mieux que de manger n'importe quoi tout en faisant autre chose « pour gagner du temps ». Le but : reprendre le contrôle. Le contrôle de votre appétit, de votre rapport aux aliments, de votre façon d'envisager votre corps, de votre rapport aux autres s'ils vous accompagnent pour ce repas.

ÉTAPE 7 – N'ACHETEZ PLUS DE SUCRE NI DE SUCRERIES

Comme pour l'étape 1, s'il n'y avait qu'une chose à faire, c'est d'arrêter le sucre, sous forme solide cette fois. Si elle n'arrive qu'en 7e place, c'est que cette étape peut être un peu délicate pour certains, vraiment agrippés à leur doudou sucré au point d'avoir du mal à s'en passer ne serait-ce que quelques heures. Il est absolument indispensable de maîtriser ses apports en sucre, au cœur d'un processus métabolique diabolique qui mène au surpoids, au diabète, à l'inflammation, aux troubles cardiaques, à une déficience immunitaire. Première chose : n'achetez plus de sucre, ni en poudre, ni en morceaux. Prenez plutôt un pot de miel ou de sirop d'érable, qui ne vont pas « avec tout », apportent une saveur intéressante et quelques propriétés vertueuses ; sans pourtant oublier qu'il s'agit toujours de sucre, donc à consommer par petites touches, de-ci, de-là.

ÉTAPE 8 – PLONGEZ DANS LE MONDE MERVEILLEUX DES FIBRES

Mangez plus de fibres : insolubles/solubles

Antikilos, antidiabète, anticholestérol, anticonstipation… les fibres sont extrêmement importantes pour la santé. Elles forment le squelette des végétaux. Elles sont constituées par de longues chaînes moléculaires, ce qui explique leur nom de « fibre ». Donc, première information essentielle : on les trouve exclusivement dans le monde végétal. L'agriculture conventionnelle intensive (pesticides, culture hors-sol, serres pour le hors-saison, engrais…) altère la texture du végétal, provoquant une détérioration de son « squelette » d'où des fibres de moins bonne qualité. Préférez les végétaux issus de cultures respectant le développement et la maturation spontanée, comme l'agriculture biologique. Plus la plante est robuste, plus ses fibres seront de bonne qualité. Les végétaux bio, qui doivent se défendre seuls (sans pesticides), sont un bon exemple. Vitamines, bêta-carotène, lycopène, antioxydants… tout est plus abondant dans les fruits et légumes cultivés avec respect et proposés en saison. D'autant que si les fibres se concentrent surtout dans l'enveloppe du végétal, c'est également le cas pour les pesticides et autres polluants chimiques, dont on se passerait bien, merci !

Les légumineuses et les céréales sont de loin les plus riches en fibres ; elles en renferment 5 à 6 fois plus que les légumes et les fruits frais.

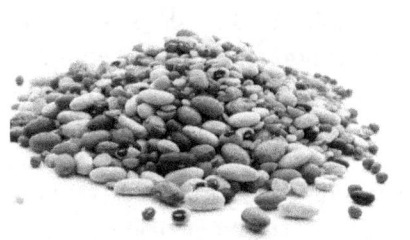 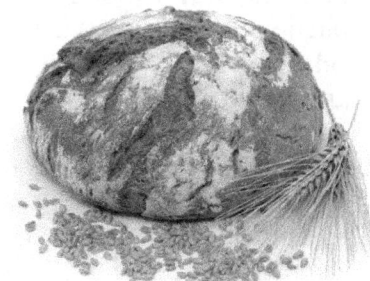

LES 10 ÉTAPES POUR PASSER AU DASH

LES 10 ÉTAPES POUR PASSER AU DASH

« BEST OF » DES ALIMENTS RICHES EN FIBRES		
SUPER-SOURCE DE FIBRES	**COMBIEN DE FIBRES POUR 100 G ?**	**REMARQUES DASH**
Son de blé	40 à 45 g	Ne dépassez pas 2 c. à s. par jour.
Son d'avoine	16 g	1 c. à s. dans vos potages ou vos compotes, c'est une excellente idée !
Figues sèches/pruneaux	10 g	Ne dépassez pas 30 g/jour (les fruits séchés sont sains mais sucrés et caloriques).
Haricots blancs/rouges, lentilles cuites	8 g	1 portion pour adulte est d'environ 200 g voire 250 g, soit... 16 g de fibres en un seul repas !
Pain complet	7 g	Le pain blanc en apporte 2 fois moins, soit 2 à 3 g/100 g.
Légumes verts	1 à 4 g	Relativement faibles en fibres mais aussi très faibles en calories, donc on peut en manger de grandes quantités... et du coup obtenir un score honorable !
Fruits frais	0,5 à 2 g	Encore plus faibles en fibres mais, eux aussi, nous sommes censés en manger pas mal.

Rappel : nous devrions consommer chaque jour environ 600 g de fruits et légumes frais, ce qui couvre largement nos besoins en fibres.

Les fibres à effet prébiotique : pour choyer votre flore intestinale

La flore intestinale est au cœur de notre santé, et même de notre bien-être : après avoir démontré son implication étroite dans l'immunité, la fonction digestive et le métabolisme (cholestérol...), de plus en plus d'études pointent le lien direct entre état de la flore intestinale et équilibre mental/humeur. En outre, une flore intestinale pauvre (c'est-à-dire avec peu de familles de bactéries, et en plus pas « les bonnes ») est systématiquement liée au surpoids. Autrement dit, les personnes ayant un certain type de flore intestinale (car ayant un certain type d'alimentation) ont plus tendance à grossir, car les bactéries incriminées orientent leur travail vers le stockage. À l'inverse, la « flore intestinale des personnes minces » est en général orientée vers la combustion des calories. Dans le premier cas, la flore est « stocke-graisses », dans le second, elle est

« brûle-graisses ». Or, qui dit alimentation riche en fibres dit alimentation riche en prébiotiques, donc passeport pour une flore intestinale en pleine forme. Nous détaillons ce point p. 69.

ÉTAPE 9 – MANGEZ DES COQUILLETTES COMPLÈTES, PAS DES COQUILLETTES BLANCHES !

Un aliment dit « complet » est en fait un aliment « normal », c'est-à-dire paré de son enveloppe. Le raffinage consiste à arracher, limer, dissoudre, tout faire pour ôter cette enveloppe… pourtant un atout majeur de l'aliment. De ce « vêtement », véritable mine de composés bénéfiques, dépendent en grande partie nos apports en fibres et en minéraux. Cela est particulièrement flagrant pour les céréales et leurs produits dérivés (farine, pain…). Et c'est parce que nous leur arrachons consciencieusement ces précieuses fibres et ces non moins importants minéraux que nous devons ensuite… nous supplémenter en coûteux aliments enrichis ou autres compléments alimentaires. De l'art de prendre d'une main ce que l'on revend (à prix d'or) de l'autre. Or, toutes les études concluent qu'une alimentation riche en céréales complètes est meilleure pour le cœur que la même, avec des céréales raffinées.

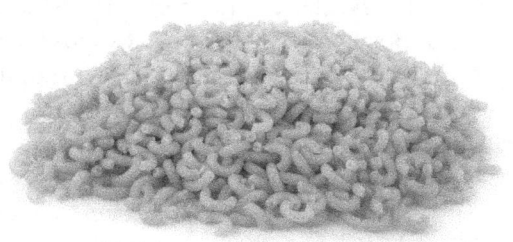

À LA PLACE DE...	PRENEZ...
– Pain blanc (baguette, pain de mie, pain de campagne…) – Farine blanche (surtout « spéciale pâtisserie »*) – Aliments à base de farine blanche (gâteaux, pâte à crêpe, à gaufres…) – Riz blanc (surtout à cuisson rapide) – Pâtes blanches : coquillettes, spaghettis, macaronis, lasagnes… (surtout à cuisson rapide) – Corn-flakes et autres céréales classiques du petit-déjeuner – Couscous – Semoule au lait – Riz au lait – Biscuits apéritifs – Biscuits en général (sucrés)	– Pain complet, aux céréales (farine de type 80 à 150* – demandez au boulanger ce qu'il utilise), de seigle, au pavot… (plus sa mie est foncée, mieux ça vaut) – Farine complète, semi-complète* – Riz brun, riz sauvage – Pâtes complètes – Blé complet – Sarrasin – Orge – Boulgour – Millet – Avoine, flocons d'avoine – Semoule complète au lait – Quinoa au lait – Biscuits à la farine complète, aux céréales

* La farine de blé la plus intégrale, que l'on ne trouve que rarement, contient 2 g de minéraux pour 100 g. C'est beaucoup plus que les farines blanches, même si ce chiffre paraît minime. Plus le chiffre mentionné sur le paquet est petit, pire c'est. La farine de type 55 (classique) contient 55 mg de minéraux aux 100 g. La farine de type 45 (la plus blanche de toutes), n'en contient plus que 45.

ÉTAPE 10 – MODIFIEZ VOTRE FLORE INTESTINALE POUR UNE MEILLEURE SANTÉ (ET UN DÉSTOCKAGE PLUS RAPIDE)

Vous avez sans doute entendu parler des probiotiques, ces « gentilles bactéries » qui viennent en renfort lorsque nos propres bactéries intestinales sont en difficulté. Avaler des probiotiques est une bonne idée a priori. On cherche à apporter ces bactéries amies sous forme alimentaire, naturelle, et c'est très bien. Malheureusement, la panoplie des aliments réellement riches en probiotiques est finalement assez réduite. Et si l'on veut profiter d'une quantité suffisante de ces bactéries, il n'y a guère dans nos contrées que la choucroute (chou fermenté), le yaourt et autres laits fermentés qui sont susceptibles de jouer ce rôle. Certes, tous les aliments lactofermentés en renferment, comme les cornichons ou les pickles. Cependant, il s'agit aussi d'aliments riches en sel, ce que nous cherchons à limiter le plus possible dans le régime Dash. Car n'oublions pas que nous parlons ici en milliards d'individus bactériens, donc ce ne sont pas quelques cornichons qui feront la différence. Autrement dit, seul un apport important en probiotiques peut modifier la flore dans la bonne direction, ce ne sont pas trois cornichons par-ci par-là qui joueront le même rôle. Et si vous consommez des bocaux entiers de cornichons, vous avalez trop de sel, donc l'équation n'est pas la bonne.

L'autre option est de consommer des probiotiques sous forme de complé-ments alimentaires (gélules, sachets à diluer dans l'eau), mais c'est un autre sujet puisque nous parlons ici d'alimentation, et seulement d'alimentation. Alors comment faire ? Comment modifier subtilement la composition de la flore intestinale pour y favoriser la croissance des bactéries « qui aident à perdre du poids » (et qui, d'une manière géné-rale, sont bénéfiques pour le métabolisme et la santé) au détriment de celles qui, au contraire, « font grossir » (et provoquent des cascades métaboliques néfastes) ? La réponse est simple : en augmentant sa consommation d'aliments riches en fibres, et notamment en fibres à effet prébiotique. Donc en suivant le régime Dash !

Car, revenons à notre préoccupation originelle : comment influencer favorablement sa flore intestinale ? En consommant des aliments lacto-fermentés, riches en probiotiques (bactéries amies), d'accord. Mais pas seulement. Il existe un autre moyen, un moyen infaillible, même : les prébiotiques. Ce sont des fibres particulières (on dit « fibres à effet prébiotique ») qui servent de super-nourriture aux probiotiques et aux bactéries intestinales bénéfiques. Une sorte d'engrais à « bonnes bactéries ». Selon d'innombrables études, ces fibres :

- *Ont une aptitude bien réelle et démontrée à modifier la flore* (dans le bon sens).
- *Font perdre réellement du poids* (ce n'est donc pas que théorique). Sur ce dernier point, nous parlons d'études menées sur des animaux, certes, mais en attendant de prochains travaux, ces résultats sont déjà très encourageants.
- *Améliorent les paramètres vitaux les plus importants.* S'il y a perte de poids, il y a également tout une kyrielle de paramètres biologiques qui s'améliorent : moins d'inflammations chroniques, une glycémie (taux de sucre sanguin) plus basse, une meilleure détoxication de

l'organisme (les polluants stagnent dans les tissus graisseux : moins on possède de « station d'accueil graisses », mieux ça vaut), un risque abaissé de maladie cardiaque, d'infarctus, de cancers, de dépression… La liste des bénéfices santé et psychologiques d'une perte de poids est interminable.

- *Sont bénéfiques sur l'immunité* (soutien immunitaire).
- *Participent activement à la prévention du cancer du côlon.*
- *Favorisent l'absorption des minéraux,* surtout le calcium et magnésium
- *Aident à réduire la perte osseuse* liée à l'âge et à l'inactivité.

L'autre avantage de ces prébiotiques : ils sont gratuits ! Ou plutôt, ils sont naturellement présents en grande quantité dans de nombreux végétaux. Aussi, inutile de chercher du côté des compléments alimentaires : il suffit d'insérer régulièrement à votre alimentation les champions de prébiotiques pour vous assurer une meilleure flore intestinale. Une donnée que l'on commence tout juste à prendre en compte dans les recommandations santé et minceur, et qui pourtant est cruciale, et sera au cœur des conseils nutritionnels de demain. Car à quoi bon « bien manger » si votre flore intestinale contrarie tous vos efforts, du simple fait qu'elle agit « contre vous » ?

Aussi vous retrouverez vos amis l'ail, les poireaux, les asperges et autres haricots dans notre abécédaire des champions Dash, portant fièrement l'étendard « soutien officiel à la flore intestinale ».

VOTRE PROGRAMME
DASH-FIT
EN 5 EXERCICES
PHYSIQUES, À FAIRE À LA MAISON OU AU BUREAU

Manger est une chose, bouger, une autre. Les deux constituent les piliers de votre santé. Voici plusieurs exercices physiques très simples dont la réussite pour maintenir votre corps en bon état tient en un seul mot : régularité. Si vous n'avez aucune activité physique spéciale au quotidien, par exemple si vous n'allez pas travailler à vélo, ne faites pas de longues balades dehors, ou encore détestez la piscine, essayez de vous y plier 10 à 15 minutes par jour, et ce absolument quand vous voulez. Pour vous aider à garder ce rythme avec le sourire, nous avons prévu pour vous des activités ludiques et très efficaces, calquées sur la classification habituelle :
- **CARDIO :** entraînement cardiovasculaire
- **RENFO :** renforcement musculaire
- **STRETCH :** étirements

DASH-FIT

Donnez-vous des objectifs réalisables, augmentez un petit peu la « dose » chaque semaine : vous ne gommerez pas 10 ans d'inactivité en 1 mois. Il faut du temps. Seule la progressivité permet de garder votre motivation. Marche, exercices, natation, vélo… Variez, amusez-vous !

L'organisme ne réagit pas de la même façon à un exercice long et soutenu ou à une activité intense et brusque. En mode Dash, pour le cœur, la lutte antidiabète et la silhouette, préférez le « long et soutenu » !

LES 10 POINTS FORTS DASH-FIT

- Notre programme ne compte que 5 exercices en tout, 2 les jours où vous êtes pressé (ou paresseux). Et pourtant, il fait travailler tous les muscles principaux.
- Il est hyper-facile à suivre.
- Comme il y a très peu de mouvements et qu'ils sont simplissimes, vous n'aurez aucune difficulté à le retenir dès la première fois.
- Vous ne pouvez en aucun cas vous faire mal : les positions ont été étudiées pour.
- Chaque exercice allie musculation et étirement dans le même temps. Terminé les séances à rallonge !
- Vous n'avez besoin d'aucun matériel, à part 2 bouteilles d'eau (ou leur équivalent en poids).
- Vous progressez à votre rythme.
- Vous ne transpirez pas, ne devenez pas écarlate.
- Vous faites travailler votre cœur en douceur, mais aussi les muscles qui vous maintiennent bien droit, aident à respirer, affinent et raffermissent la silhouette.
- Les illustrations sont claires, le choix du mouvement bien expliqué, les résultats à en attendre également.

À vous de jouer !

EXERCICE 1 : FLEXION DES JAMBES DASH-FIT

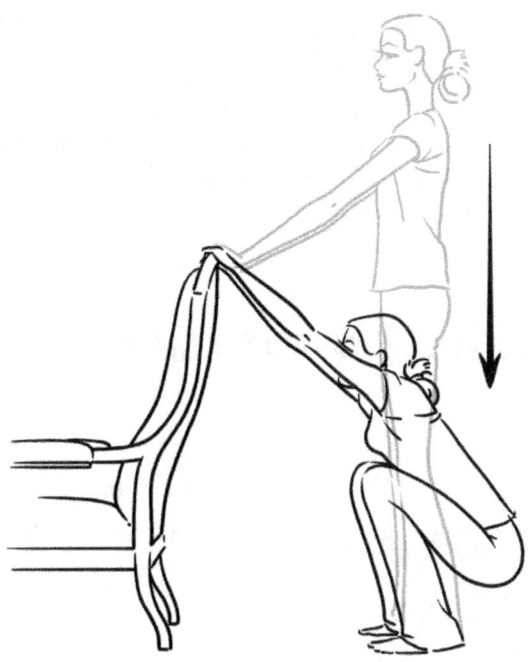

Votre mouvement

Debout, pieds écartés de la largeur des épaules, talons bien au sol, posez vos mains sur un appui – par exemple le haut du dossier d'une chaise. Descendez les fesses vers le sol, dos bien droit, doucement, en inspirant, remontez en soufflant, sans geste brusque, sans à-coup. Au début ne touchez pas le sol avec les fessiers, contentez-vous d'aller jusqu'à l'accroupissement avant de remonter. Par la suite, si vous le pouvez, descendez jusqu'à terre.

Combien de fois ?

Faites 5 séries de 10 en soufflant bien. Entre chaque série, reposez-vous 30 secondes.

DASH-FIT

Pourquoi cet exercice ?

Si vous ne choisissez qu'un exercice, c'est celui-ci. C'est LE mouvement Dash. Il sollicite les fessiers et les jambes, surtout les cuisses. Or, la cuisse est le muscle le plus volumineux du corps : il réclame donc un afflux de sang très important, ce qui fait par conséquent travailler le cœur et « pomper » le sucre sanguin. C'est aussi l'exercice le plus gourmand en énergie, celui qui brûle le plus de calories.

EXERCICE 2 : PULL-OVER DASH-FIT

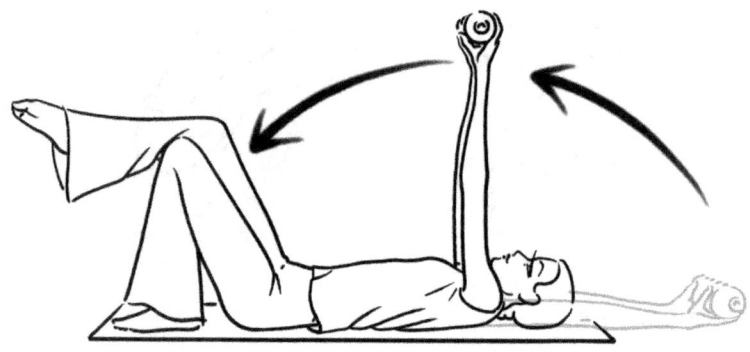

Votre mouvement

Allongé sur le sol, jambes pliées, une jambe sur l'autre (rapprochez la cheville du genou autant que nécessaire pour être bien stable), bras au-dessus de la tête. Vous tenez une bouteille d'eau (pleine) entre les mains. En gardant les bras bien tendus, ramenez la bouteille vers vos jambes. Soufflez bien en descendant la bouteille, inspirez lorsque vous remontez les bras au-dessus de la tête. Ne lâchez jamais votre bouteille !

Combien de fois ?

Faites 4 séries de 15 en soufflant bien. Entre chaque série, reposez-vous 30 secondes.

Pourquoi cet exercice ?

C'est LE mouvement pour ouvrir la cage thoracique. Il fait travailler dans le même temps triceps, pectoraux et dorsaux, le tout ouvre mécaniquement la cage, ce qui permet aux poumons de mieux faire leur travail. L'exercice est dit « en extension » : rien que de l'effectuer une seule fois, on respire déjà avec davantage d'amplitude. Or, une bonne respiration est essentielle aux échanges cellulaires, à une bonne digestion, et naturellement au bon fonctionnement cardiaque. Si vous ne faites que 2 exercices, c'est celui-ci et le précédent (flexion des jambes).

EXERCICE 3 : ARLOW DASH-FIT

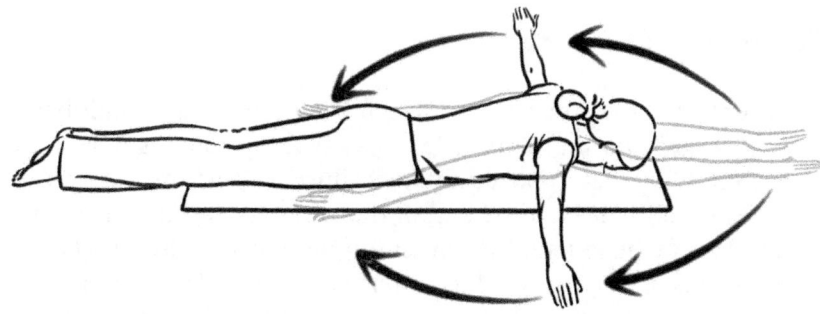

Votre mouvement

étendu ventre contre terre, posez votre front bien droit sur le sol (pas la tête sur le côté). Allongez les bras au-dessus de votre tête et soulevez-les légèrement du sol pour les ramener sur le côté, jusqu'aux jambes,

DASH-FIT

exactement comme si vous nagiez la brasse. Puis recommencez. Ne vous crispez pas, continuez simplement le mouvement. Inspirez lorsque vous avez les bras devant (c'est-à-dire pendant que la cage thoracique s'ouvre), soufflez en ramenant les mains vers les fessiers. Les bras ne touchent pas le sol.

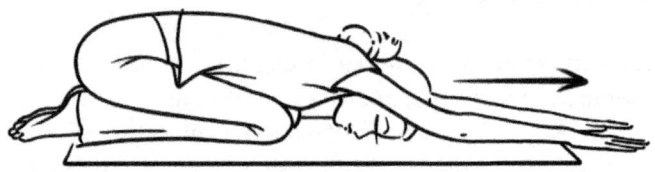

Combien de fois ?

Faites 4 séries de 10 en soufflant bien. Entre chaque série, reposez-vous 30 secondes à 1 minute en position d'étirement : à genoux, les fesses sur les talons, allez chercher loin devant vous avec vos mains tout en gardant le visage bien tourné vers le sol. Remettez-vous ensuite en position Arlow et recommencez le cycle.

Pourquoi cet exercice ?

Il renforce tous les muscles paravertébraux, ceux qui englobent la colonne vertébrale, permettant de ne pas avoir mal au dos et de se tenir bien droit. C'est très important pour l'allure, la posture, mais aussi la respiration, donc le cœur. D'autant que ces muscles-là ne travaillent jamais dans la vie sédentaire : on est toujours penché, avachi. D'où les maux de dos si fréquents… Ici, l'alternance musculaire/étirement est particulièrement intéressante sur ce mouvement. Vous ne pouvez en aucun cas vous blesser car le référent est le sol : le bas du dos ne cambre pas, seuls les muscles de la colonne et des épaules sont sollicités.

EXERCICE 4 : LE MEILLEUR DES ABDOS

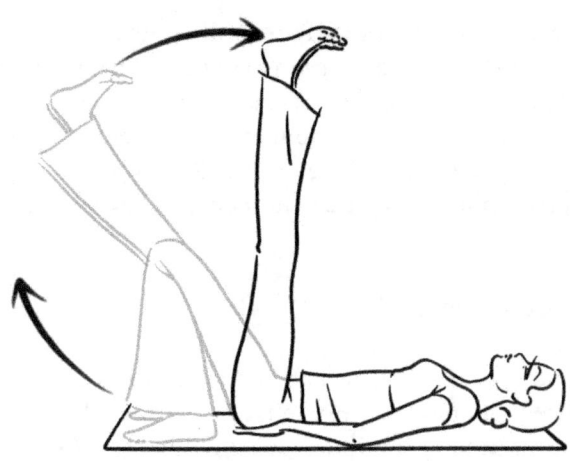

Votre mouvement

Allongé sur le dos, mains au fessier (pour caler le dos afin de vérifier qu'il reste en contact avec le sol), montez les jambes bien droites tout en expirant. Vous soufflez en montant. Redescendez-les vers le sol (mais sans le toucher) en inspirant. Veillez à ne pas bloquer votre respiration.

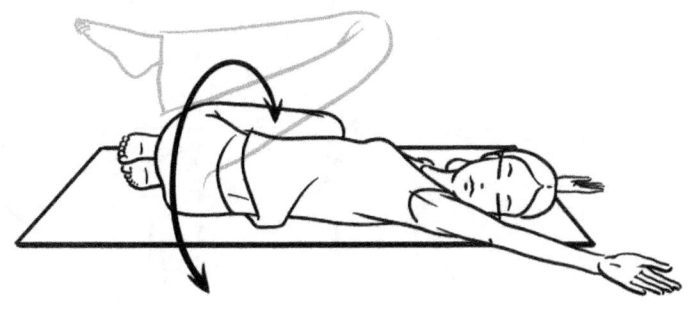

DASH-FIT

Combien de fois ?

Faites 1 série de 8, puis 10, puis 12, puis, 10, puis 8. Entre chaque série, reposez-vous 30 secondes à 1 minute si besoin (profitez-en pour vous étirer le dos : paumes vers le ciel). Si cela vous semble trop difficile, faites des séries plus petites dans un premier temps, selon le même principe « crescendo/decrescendo » : série de 4, 6, 8, 6, 4 par exemple. Lorsque vos abdos seront plus forts, vous augmenterez les séries.

Pourquoi cet exercice ?

Les abdominaux sont évidemment indispensables à une belle « plastique », et directement reliés aux muscles du dos : de bons abdos sont donc nécessaires pour un maintien général du corps. Les faire travailler procure également un massage digestif interne, anticonstipation. La position au sol permet d'étirer le dos entre chaque série.

EXERCICE 5 :
ÉPAULES SOUPLES

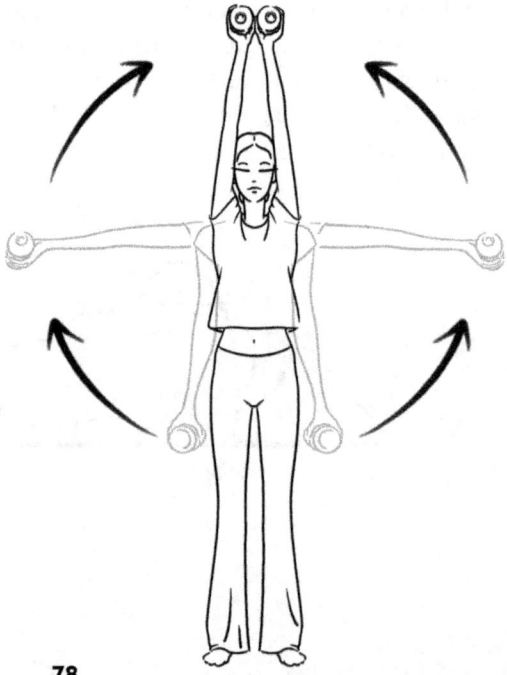

Votre mouvement

Debout, une bouteille d'eau dans chaque main, dos droit, jambes légè-rement écartées, bras le long du corps. Montez les bras bien droits sur le côté, jusqu'à ce qu'ils soient à l'horizontale. Tournez les poignets afin de présenter les paumes vers le ciel et poursuivez votre mouvement : montez les bras jusqu'au-dessus de la tête : les 2 bouteilles doivent se rencontrer. Redescendez ensuite en mouvement inverse. Arrivé à l'ho-rizontale, retournez les poignets pour que les paumes « regardent » le bas. Inspirez à la montée, expirez à la descente. Effectuez le mouvement complet assez rapidement (3 à 4 secondes environ).

Combien de fois ?

Faites 4 séries de 10 en soufflant bien. Entre chaque série, reposez-vous 30 secondes à 1 minute

Pourquoi cet exercice ?

Il complète bien les 4 premiers exercices. Il sollicite les muscles du dos et des épaules, participant au maintien, à la stature, au dos droit. Le corps est un tout qu'il faut faire travailler en globalité. Focaliser sur un seul groupe musculaire est une erreur !

DASH-FIT

PLANNING DASH-FIT			
PROFIL	SEMAINES 1 & 2	SEMAINES 3 & 4	À PARTIR DE LA 4E SEMAINE
Profil 1 Vous partez du niveau « zéro » d'activité physique	30 minutes de marche/jour	1 heure de marche par jour	Programme complet (commencez par les escaliers, et ajoutez au fur et à mesure les exercices)
Profil 2 Vous marchez déjà pas mal (environ 1 heure par jour)	Escaliers + notre programme complet : 5 exercices	Escaliers + notre programme complet : 5 exercices + 1 séance de sport (vélo, natation)/ semaine	Escaliers + notre programme complet : 5 exercices + 1 séance de sport (vélo, natation)/ semaine
Profil 3 Vous faites déjà du sport (bravo !)	Votre sport + escaliers + notre programme complet : 5 exercices	Votre sport + escaliers + notre programme complet	Votre sport + escaliers + notre programme complet

LE RÉGIME DASH DANS VOTRE ASSIETTE

Manger Dash n'est vraiment pas compliqué. C'est une question de bonnes habitudes à prendre. Vous ne trouverez dans nos menus et recettes aucun aliment « étrange », aucun ingrédient « bizarre », aucun « superaliment », juste des légumes, des fruits, et des bons aliments frais, « normaux ». Cela commence, donc, par consommer moins (et même pas du tout) d'ingrédients industriels mauvais pour la santé et le tour de taille. Car ne croyez pas que seuls graisses, sucre et calories fassent grossir ou perturbent la santé : bien d'autres « petites mains » œuvrent dans l'ombre pour perturber notre flore intestinale, l'orientant alors vers le stockage ; favoriser la prise de poids ; interférer dans les délicats rouages de notre cerveau ; décimer les « bonnes bactéries » de notre tube digestif ; provoquer des intolérances digestives, donc des troubles plus généraux, etc.

DASH AU QUOTIDIEN : MANGER VITE, BIEN, GOURMAND ET SAIN

Les meilleurs aliments Dash se trouvent tout simplement au marché, ou au rayon « fruits et légumes » et « boucherie/poissonnerie » de votre supermarché.

5 repères simples

Retenez ceci, c'est l'essentiel !

- **Fruits et légumes par jour** = 5 portions de 80 g, réparties ainsi : 3 légumes et 2 fruits. Frais ou surgelés (nature).
- **Viande, œuf, poisson/fruits de mer, tofu, steak végétal ou autre préparation à base de protéines végétales** = midi et soir, chaque jour.
- **Féculents, céréales complètes, pommes de terre,** toujours sous une forme simple, la plus proche possible de son état naturel (exemple : pomme de terre à l'eau et non pas frites ou chips) = un petit peu à chaque repas.
- **Boisson** = environ 1 litre par jour (eau ¾, thé nature ou infusion ¼).
- **Douceurs : miel, chocolat =** l'équivalent de 3 à 4 c. à c. par jour, maximum

Quantités à adapter selon votre profil (voir p. 309 à 317).

DE A À Z, VOTRE LISTE DE TOUS LES ALIMENTS, NOTÉS ET COMMENTÉS

Voici vos compagnons de route pour vous lancer dans la meilleure aventure alimentaire du monde : le régime Dash. Vous le constaterez dès le premier aliment : aucun interdit dans votre assiette, pas de bataille de « sans produits laitiers » ni de « sans gluten » ici, on mange de tout, du moment que l'on aime et que l'on supporte sur un plan digestif.

La polenta est-elle Dash ou faut-il l'éviter ? Et l'artichaut ? Les moules ? Nous avons tous nos chouchous. Pour vérifier que vous pouvez les intégrer régulièrement à vos menus, ou les commander sans arrière-pensée au restaurant, référez-vous à cette liste complète des aliments les plus courants. Et misez au maximum sur les bons élèves ayant obtenu la meilleure note : 5 ! En revanche, pour les cancres affublés d'un zéro, mieux vaut vraiment les éviter.

0 incompatible avec toute alimentation ou programme Dash.
1 si vous y tenez vraiment... mais alors ponctuellement, pour le plaisir.
2 un aliment correct mais souvent mal préparé ou qui comporte des « pièges ».
3 un aliment Dash à consommer régulièrement si vous l'aimez.
4 un très bon aliment Dash, feu vert.
5 un super-aliment Dash, vraiment un incontournable !

A

ABATS

NOTE DASH : **1**

▶ **COMMENTAIRE :** oui, avec modération (attention à la sauce qui les accompagne). Très riches en protéines (surtout foie, langue et rognon), pour bâtir les muscles et rester en bonne santé d'une manière générale. Excellente source de fer, sélénium et zinc, 3 minéraux importants pour le tonus et l'immunité.

⚠ **ATTENTION !** Les abats sont si riches en nutriments qu'ils en font parfois trop : ne consommez pas souvent de foie par exemple, il regorge de vitamine A, dont l'excès peut poser problème. Riches en acide urique, ils peuvent provoquer des crises de goutte ou autres douleurs articulaires très pénibles.

ABRICOT

NOTE DASH : **4**

▶ **COMMENTAIRE :** bon pour le cœur. Détox. Très riche en bêta-carotène (= provitamine A), qui donne un joli teint. L'abricot frais renferme pas mal de vitamine C, le sec constitue un bon snacking pour les sportifs. Apporte une belle quantité de potassium, bon pour le cœur et l'équilibre acido-basique

⚠ **ATTENTION !** Évitez les abricots secs « orange fluo », ils le sont grâce à un conservateur allergisant (asthme). Mieux vaut alors les acheter en bio, marron, « moches » mais meilleurs pour la santé. Quant aux abricots secs, en jus (nectar) et en boîte (oreillons), ils sont trop sucrés.

ACCRA DE MORUE

NOTE DASH : **0**

▶ **COMMENTAIRE :** trop gras, trop salé.

AGNEAU

NOTE DASH : **0** à **3**

▶ **COMMENTAIRE :** gigot, rognon, foie : OK. Les autres morceaux sont trop gras.

AIL
NOTE DASH : **5**

▶ **COMMENTAIRE :** détox. Bon pour le cœur (anticholestérol, anti-hypertension, souplesse des artères). Bon pour l'immunité, antiseptique, antimicrobes, c'est un « soutien officiel à la flore intestinale ». L'ail cru renferme une surprenante quantité de fibres prébiotiques : 1 gramme pour 2 gousses crues ! Toujours concernant la flore intestinale, il empêche la croissance de la mauvaise bactérie *Escherichia coli* et favorise le développement de la bactérie protectrice de l'immunité, *Lactobacillus reuteri*, particulièrement pour une action anticolite reconnue.

⚠ **ATTENTION !** Contient une grande quantité de Fodmaps (indigestes, donc peut provoquer des ballonnements). Préférez l'ail jeune (plus la gousse vieillit, plus elle est indigeste). Et d'une manière générale, il n'est pas le meilleur ami de l'haleine…

AIRELLES
NOTE DASH : **4**

▶ **COMMENTAIRE :** antioxydantes.

ALCOOL
NOTE DASH : **0** À **4** (SELON TYPE D'ALCOOL)

▶ **COMMENTAIRE :** éviter, ou se limiter à 1 verre de vin rouge maximum par jour. Le vin rouge de bonne qualité, de préférence bio (la vigne est malheureusement hyper-traitée aux pesticides), est recommandable, en quantité très raisonnable, pour la protection cardiaque.

ALGUES
NOTE DASH : **4**

▶ **COMMENTAIRE :** fraîches, elles sont très riches en minéraux et molécules protectrices, notamment anticancer et pour le cœur. Attention aux algues salées, déshydratées. Les paillettes sont intéressantes, à « saupoudrer » ici et là sur vos plats. Des bombes de sels minéraux et de fibres (selon chaque variété et son environnement). Antioxydantes.

⚠ **ATTENTION !** Soigneusement choisir la variété (toutes les algues ne se mangent pas) et l'endroit de récolte (ce sont des « éponges » : si l'eau est polluée, elles le sont aussi). À moins d'être fin connaisseur, mieux vaut acheter des algues comestibles de marque reconnue (paillettes, déshydratées pour salade, en tartare…).

ALL-BRAN
NOTE DASH : **3**

▶ **COMMENTAIRE :** des céréales index glycémique (IG) bas et pleines de fibres pour le petit-déjeuner. Bon pour le transit intestinal.

AMANDE, PURÉE D'AMANDES
NOTE DASH : **4**

▶ **COMMENTAIRE :** bonnes pour le cœur. Bonnes pour le cerveau. Bonnes pour la ligne et les nerfs : tout bon, quoi !

ANANAS
NOTE DASH : **3**

▶ **COMMENTAIRE :** super-anti-inflammatoire. Bon pour la digestion. Mangez-le frais (pas en boîte au sirop, trop sucré et privé d'une bonne partie de ses molécules santé bénéfiques). Détox.

ANCHOIS
NOTE DASH : **0**

▶ **COMMENTAIRE :** trop salé.

ANDOUILLE, ANDOUILLETTE
NOTE DASH : **0**

▶ **COMMENTAIRE :** trop grasses, trop salées.

ARAIGNÉE DE MER

NOTE DASH : **4**

▶ **COMMENTAIRE :** comme tous les crustacés nature, parfait !

ARTICHAUT

NOTE DASH : **5**

▶ **COMMENTAIRE :** bon pour la flore intestinale (le cœur est riche en fibres prébiotiques). Bon pour l'appareil digestif, notamment le foie (feuilles). Détox. Bon pour le transit intestinal.

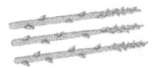

ASPERGE

NOTE DASH : **5**

▶ **COMMENTAIRE :** facilite l'équilibre acido-basique. Bonne pour le cœur. Détox. Anti-rétention d'eau. Antikilos. Bonne pour le transit intestinal. ½ botte, soit à peu près 5 asperges entières, fournissent 6 grammes de prébiotiques. C'est un excellent score !

⚠ **ATTENTION !**

- Limitez le temps de cuisson, voire gardez vos asperges croquantes après un pochage ou un passage à la poêle (si elles sont jeunes et tendres), car la cuisson prolongée les ramollit sérieusement et atténue un peu leur impact « Minceur ».
- D'un autre côté, si vous avez les intestins sensibles, les asperges, insuffisamment cuites, sont si fibreuses qu'elles pourraient induire des troubles digestifs (ballonnements…), voire être totalement indigestes si vous êtes intolérant aux Fodmaps.

AUBERGINE

NOTE DASH : **4**

▶ **COMMENTAIRE :** bonne pour le cœur. Antikilos. Facilite l'équilibre acido-basique. (À consommer vapeur ou en tian au four, mais pas en beignets !)

DE À Z, VOTRE LISTE DE TOUS LES ALIMENTS

AVOCAT
NOTE DASH : **5**

▶ **COMMENTAIRE :** bon pour le cœur. Antioxydant. Détox. Bon pour le transit intestinal. Hyper-antioxydant. Dommage qu'on tombe trop souvent sur des avocats pas assez ou trop mûrs…

AVOINE (FLOCONS)
NOTE DASH : **4**

▶ **COMMENTAIRE :** une céréale IG bas et pleine de fibres pour le petit-déjeuner (flocons d'avoine, surtout si ces derniers sont complets). Bonne pour le cœur.

B

BACON
NOTE DASH : **0**

▶ **COMMENTAIRE :** trop salé, beaucoup trop salé !

BAGUETTE DE PAIN
NOTE DASH : **1** À **3** (SELON CHOIX DU PAIN)

▶ **COMMENTAIRE :** le pain est le pourvoyeur n° 1 de sel chez les « gros mangeurs de pain ». Choisissez une boulangerie qui fabrique du pain peu salé, et optez forcément pour du pain complet, au levain, à la mie marron. N'achetez pas de pain en grande surface.

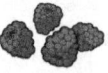

BAIES (« FRUITS ROUGES ET NOIRS »)
NOTE DASH : **5**

▶ **COMMENTAIRE :** les meilleurs fruits « Dash », car les plus riches en vitamines, minéraux, tout en étant les plus pauvres en calories et en sucres.

BAMBOU (POUSSE)

NOTE DASH : **1**

▶ **COMMENTAIRE :** sans grand intérêt nutritionnel, sinon sa haute teneur en fibres. Problème : vous n'en trouverez pas de frais, donc forcément en conserve. Donc, forcément, trop salé.

BANANE

NOTE DASH : **4**

▶ **COMMENTAIRE :** le fruit le plus riche en potassium, donc le plus intéressant sur un plan antihypertension et équilibre acido-basique. Elle renferme une grande quantité d'oligo-fructoses, des prébiotiques recherchés par les bactéries de la flore intestinale. Comme en plus elle est super-facile à digérer et se révèle douce pour l'estomac, c'est vraiment le fruit idéal en cas de soucis digestifs. Mais elle reste calorique et sucrée, donc pas question d'en ingurgiter des tonnes non plus.

BANANE PLANTAIN (CUITE)

NOTE DASH : **0**

▶ **COMMENTAIRE :** sucrée, calorique, et en plus on ne la mange que frite. Donc elle n'a rien à faire ni en programme Dash ni dans une quelconque alimentation santé.

BAR

NOTE DASH : **4**

▶ **COMMENTAIRE :** comme tous les poissons maigres, le bar est un excellent choix pour une assiette Dash équilibrée.

BARBUE

NOTE DASH : **4**

▶ **COMMENTAIRE :** comme tous les poissons maigres, la barbue, comparable au turbot, est un excellent choix pour une assiette Dash équilibrée.

BARRES DE CÉRÉALES (TYPE MUESLI)

NOTE DASH : **0** À **1**

▶ **COMMENTAIRE** : celles du commerce doivent quasiment toutes être ignorées, sauf rarissimes exceptions hors de prix. À la maison, vous pouvez en réaliser facilement des acceptables, mais elles resteront trop sucrées, trop denses et souvent trop caramélisées (apparition de substances indésirables lors de la cuisson au four).

BARRES CHOCOLATÉES

NOTE DASH : **0**

▶ **COMMENTAIRE** : trop grasses, trop salées, trop sucrées et bourrées d'additifs malvenus.

BASILIC

NOTE DASH : **5**

▶ **COMMENTAIRE** : comme toutes les herbes aromatiques, le basilic est vivement recommandé en programme Dash. Frais ou éventuellement surgelé, mais oubliez le basilic déshydraté.

BATAVIA

NOTE DASH : **4**

BIO INDISPENSABLE !

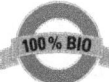

▶ **COMMENTAIRE** : la salade verte est toujours la bienvenue, même si compte tenu de la quantité avalée, elle n'apporte pas « grand-chose » côté nutriments. En revanche, attention à la sauce, qui peut vite devenir votre pire ennemie. Vinaigre, vinaigrettes maison light, poivre et herbes aromatiques doivent être vos réflexes.

BAUDROIE

Voir « Lotte » (p. 151).

BEAUFORT

NOTE DASH : **1**

▶ **COMMENTAIRE :** trop salé et trop gras hélas pour une consommation quotidienne mais pour les amoureux de fromage, il est impensable de s'en priver totalement. Alors contrôlez votre consommation et restreignez-la à une part de 30 grammes par semaine, et de préférence du « vrai » fromage affiné tel que du Beaufort, toujours préférable à du fromage fondu par exemple. Un conseil : profitez d'un dîner entre amis ou d'une sortie au restaurant pour vous offrir ce petit plaisir, plutôt que d'acheter une tranche de Beaufort de 200 grammes en fromagerie ou en grande surface, car vous finirez par la manger entièrement, c'est sûr.

BÉCASSE

NOTE DASH : **1**

▶ **COMMENTAIRE :** gibier rare, la bécasse est cantonnée à quelques tables, le plus souvent au moment des fêtes de Noël. Elle est alors farcie au foie gras, et sort par conséquent des recommandations de ce livre. Mais si vous avez une « recette de famille » plus légère et peu salée, pourquoi pas ?

BEIGNET (DE LÉGUME, POISSON, VIANDE, POMME, BANANE...)

NOTE DASH : **0**

▶ **COMMENTAIRE :** trop gras, trop salé, trop calorique, voyons ! En plus ce sont en grande majorité des acides gras saturés. Sans parler de la qualité de la graisse utilisée, parfois douteuse. Et sans parler non plus de l'acrylamide, un composé cancérigène et mauvais pour la fertilité masculine, qui apparaît lors d'une friture mal maîtrisée. Bref : c'est non.

BELON

NOTE DASH : **3**

▶ **COMMENTAIRE :** naturellement salée, comme tous les coquillages. Mais sinon, également comme tous les autres coquillages, bien sous tous rapports car extrêmement maigre, fortement protéinée, et riche en minéraux.

BETTE (= BLETTE)

NOTE DASH : **4**

▶ **COMMENTAIRE :** l'exemple type du légume riche en minéraux bénéfiques mais hyper-pauvre en sel, gras et calories. Attention quand même au type de préparation, évitez les gratins (souvent trop salés à cause du fromage) et/ou trop gras (crème).

BETTERAVE

NOTE DASH : **3** À **4**

▶ **COMMENTAIRE :** faites cuire vous-même votre betterave ou mangez-la crue, râpée. Sinon, achetez-la fraîchement cuite au marché. Non à la betterave en sachet, baignant dans un horrible liquide.

BEURRE

NOTE DASH : **2**

▶ **COMMENTAIRE :** aucun problème avec lui, à condition de le consommer cru (donc pas en sauce par exemple) et en quantité raisonnable. Vous le retrouverez avec plaisir le matin au petit-déjeuner. Toujours doux, bien sûr, certainement pas demi-sel. Ne le choisissez pas allégé, ne le remplacez pas par de la margarine.

BEURRE DE CACAHUÈTES

NOTE DASH : **2**

▶ **COMMENTAIRE :** il n'est pas du tout l'épouvantail que vous imaginez peut-être. Et il possède même de véritables qualités nutritionnelles, notamment coupe-faim et protectrices pour le cœur. Mais achetez plutôt de la purée de cacahuètes, qui ne comporte aucune huile hydrogénée et aucun ajout de sel, contrairement à la plupart des beurres de cacahuètes du marché (et, surtout, du supermarché).

BICHE
NOTE DASH : **3**

▶ **COMMENTAIRE :** comme tous les gibiers, une viande présentant un bon rapport protéines/graisses, et côté lipides, un profil correct dans les différents acides gras. Méfiez-vous des sauces trop salées pour l'agrémenter.

BIÈRE
NOTE DASH : **1**

▶ **COMMENTAIRE :** pourquoi pas une de temps en temps, de préférence artisanale et certainement pas « sans alcool et aromatisée ». Après tout, c'est une source de vitamines B.

BIGORNEAU
NOTE DASH : **3**

▶ **COMMENTAIRE :** naturellement, le bigorneau est aussi parfait que l'escargot. Chair maigre, zéro sel ou presque, peu de gras et presque seulement des oméga 3, protecteurs cardiaques. Mais attention à l'eau de cuisson, souvent ultra-salée. Mieux vaut les faire cuire vous-même si vous en avez la possibilité. Forcez sur le poivre, c'est mieux.

BISCOTTES
NOTE DASH : **1**

▶ **COMMENTAIRE :** les ultra-fans peuvent éventuellement en croquer une ou deux de temps en temps, surtout si elles sont sans sel, et/ou aux céréales et de bonne qualité.

BISCUITS
NOTE DASH : **1**

▶ **COMMENTAIRE :** vous le savez déjà, ces « aliments plaisir » sont à consommer seulement en de rares occasions festives. Pas question d'en manger tous les jours au goûter. Un ou deux le week-end, si vous en avez envie et que vous revenez d'une longue balade ou d'une séance de sport par exemple. Pas d'activité physique = pas de biscuit !

BISQUE (DE HOMARD OU AUTRE)

NOTE DASH : **0**

▶ **COMMENTAIRE :** horriblement trop salée.

BLANC DE POULET

NOTE DASH : **3**

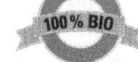

BIO INDISPENSABLE OU TRAÇABILITÉ PARFAITE !

▶ **COMMENTAIRE :** très compatible avec une assiette Dash, mais il peut être vite sec ou fade, et on est alors tenté de l'arroser généreusement de « graisse de poulet ». Erreur bien sûr. Pensez aux épices, et autres aromates, notamment en le faisant mariner avant cuisson, tout comme pour le blanc de dinde.

BLÉ (COUSCOUS, BLÉ EN GRAIN À CUIRE, BOULGOUR, SEMOULE...)

NOTE DASH : **3**

▶ **COMMENTAIRE :** nous sommes dans le pays du blé, alors mangeons du blé. Sauf si vous ne souhaitez ou ne pouvez pas manger de gluten, auquel cas, passez votre chemin. Pour les autres, essayez toujours de trouver des aliments à base de variétés de blé anciennes et/ou au moins de blé complet (pâtes, farine, pain « marron »).

BLÉ NOIR (SARRASIN)

NOTE DASH : **4**

▶ **COMMENTAIRE :** une excellente alternative au blé sous toutes ses formes car, contrairement à ce que laisse présager son nom, ce n'est en réalité pas du tout du blé. Il contient donc zéro gluten. En revanche, super-plan fibres et composés nutritionnels utiles, notamment pour la circulation du sang.

BLÉ SOUFFLÉ (CÉRÉALES DU PETIT-DÉJEUNER POUR ENFANT)

NOTE DASH : **0**

▶ **COMMENTAIRE :** trop sucré, à l'IG hyper-élevé.

BLEU

NOTE DASH : **0**

▶ **COMMENTAIRE** : hélas, trois fois hélas… tous les fromages bleus sont beaucoup trop salés, et beaucoup trop gras. Roquefort, fourme d'Ambert, Bresse bleu… adieu (en tout cas dans votre programme Dash !).

BLINI

NOTE DASH : **1**

▶ **COMMENTAIRE** : gourmand et pas vraiment exemplaire, mais surtout parce qu'il accompagne généralement le saumon fumé ou le tarama, malheureusement exclu du Dash pour cause de teneur en sel exorbitante. Mais pourquoi pas un petit blini de temps à autre avec du fromage blanc aux herbes, c'est sympa.

BŒUF (EN GÉNÉRAL)

NOTE DASH : **3**

▶ **COMMENTAIRE** : une excellente source de protéines, du fer, des minéraux, de la vitamine B12… C'est bien ! À condition de choisir les bons morceaux, c'est-à-dire les morceaux maigres, à maximum 5 % de MG. Laissez tomber les côtes de bœuf, entrecôtes et autres pièces savoureuses, elles sont ultra-grasses. C'est aussi le cas de ce bœuf de super-luxe, le wagyu, plus gras que gras ! Oubliez aussi les « préparations industrielles à base de bœuf », comme les boulettes, les raviolis, la farce, la sauce bolo… trop souvent, elles sont faites avec de la viande de mauvaise qualité, et assaisonnées aux additifs.

BONBON

NOTE DASH : **0**

▶ **COMMENTAIRE** : aucun intérêt.

BOUDIN BLANC

NOTE DASH : **0**

▶ **COMMENTAIRE** : trop salé et peu intéressant sur un plan nutritionnel.

BOUDIN NOIR

NOTE DASH : **1**

▶ **COMMENTAIRE** : pourquoi pas de temps en temps surtout si vous êtes anémié (manque de fer), fatigué, fatigable, ou encore une femme avec des règles abondantes (perte de fer). Achetez-le plutôt chez votre boucher en lui demandant bien s'il n'est pas trop salé, car c'est évidemment le piège. Mais certains, artisanaux, ont une teneur en sel acceptable : OK si lors du même repas vous ne consommez pas de fromage ou d'autres aliments très salés.

BOUILLON

NOTE DASH : **0** À **5**

▶ **COMMENTAIRE** : le bouillon cube classique avec une liste d'additifs longue comme le bras, on oublie. En revanche, les sachets de bouillon à infuser sont nettement préférables, et le top est évidemment de faire son bouillon soi-même.

BRETZEL

NOTE DASH : **1**

▶ **COMMENTAIRE** : trop salé.

BRICK

NOTE DASH : **3**

▶ **COMMENTAIRE** : il n'y a pas que les bricks frits dans la vie, il y a aussi les bricks passés au four, ou en guise de papillote extra-light salée ou sucrée. Puisqu'ils pèsent 2 grammes, c'est facile de donner du croquant à une préparation en ajoutant à peine quelques calories ! Le petit problème, c'est que dans le commerce on les trouve tout de suite par 10, alors, quand on vit seul c'est compliqué parce que, du coup, pour ne pas gâcher, on a tendance à préparer 20 desserts en quelques jours. Ce qui n'est évidemment pas Dash du tout. Mais si vous êtes en famille, c'est différent, vous écoulerez plus vite le paquet. Alors oui !

BRIE
NOTE DASH : **1**

▶ **COMMENTAIRE :** trop salé et trop gras hélas pour une consommation quotidienne mais pour les amoureux de fromage, il est impensable de s'en priver totalement. Alors contrôlez votre consommation et restreignez-la à une part de 30 grammes par semaine, et de préférence du « vrai » fromage affiné tel que du brie, toujours préférable à du fromage fondu par exemple. Un conseil : profitez d'un dîner entre amis ou d'une sortie au restaurant pour vous offrir ce petit plaisir, plutôt que d'acheter une pointe de brie de 200 grammes en fromagerie ou en grande surface, car vous finirez par la manger entièrement, c'est sûr.

BRIOCHE
NOTE DASH : **0**

▶ **COMMENTAIRE :** vous le savez déjà, les viennoiseries ne sont pas Dash, car trop salées et trop grasses.

BROCHET
NOTE DASH : **0**

▶ **COMMENTAIRE :** malheureusement on ne le trouve que sous forme de quenelle, hyper-salée, accompagnée de sauce, forcément extra-salée. Au total, un plat hyper-extra-salé totalement hors Dash.

BROCOLI
NOTE DASH : **5**

▶ **COMMENTAIRE :** exemplaire sous tous rapports. Comme tous les choux, le brocoli est une remarquable source de vitamine C (même cuit), de calcium, de minéraux en tout genre, de vitamines, de composés phytochimiques protecteurs pour le foie, la flore intestinale, le cœur, le cerveau, l'immunité. Remarquable. Frais ou surgelés, c'est égal !

BROWNIE

NOTE DASH : **0**

▶ **COMMENTAIRE :** trop gras, trop salé, trop sucré.

BRUGNON

NOTE DASH : **4**

▶ **COMMENTAIRE :** comme tous les fruits, le dessert parfait.

BÛCHE DE NOËL

NOTE DASH : **0** À **2**

▶ **COMMENTAIRE :** les bûches classiques à la crème au beurre, ça ne va pas du tout. En revanche, les bûches glacées en mode « sorbet » sont acceptables. À condition de vous contenter d'un sorbet simple, sans inclusion gourmande ni coulis de chocolat, par exemple. N'oubliez pas que le sorbet est plus léger qu'une crème glacée puisque fabriqué sans crème ni lait, mais il reste très sucré, donc à consommer avec modération.

BULOT

NOTE DASH : **2**

▶ **COMMENTAIRE :** quelques spécimens peuvent se faufiler sur votre plateau de fruits de mer. Vérifiez qu'ils ne sont cependant pas trop salés ou, mieux, faites-les cuire vous-même en insistant sur le poivre.

C

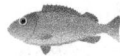 **CABILLAUD**

NOTE DASH : **5**

▶ **COMMENTAIRE :** comme tous les poissons maigres, le cabillaud est un excellent choix pour une assiette Dash équilibrée.

CACAHUÈTE

NOTE DASH : **2** À **3**

▶ **COMMENTAIRE :** quelques arachides à décortiquer, à l'apéritif, c'est parfait et savoureux. On laisse en revanche tomber les cacahuètes grillées, salées et décortiquées, que l'on pioche trop souvent d'une main insouciante et fort généreuse dans un paquet « apéritif ».

CACAO EN POUDRE (NON SUCRÉ)

NOTE DASH : **3**

▶ **COMMENTAIRE :** super-plan pour préparer de parfaites boissons Dash au petit-déj, au goûter, ou pour customiser un dessert.

CAFÉ

NOTE DASH : **2**

▶ **COMMENTAIRE :** sans sucre, évidemment. Ni lait, ce sera bien plus digeste. Si vous tenez au café au lait, essayez avec du lait de soja ou d'amande, plus digeste qu'avec du lait de vache.

CAILLE

NOTE DASH : **1** À **4**

▶ **COMMENTAIRE :** farcie, elle est trop salée pour prétendre rejoindre trop souvent votre assiette. En revanche, si vous l'achetez nature chez le boucher pour la préparer comme un petit coquelet, rien à redire. Et on laisse la peau sur le côté, bien sûr.

CAKE

NOTE DASH : **1**

▶ **COMMENTAIRE :** vous le savez déjà, ces « aliments plaisir » sont à consommer seulement en de rares occasions festives. Pas question d'en manger tous les jours au goûter. Une petite part le week-end, si vous en avez envie et que vous revenez d'une longue balade ou d'une séance de sport par exemple. Pas d'activité physique = pas de cake !

DE A À Z, VOTRE LISTE DE TOUS LES ALIMENTS

DE A À Z, VOTRE LISTE DE TOUS LES ALIMENTS

CALAMAR

NOTE DASH : **4**

▶ **COMMENTAIRE :** non aux beignets de calamar, évidemment. Mais oui aux calamars nature, le plus souvent surgelés (plus pratiques), que l'on jette dans une sauce tomate pour un parfait plat super-Dash.

CAMEMBERT

NOTE DASH : **1**

▶ **COMMENTAIRE :** trop salé et trop gras hélas pour une consommation quotidienne mais pour les amoureux de fromage, il est impensable de s'en priver totalement. Alors contrôlez votre consommation et restreignez-la à une part de 30 grammes par semaine, et de préférence du « vrai » fromage affiné tel que du camembert, toujours préférable à du fromage fondu par exemple. Un conseil : profitez d'un dîner entre amis ou d'une sortie au restaurant pour vous offrir ce petit plaisir, plutôt que d'acheter un camembert entier en fromagerie ou en grande surface, car vous finirez par le manger entièrement, c'est sûr.

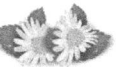

CAMOMILLE

NOTE DASH : **5**

▶ **COMMENTAIRE :** une infusion de camomille et hop, bonne nuit les petits !

CANARD

NOTE DASH : **0** (CONFIT) À **3** (AIGUILLETTES, MAGRET)

▶ **COMMENTAIRE :** une bonne viande, maigre si l'on sait la choisir et la préparer, et très goûteuse.

CANNEBERGE

NOTE DASH : **4**

▶ **COMMENTAIRE :** comme toutes les baies comestibles, celle-ci est parfaite sur un plan nutritionnel. Mais pas vraiment « de chez nous », sauf en de très rares coins.

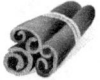

CANNELLE

NOTE DASH : **5**

▶ **COMMENTAIRE :** comme toutes les épices, la cannelle est géniale car riche en composés protecteurs uniques, le tout pour zéro calorie ou quasi. La cannelle est particulièrement magique car, comme il s'agit de bois moulu, elle est hyper-riche en fibres, même si l'on en consomme peu. Et elle renferme un polyphénol exceptionnel, qui aide à contrôler la glycémie. Super-Dash !

CANTAL

NOTE DASH : **1**

▶ **COMMENTAIRE :** trop salé et trop gras hélas pour une consommation quotidienne mais pour les amoureux de fromage, il est impensable de s'en priver totalement. Alors contrôlez votre consommation et restreignez-la à une part de 30 grammes par semaine, et de préférence du « vrai » fromage affiné tel que du cantal, toujours préférable à du fromage fondu par exemple. Un conseil : profitez d'un dîner entre amis ou d'une sortie au restaurant pour vous offrir ce petit plaisir, plutôt que d'acheter une tranche de cantal de 200 grammes en fromagerie ou en grande surface, car vous finirez par la manger entièrement, c'est sûr.

CÂPRE

NOTE DASH : **0**

▶ **COMMENTAIRE :** mignonne mais beaucoup trop salée !

DE A À Z, VOTRE LISTE DE TOUS LES ALIMENTS

CARAMBOLE

NOTE DASH : **3**

▶ **COMMENTAIRE :** un fruit exotique que l'on trouve dans l'Hexagone principalement au moment des fêtes de fin d'année. Il a le gros avantage d'être vraiment peu sucré, donc vraiment peu calorique. À part ça, rien de spécial à signaler, sauf que sa forme particulière en forme d'étoile le rend irrésistible sur une assiette.

CARAMEL

NOTE DASH : **0**

▶ **COMMENTAIRE :** du 100 % sucre ou, pire, du sucre + du gras (crème ou beurre) plus de sel.

CARDON

NOTE DASH : **4**

▶ **COMMENTAIRE :** l'exemple type du légume riche en minéraux bénéfiques mais hyper-pauvre en sel, gras et calories. Attention quand même au type de préparation, évitez les gratins (souvent trop salés à cause du fromage) et/ou trop gras (crème). Comme pour la bette, on prépare les côtes du cardon, mais ce n'est pas du tout le même légume : la première est de la famille de la betterave, le second, de l'artichaut !

CAROTTE

NOTE DASH : **4**

▶ **COMMENTAIRE :** un master en diététique Dash, cette carotte, aussi pauvre en sel qu'elle est riche en minéraux et en bêta-carotène protecteur.

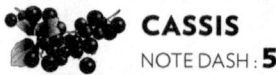 **CASSIS**

NOTE DASH : **5**

▶ **COMMENTAIRE :** comme toutes les baies, un « must » Dash. Si vous ne consommiez qu'un seul fruit, ce serait lui et ses petits camarades les groseilles, myrtilles et autres mûres…

CASSOULET

NOTE DASH : **1**

▶ **COMMENTAIRE** : presque toujours beaucoup trop salé, et c'est bien dommage. Car à la base, des haricots secs et de la viande, ça marche bien. Sauf que la « viande du cassoulet » est trop salée, donc l'ensemble du plat n'est finalement pas Dash.

CÉLERI-BRANCHE

NOTE DASH : **5**

▶ **COMMENTAIRE** : super-croquant, super-sympa et super-détox. Un must Dash, à glisser par petits tronçons dans une salade ou une moule marinière, ou encore un mélange de légumes chauds.

CÉLERI-RAVE

NOTE DASH : **4**

▶ **COMMENTAIRE** : comme pour la carotte, le céleri-rave se prépare avec bonheur en version crue, râpée, ou cuite, en purée ou non. Son seul petit défaut est d'être… gros : pour une famille de 4 personnes, c'est parfait, mais quand on vit seul, c'est tout de suite compliqué. C'est pourquoi vous n'en trouverez pas dans votre programme Dash, mais nous avons beaucoup hésité car il est super, ce bon vieux céleri, avec une sauce yaourt/cumin par exemple. Pas de rémoulade, évidemment : le céleri rémoulade (= mayonnaise) est super anti-Dash !

CÉRÉALES GERMÉES

NOTE DASH : **4**

▶ **COMMENTAIRE** : graines germées à base de graines de céréales, les céréales germées sont bien plus intéressantes sur un plan nutritionnel que les céréales non germées : la germination fait exploser leur teneur en enzymes, vitamines, minéraux, et les rend de plus très digestes. Cependant, on en consomme finalement de faibles quantités, l'équivalent d'une cuillère à soupe sur la salade ou sur un plat, aussi leur supériorité est finalement atténuée. Autre écueil : la seule solution vraiment viable pour en consommer régulièrement, c'est de les faire pousser soi-même, ce qui n'a rien de compliqué mais on peut cependant vite les « rater ». Avoine, blé, maïs, millet, orge, sarrasin, seigle, quinoa, riz : essayez d'en faire pousser un peu dans un germoir, à la maison, pour voir ? C'est un bon réflexe Dash.

CERF

NOTE DASH : **3**

▶ **COMMENTAIRE :** comme tous les gibiers, une viande présentant un bon rapport protéines/graisses et, côté lipides, un profil correct dans les différents acides gras. Méfiez-vous des sauces trop salées pour l'agrémenter.

CERISE

NOTE DASH : **4**

▶ **COMMENTAIRE :** rien à redire sur les fruits frais, et notamment celui-ci, croquant, goûteux, très riche en antioxydants, en fibres et en composés bons pour les articulations (anti « crise de goutte ») et la circulation du sang. Les cerises sont plutôt très riches en sucre et en substances indigestes, donc allez-y doucement quand même.

CHAMPIGNONS

NOTE DASH : **4**

▶ **COMMENTAIRE :** superbes créatures mi-animales mi-végétales, les champignons apportent des composés santé bien à eux. Peu caloriques, mais vecteurs de protéines et de composés protecteurs, ils aident à renforcer l'immunité et à contrôler la glycémie (taux de sucre sanguin).

CHAPELURE

NOTE DASH : **1** à **4**

▶ **COMMENTAIRE :** bof, celle du commerce est trop salée, et souvent nantie d'additifs peu enthousiasmants, d'où le petit 1, faible note. Nous préférons utiliser à la place du son d'avoine ou de la poudre de noisettes, qui récoltent, eux, un magnifique 4 pour cause de service Dash rendu !

CHARCUTERIE (ANDOUILLE, SAUCISSE, SAUCISSON)

NOTE DASH : **0**

▶ **COMMENTAIRE :** tellement trop grasse, trop salée et trop pleine de composés dont on ne veut pas (surtout dans les charcuteries industrielles) !

CHÂTAIGNE

NOTE DASH : **4**

▶ **COMMENTAIRE :** le parfait féculent « acido-basique », sans gluten et riche en fibres. Revers de la médaille : il n'est pas toujours digeste. En purée ou mijoté avec des légumes, c'est bien et sans sel (après, tout dépend de votre sauce ou bouillon évidemment), en dessert ou crème de marrons c'est nettement plus sucré et donc nettement moins Dash !

CHAUSSON AUX POMMES

NOTE DASH : **0**

▶ **COMMENTAIRE :** vous le savez déjà, ces « aliments plaisir » sont à consommer seulement en de rares occasions festives.

CHEDDAR

NOTE DASH : **1**

▶ **COMMENTAIRE :** trop salé et trop gras hélas pour une consommation quotidienne.

CHEESEBURGER

NOTE DASH : **0**

▶ **COMMENTAIRE :** viande en général de qualité discutable + fromage fondu (idem) + pain blanc à l'index glycémique élevé (et re-itou sur la qualité) = aliment pas du tout Dash, et beaucoup trop riche en graisses, protéines et sel.

CHEVAL

NOTE DASH : **3**

▶ **COMMENTAIRE :** une viande maigre et sans restriction particulière, mais nous n'en consommons presque plus, notamment pour des raisons culturelles.

CHÈVRE (FROMAGE)

NOTE DASH : **0** (SI TRÈS SEC) À **3** (SI TRÈS FRAIS ET SANS SEL)

▶ **COMMENTAIRE :** trop salé et trop gras hélas pour une consommation quotidienne mais pour les amoureux de fromage, il est impensable de s'en priver totalement. Alors contrôlez votre consommation et restreignez-la à une part de 30 grammes par semaine, et de préférence du « vrai » fromage affiné tel que du chèvre, toujours préférable à du fromage fondu par exemple. Un petit bout de picodon ou de crottin n'a jamais tué personne, mais vous devez bien être conscient qu'en Dash strict, vous n'y auriez pas droit. On ferme les yeux, on ne voit rien, faites-vous plaisir de temps à autre. Et essayez le chèvre frais : plus il est frais, moins il est salé, et inversement. Il devient même carrément aussi intéressant que du fromage frais « classique » de vache.

CHEVREAU/CHEVREUIL

NOTE DASH : **3**

▶ **COMMENTAIRE :** comme tous les gibiers, une viande présentant un bon rapport protéines/graisses et, côté lipides, un profil correct dans les différents acides gras. Méfiez-vous des sauces trop salées pour l'agrémenter.

CHICORÉE (À BOIRE)

NOTE DASH : **2**

▶ **COMMENTAIRE :** bien qu'un peu passée de mode, plutôt intéressante car sans caféine (donc peut être bue le soir) et sans autres molécules excitantes, contrairement au café*. Et en plus, elle est source de fibres. Et en plus, elle est française, ce qui n'est pas le cas du café, du thé et du

---

* Évidemment ce n'est pas le cas dans les mélanges chicorée + café.

cacao, les autres boissons « du petit-déjeuner ». Mais elle reste issue de la torréfaction, une étape industrielle de « cuisson extrême » qui génère des molécules indésirables comme l'acrylamide (voir p. 91). Donc à consommer tout de même avec modération. Et sans sucre ni lait, pour profiter de son amertume, bénéfique pour la digestion.

CHICORÉE (SALADE)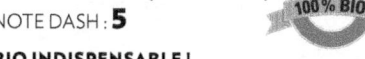
NOTE DASH : **5**

BIO INDISPENSABLE !

▶ **COMMENTAIRE :** super-salade amère, donc bonne pour le foie, la détox et l'organisme tout entier.

CHIPOLATAS
NOTE DASH : **0**

▶ **COMMENTAIRE :** ces chères saucisses sont ultra-grasses (30 % de lipides, contre grand maximum 10 % dans les viandes, donc… 3 fois plus ici !), et en plus moins riches en fer et en protéines. Et, bien sûr, elles sont bourrées de sel : une portion normale apporte carrément le tiers de tout le sel acceptable pour une journée, vous voyez le genre…

CHIPS
NOTE DASH : **0**

▶ **COMMENTAIRE :** du gras, du sel et de l'acrylamide (voir p. 91). Une catastrophe.

CHOCOLAT BLANC
NOTE DASH : **0**

▶ **COMMENTAIRE :** du gras, du sucre, du sel, et même pas de cacao pour compenser un peu tout ça.

CHOCOLAT NOIR

NOTE DASH : **3**

▶ **COMMENTAIRE :** probablement la plus « Dash » des douceurs, car certes le chocolat est gras, sucré, calorique, mais s'il est noir, il apporte aussi pas mal de fibres et d'antioxydants bons pour le cœur (entre autres). Et pour le moral… Vous n'êtes pas obligé de l'acheter à 90 % de cacao, déjà 75 % c'est pas mal, et pourquoi pas en mode antistress, avec amandes et noisettes pour un petit clin d'œil de magnésium en plus.

CHOCOLAT AU LAIT

NOTE DASH : **1**

▶ **COMMENTAIRE :** plutôt plus salé et/ou plus sucré que le chocolat noir, donc plutôt nettement moins intéressant. Essayez de trouver un « noir » doux pour vos papilles, cela existe !

CHORIZO

NOTE DASH : **0**

▶ **COMMENTAIRE :** plus gras (et en mauvaises graisses) et plus salé, ça va être difficile à trouver !

CHOUCROUTE

NOTE DASH : **1** À **3**

▶ **COMMENTAIRE :** le chou lui-même est fermenté en milieu très salé, donc, à la base, ce n'est vraiment pas un aliment Dash. Il reste interdit en conserve ou autre présentation super-salée. Maintenant, on trouve en saison chez le charcutier de la choucroute fraîche acceptable, que l'on peut rincer abondamment avant de la consommer, crue ou cuite. Attention, cela reste salé et donc inadapté pour un strict régime désodé (ce qui n'est pas votre cas, heureux lecteurs). Ne parlons pas de la charcuterie qui accompagne souvent la choucroute, et concentrons-nous plutôt sur une choucroute de la mer… seulement si vous trouvez de la choucroute fraîche et que vous la rincez, donc. Alors elle conviendra pour un plat chaud et agréable, avec du colin, du cabillaud ou du saumon par exemple.

CHOUX (TOUS, Y COMPRIS BROCOLI, CHOU-FLEUR, DE BRUXELLES, COLESLAW)
NOTE DASH : **5**

▶ **COMMENTAIRE :** tous sont merveilleux et portent haut l'étendard Dash. Oui, oui et oui !

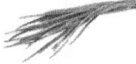

CIBOULETTE
NOTE DASH : **5**

▶ **COMMENTAIRE :** comme toutes les herbes aromatiques, la ciboulette est vivement recommandée en programme Dash. Fraîche ou éventuellement surgelée, mais oubliez la ciboulette déshydratée.

CIDRE
NOTE DASH : **1**

▶ **COMMENTAIRE :** certes une boisson alcoolisée, mais la moins alcoolisée de toutes et, accessoirement, une des plus riches en polyphénols, antioxydants. C'est plutôt un bon choix pour un apéritif entre amis, gai, pétillant et sans contre-indication Dash. Il n'est évidemment pas question d'en faire une boisson quotidienne…

CITRON (CONFIT)
NOTE DASH : **1**

▶ **COMMENTAIRE :** qu'il soit confit au sel ou au sucre, il n'a pas grand-chose à faire dans une alimentation Dash.

DE A À Z, VOTRE LISTE DE TOUS LES ALIMENTS

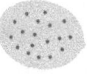 ## CITRON (JUS)
NOTE DASH : **5**

▶ **COMMENTAIRE** : superbe aromate, super-joker du cuisinier, bombe de vitamine C et d'antioxydants, expert en acido-basique (malgré son goût très *acide*, que tous les estomacs ne supportent pas, il est particulièrement intéressant pour lutter contre *l'acidification*, c'est-à-dire, grosso modo, l'excès de protéines propre à nos alimentations occidentales). À utiliser sans aucune modération dans les plats salés, sucrés, les salades (à la place du vinaigre), les boissons… tout quoi. Un ami fidèle du cœur, des vaisseaux sanguins, du sang.

CITRON (ZESTE)
NOTE DASH : **5**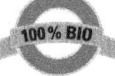

BIO INDISPENSABLE !

▶ **COMMENTAIRE** : intéressant aussi, bien que nettement moins employé que le jus du citron. Le zeste renferme des essences aromatiques (« huiles essentielles ») très purifiantes pour le système digestif, et des composés amers bons pour la santé, l'immunité, la circulation. Comme quoi, dans le citron, c'est comme dans le cochon : tout est bon.

CLAM
NOTE DASH : **3**

▶ **COMMENTAIRE** : naturellement salé, comme tous les coquillages. Mais sinon, également comme tous les autres coquillages, bien sous tous rapports car extrêmement maigre, fortement protéiné, et riches en minéraux.

CLÉMENTINE

NOTE DASH : **4**

▶ **COMMENTAIRE** : aussi géniale que le citron, mais en un peu plus sucré donc à consommer avec un peu plus de retenue tout de même.

CLOU DE GIROFLE

NOTE DASH : **5**

▶ **COMMENTAIRE** : comme toutes les épices, le clou de girofle est vivement recommandé car il apporte saveur et « peps » pour zéro calorie, et en plus se paie le luxe de pouvoir remplacer le sel dans nombre de plats. En plus, il possède ses propres propriétés santé, notamment anticholestérol grâce à son eugénol, et fortement antiseptique (bouche, dents, système digestif).

CŒUR D'ARTICHAUT

NOTE DASH : **4**

▶ **COMMENTAIRE** : une des meilleures sources de prébiotiques, des fibres spéciales, très alliées de la flore intestinale. Il est malheureusement mal digéré par les personnes intolérantes aux Fodmaps.

CŒUR DE PALMIER

NOTE DASH : **1**

▶ **COMMENTAIRE** : des fibres, c'est bien. Mais proposé sous forme de conserve, donc salé, c'est moins bien. Si vous ne pouvez pas vous en passer, rincez-les bien avant de les incorporer à vos salades.

COING

NOTE DASH : **2**

▶ **COMMENTAIRE** : en soi, pas si mal, mais on ne le prépare qu'en confiture, en fait. Si vous en avez sous la main pour cause de jardin généreux,

DE A À Z, VOTRE LISTE DE TOUS LES ALIMENTS

profitez-en bien sûr, notamment pour en glisser un peu dans une compote avec d'autres fruits, pour voir ?

COLAS (COCA-COLA, PEPSI-COLA, MARQUES DISTRIBUTEURS...)

NOTE DASH : **0**

▶ **COMMENTAIRE :** si vous deviez changer une seule chose dans votre alimentation, ce serait celle-ci : zéro soda, zéro jour.

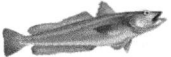

COLIN

NOTE DASH : **5**

▶ **COMMENTAIRE :** comme tous les poissons maigres, le colin est un excellent choix pour une assiette Dash équilibrée.

COMPOTE

NOTE DASH : **4**

▶ **COMMENTAIRE :** superbe dessert, à condition que la compote soit « sans sucre ajouté ». Que des fruits, donc, avec éventuellement une gousse de vanille, une étoile de badiane, un peu de cannelle, mais rien de « sucré ».

COMTÉ

NOTE DASH : **1**

▶ **COMMENTAIRE :** trop salé et trop gras hélas pour une consommation quotidienne mais pour les amoureux de fromage, il est impensable de s'en priver totalement. Alors contrôlez votre consommation et restreignez-la à une part de 30 grammes par semaine, et de préférence du « vrai » fromage affiné tel que du comté, toujours préférable à du fromage fondu par exemple. Un conseil : profitez d'un dîner entre amis ou d'une sortie au restaurant pour vous offrir ce petit plaisir, plutôt que d'acheter une tranche de comté de 200 grammes en fromagerie ou en grande surface, car vous finirez par la manger entièrement, c'est sûr.

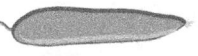 **CONCOMBRE**

NOTE DASH : **5**

▶ **COMMENTAIRE :** de l'eau, des minéraux, du croquant, pas de sel : nous tenons ici un excellent aliment Dash. Cuit, notamment poêlé, vous avez essayé ? C'est super-bon, ça ne ressemble à rien de connu et ça permet aux intestins sensibles de profiter, eux aussi, de ce fameux concombre !

CONFITURE

NOTE DASH : **1**

▶ **COMMENTAIRE :** sucrée, elle fait partie des aliments plaisir, donc doit être consommée avec grande modération. Heureusement pour elle, à base de fruits, elle ne renferme pas une once de matière grasse ni de sel, c'est déjà ça. Mais restez raisonnable, et pour vos tartines, préférez (dans l'ordre) du vrai fruit écrasé (framboises, banane…), de la compote maison sans sucre ajouté, de la confiture très allégée en sucre (mais sans pour autant d'ajout d'additifs du genre polyols, vérifiez bien sur l'étiquette !).

COPPA

NOTE DASH : **0**

▶ **COMMENTAIRE :** une charcuterie particulièrement grasse et salée, donc malvenue en programme Dash.

COQUELET

NOTE DASH : **4**

▶ **COMMENTAIRE :** comme un « petit poulet », c'est parfait. À condition d'être raisonnable bien sûr et de ne pas « saucer » par exemple.

DE A À Z, VOTRE LISTE DE TOUS LES ALIMENTS

DE A À Z, VOTRE LISTE DE TOUS LES ALIMENTS

COQUILLAGES (PRAIRE, HUÎTRE, MOULE, COQUE...)

NOTE DASH : **3**

▶ **COMMENTAIRE :** ils sont au-dessus de tout soupçon sur un plan nutritionnel, surtout crus, sur un plateau de fruits de mer, et non accompagnés de pain/beurre/mayo. Seule leur teneur un peu élevée en sel empêche de les recommander trop régulièrement. Riches en iode, ce sont d'excellents alliés pour la silhouette et le fonctionnement de la thyroïde – qui régule tout notre métabolisme, notre résistance au froid, notre sommeil, notre vivacité, etc. Évitez de « boire leur eau », contentez-vous de leur chair et tout ira bien.

COQUILLE SAINT-JACQUES

NOTE DASH : **4**

▶ **COMMENTAIRE :** les noix cachées dans ces coquilles sont simplement parfaites. Maigres, goûteuses, subtiles, elles sont si délicieuses que même cuites à sec dans une poêle antiadhésive, elles nous régalent. Bien sûr, vous aurez heureusement le droit de les préparer autrement… Mais ne les noyez pas dans la sauce, comme c'est le cas des coquilles « façon traiteur ».

 ## CORIANDRE

NOTE DASH : **5**

▶ **COMMENTAIRE :** comme toutes les herbes aromatiques, la coriandre est vivement recommandée en programme Dash. Fraîche ou éventuellement surgelée, mais oubliez la coriandre déshydratée.

CORN-FLAKES ET AUTRES CÉRÉALES DU PETIT-DÉJEUNER TYPE « POUR ENFANTS » (EN GÉNÉRAL)

NOTE DASH : **0**

▶ **COMMENTAIRE :** trop sucré, à l'IG hyper-élevé.

CORNICHON

NOTE DASH : **0**

▶ **COMMENTAIRE :** mignon, croquant mais beaucoup trop salé ! En plus, il accompagne presque toujours d'autres aliments pas Dash du tout, comme de la charcuterie ou une raclette…

COTTAGE CHEESE

NOTE DASH : **2**

▶ **COMMENTAIRE :** pas mal du tout, surtout si vous le fabriquez vous-même, à partir de lait et de vinaigre, et d'un tout petit peu de sel, de l'ordre de 3 pincées pour 1 litre de lait. Dans ce cas, quasi zéro sel à l'horizon (vous pouvez même tenter une recette carrément « sans »), fort peu de graisses et vous pouvez profiter sans l'ombre d'une arrière-pensée de son côté granuleux si prisé par les fans.

COULOMMIERS

NOTE DASH : **1**

▶ **COMMENTAIRE :** trop salé et trop gras hélas pour une consommation quotidienne mais pour les amoureux de fromage, il est impensable de s'en priver totalement. Alors contrôlez votre consommation et restreignez-la à une part de 30 grammes par semaine, et de préférence du « vrai » fromage affiné tel que du coulommiers, toujours préférable à du fromage fondu par exemple. Un conseil : profitez d'un dîner entre amis ou d'une sortie au restaurant pour vous offrir ce petit plaisir, plutôt que d'acheter une pointe de coulommiers de 200 grammes en fromagerie ou en grande surface, car vous finirez par la manger entièrement, c'est sûr.

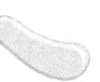

COURGETTE

NOTE DASH : **5**

▶ **COMMENTAIRE :** crue en salade, cuite vapeur, mixée en soupe, sautée, grillée, elle est parfaite. Allez-y plus doucement sur les gratins, surtout en version « traiteur » (frais, surgelés ou tout prêts « du traiteur en bas de la maison »), souvent trop gras et trop salés.

COUSCOUS

NOTE DASH : **0** À **4**

▶ **COMMENTAIRE :** un peu de semoule + beaucoup de légumes = superbe note de 4. Une tonne de semoule + une palanquée de merguez = une mauvaise note, assurément. La leçon à retenir, c'est que le couscous est à géométrie variable et qu'il convient de choisir la bonne voie Dash plutôt que celle qui vous conduira aux enfers digestif et métabolique.

CRABE

NOTE DASH : **4**

▶ **COMMENTAIRE :** comme tous les crustacés nature, parfait !

CRACKERS

NOTE DASH : **1** À **2**

▶ **COMMENTAIRE :** les crackers se suivent et ne se ressemblent pas. Tout dépend de la recette, mais globalement ce sont plus souvent des biscuits salés… plus ou moins salés. Vous pouvez essayer d'en préparer vous-même, en remplaçant une bonne partie du sel par des épices (curry, cumin…). Ceux du commerce sont généralement plutôt trop gras et trop salés.

CRANBERRY

NOTE DASH : **4**

▶ **COMMENTAIRE :** comme toutes les baies comestibles, celle-ci est parfaite sur un plan nutritionnel. Mais pas vraiment « de chez nous », sauf en de très rares coins.

CRÈME BRÛLÉE

NOTE DASH : **0**

▶ **COMMENTAIRE :** grasse, sucrée, salée, calorique… pas pour vous.

CRÈME DESSERT
NOTE DASH : **0**

▶ **COMMENTAIRE :** grasse, sucrée, salée, calorique, souvent affublée de colorants, arômes plus ou moins naturels et autres additifs peu enthousiasmants… pas pour vous.

CRÈME FRAÎCHE
NOTE DASH : **1** À **2**

▶ **COMMENTAIRE :** évitez celle à 30 %. Préférez-la à 3 ou 8 %, infiniment moins caloriques que le beurre ou l'huile, et qui s'offrent le luxe d'être toutes douces et « régressives », pour des plats toujours réconfortants. Bio, c'est mieux

CRÈME GLACÉE
NOTE DASH : **0**

▶ **COMMENTAIRE :** plutôt grasse et sucrée, surtout quand elle croule sous les « toppings » (vermicelles multicolores 100 % sucre et colorants, chocolat fondu, etc.). Rabattez-vous plus raisonnablement sur un sorbet nature.

CRÊPE
NOTE DASH : **2** À **4**

▶ **COMMENTAIRE :** une crêpe basique à la farine de blé raffinée, au Nutella ou au chocolat blanc = non. Une galette ou un pancake à la farine de sarrasin ou au son d'avoine = oui !

CREVETTE (ROSE, GRISE)
NOTE DASH : **4**

▶ **COMMENTAIRE :** comme tous les crustacés nature, parfait ! Attention à ne pas les faire cuire avec trop de sel (eau). Poêlez-les, y compris les grises, et poivrez-les : c'est meilleur que tout !

DE A À Z, VOTRE LISTE DE TOUS LES ALIMENTS

CROISSANT
NOTE DASH : **0**

▶ **COMMENTAIRE :** vous le savez déjà, les viennoiseries ne sont pas Dash, car trop salées et trop grasses.

CROQUE-MONSIEUR
NOTE DASH : **1** À **3**

▶ **COMMENTAIRE :** un croque maison sur du pain à la mie marron et avec une garniture peu salée, incluant des légumes = oui. Un croque classique pain de mie, béchamel, gratin et jambon, 4 fois non !

CROSNE
NOTE DASH : **2**

▶ **COMMENTAIRE :** ce drôle de petit tubercule tout tire-bouchonné est consommé de façon très anecdotique, aussi il ne figure dans ces pages que par acquit de conscience. Heureusement, cela dit, qu'il ne figure pas au menu trop souvent car il est plutôt indigeste, en raison de la présence de stacchyose, un sucre naturel dont notre tube digestif ne sait pas quoi faire. Et le tout se termine en ballonnements plutôt gênants, quelle triste histoire…

CRUMPET (POUR LE PETIT-DÉJEUNER)
NOTE DASH : **0**

▶ **COMMENTAIRE :** il s'agit d'une espèce de pain/pancake à l'index glycémique tellement élevé que vous êtes assuré d'avoir hyper-faim très vite. Et en plus, c'est très salé. Non vraiment… Non.

CUISSE DE GRENOUILLE
NOTE DASH : **1** À **2**

▶ **COMMENTAIRE :** la belle n'a rien fait de mal, en elle-même. Hélas, elle est traditionnellement préparée sautée, avec du beurre à l'ail (et au sel, donc), un peu comme les escargots. Donc non. Mais si vous tenez une recette différente, comme le net en regorge, c'est jouable !

CUMIN
NOTE DASH : **5**

▶ **COMMENTAIRE :** comme toutes les épices, le cumin est génial car riche en composés protecteurs uniques, le tout pour zéro calorie ou quasi. Et il permet de moins saler ses aliments sans pour autant perdre en plaisir. Des super-jokers, ces épices !

CURCUMA
NOTE DASH : **5**

▶ **COMMENTAIRE :** comme toutes les épices, le curcuma est génial car riche en composés protecteurs, le tout pour zéro calorie ou quasi. Et il permet de moins saler ses aliments sans pour autant perdre en plaisir. Et si vous ne deviez consommer qu'une seule épice, ce serait celle-ci : anti-inflammatoire, aussi doux pour les papilles que dur avec les troubles digestifs, le curcuma est en outre anticholestérol et fluidifiant sanguin. Un rêve de Dash ! Des super-jokers, ces épices !

CURRY
NOTE DASH : **5**

▶ **COMMENTAIRE :** mélange d'épices, le curry est non seulement riche en composés protecteurs uniques mais en plus, variés et qui, probablement, agissent en synergie, le tout pour zéro calorie ou quasi. Si vous débutez dans le monde des épices, optez pour un curry doux pour démarrer, vous vous aventurerez plus tard sur des terrains plus hasardeux côté piquant. Mais regardez bien les étiquettes, certains currys du commerce renferment du sel. À éviter !

D

DATTE

NOTE DASH : **1**

▶ **COMMENTAIRE :** certes c'est un fruit, mais tellement sucré et avec un tel ajout de sucre en plus, qu'il faut plutôt la considérer comme une gourmandise, un vrai bonbon (en mieux quand même). Une datte Medjoul, oui. Le paquet, non.

DAURADE

NOTE DASH : **4**

▶ **COMMENTAIRE :** un poisson blanc parfait… comme tous les poissons blancs !

DINDE

NOTE DASH : **4**

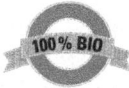

BIO INDISPENSABLE OU TRAÇABILITÉ PARFAITE !

▶ **COMMENTAIRE :** une viande très maigre, très protéinée, rien à redire. Comme toutes les viandes blanches, elle est plutôt préférable à la viande rouge.

DINDONNEAU

NOTE DASH : **4**

▶ **COMMENTAIRE :** une bonne viande, de la volaille, c'est bien ! Ces « petites dindes » se cuisinent facilement, en plus.

DRAGÉE

NOTE DASH : **1**

▶ **COMMENTAIRE :** vous le savez déjà, ces « aliments plaisir » sont à consommer seulement en de rares occasions festives. La dragée est cependant plutôt préférable à la plupart des autres bonbons, car c'est principalement une amande, certes avec du sucre autour. 1 ou 2 de temps en temps, c'est toujours mieux qu'une barre chocolatée ou des bonbons gélatineux fluo !

E

EAU PLATE (ROBINET OU BOUTEILLE)
NOTE DASH : **5**

▶ **COMMENTAIRE :** on en parle peu voire jamais, pourtant l'eau est (devrait être en tout cas) ce que nous consommons le plus chaque jour.

EAU PÉTILLANTE
NOTE DASH : **5**

▶ **COMMENTAIRE :** l'eau pétillante est elle aussi parfaitement idéale, à condition de ne pas être aromatisée (mais c'est pareil pour l'eau plate). Même la Vichy ne pose pas de problème si vous l'appréciez : elle n'est pas riche en *chlorure* de sodium (le sel à éviter) mais en *bicarbonate* de sodium (anti-inflammatoire et digestif).

EAU AROMATISÉE
NOTE DASH : **1** À **2**

▶ **COMMENTAIRE :** évidemment préférable aux sodas et à toutes les boissons sucrées à vrai dire, même les jus de fruits. Mais souvent, elle laisse un « mauvais goût » dans la bouche, car même si elle est « aromatisée aux arômes naturels », ce sont donc bien des arômes… qui n'ont rien à faire dans l'eau. Certains d'entre eux « remontent » (= se digèrent mal), surtout dans les eaux pétillantes aromatisées. Donc, pas géniale, mais encore une fois, si pour vous c'est la seule façon de consommer de l'eau voire de « décrocher » d'une boisson sucrée (ou light, à l'édulcorant, quel qu'il soit), c'est très bien.

EAU INFUSÉE (MAISON)
NOTE DASH : **5**

▶ **COMMENTAIRE :** comme de l'eau, mais en mieux puisque chargée des minéraux de ce que vous avez mis à « tremper » dedans. Concombre, fraise, menthe… Particulièrement malin en été, pour éviter toutes les boissons sucrées ou caloriques et poser sur la table une jolie carafe remplie d'eau et de tranches de citron, de concombre, de papaye, d'orange sanguine, de myrtilles, framboises, litchis, branches de thym…

⚠ **ATTENTION :** exclusivement à préparer maison, avec des végétaux bio (pour éviter la piscine à pesticides), impeccablement propres.

ÉCHALOTE
NOTE DASH : **4**

▶ **COMMENTAIRE :** aromate très apprécié des gastronomes et… des nutritionnistes. Comme l'ail et l'oignon, l'échalote apporte des nutriments soufrés très protecteurs, pour l'immunité et le cœur.

ÉCLAIR (CAFÉ, CHOCOLAT...)
NOTE DASH : **0**

▶ **COMMENTAIRE :** vous le savez déjà, les gâteaux ne sont pas Dash, car trop salés, trop gras et trop sucrés.

ÉCREVISSE
NOTE DASH : **4**

▶ **COMMENTAIRE :** comme tous les crustacés nature, parfait ! En plus, celui-ci nous vient d'eau douce, donc à la chair encore moins salée.

ÉDAM (FROMAGE)
NOTE DASH : **1**

▶ **COMMENTAIRE :** trop salé et trop gras hélas pour une consommation quotidienne mais pour les amoureux de fromage, il est impensable de s'en priver totalement. Alors contrôlez votre consommation et restreignez-la à une part de 30 grammes par semaine.

ÉDAMAME (SOJA FRAIS)
NOTE DASH : **4**

▶ **COMMENTAIRE :** bon moyen de consommer un féculent sans retomber dans les sempiternels pâtes ou riz. Ici, c'est bien le soja « féculent » dont il est question, qui se présente dans sa gousse comme les pois, et non de germes de soja (salade croquante).

ÉDULCORANTS (FAUX SUCRES)
NOTE DASH : **0**

▶ **COMMENTAIRE :** les édulcorants (= faux sucres créés en laboratoire) n'ont rien à faire dans une alimentation agréable, saine, équilibrée et minceur. Y compris les édulcorants dits « naturels » comme l'extrait de stévia, qui n'a plus rien de naturel au final. Il y a suffisamment d'astuces en pâtisserie et en cuisine pour manger moins sucré sans pour autant faire appel à ces molécules chimiques, que leur consommation n'a vraiment aucun sens. Et n'imaginez pas que les sodas light, dits sans sucre (donc aux édulcorants) sont intéressants : certes ils n'apportent pas de calories, mais ça ne les rend pas sains pour autant.

ÉGLEFIN
NOTE DASH : **4**

▶ **COMMENTAIRE :** un poisson blanc parfait… comme tous les poissons blancs ! Attention, l'aiglefin, une fois fumé, devient le haddock. Évidemment il devient, du même coup, proscrit puisque très salé.

EMMENTAL
NOTE DASH : **1**

▶ **COMMENTAIRE :** trop salé et trop gras hélas pour une consommation quotidienne mais pour les amoureux de fromage, il est impensable de s'en priver totalement. Alors contrôlez votre consommation et restreignez-la à une part de 30 grammes par semaine.

ENCORNET (= CHIPIRON, SUPION)

NOTE DASH : **4**

▶ **COMMENTAIRE :** une chair parfaite, comme pour ses cousins les autres céphalopodes (calmar, seiche, poulpe…). Le tout est de ne pas les préparer en friture, mais il reste plein d'autres idées : à l'encre, à la romaine…

ENDIVE

NOTE DASH : **5**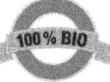

BIO

▶ **COMMENTAIRE :** comme toutes les « salades », de l'eau, des minéraux, et le taux de sodium parmi le plus bas de tous les aliments disponibles. Sans modération (sauf pour la sauce !).

ÉPICES & AROMATES (CANNELLE, FINES HERBES…)

NOTE DASH : **5**

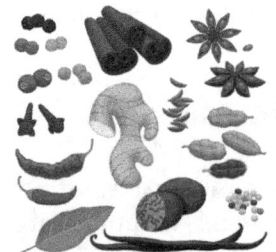

▶ **COMMENTAIRE :** tous sont goûteux, tous aident à réduire la consommation de graisse et de sel (et même de sucre), tous apportent leurs propres vertus (l'une est antiseptique, l'autre apaisant, l'autre encore tonifiante…). Adoptez-les une fois pour toutes !

DE A À Z, VOTRE LISTE DE TOUS LES ALIMENTS

ÉPINARD

NOTE DASH : **5**

▶ **COMMENTAIRE** : l'un des meilleurs « légumes ». Ses feuilles vertes sont bourrées de vitamine B9 (protectrice cardiaque), d'acide alpha-lipoïque (bon pour les diabétiques) et de pigments bénéfiques.

ESCARGOT
NOTE DASH : **3**

▶ **COMMENTAIRE** : l'une des meilleures « viandes », ultra-digeste, ultra-maigre et pourtant apportant des oméga 3 (gras protecteurs). Mais évidemment pas si on le noie sous le beurre à l'ail… Préparez-le en bouillon (une soupe aux escargots, quel délice ! On en mange plein dans les rues au Maroc, servies dans des petits bols) ou par exemple à la sauce tomate. Malheureusement il est assez difficile d'en trouver des « frais » ou « sous vide » (sauf à habiter non loin d'une ferme à escargots, c'était notre cas il n'y a pas si longtemps) et, même alors, ils sont généralement passés au gros sel, il faut donc les rincer. Bref : sur le papier, une bonne viande, en pratique c'est plus compliqué.

ESPADON
NOTE DASH : **1**

▶ **COMMENTAIRE** : manger du poisson, c'est bon. L'espadon, c'est une moins bonne idée, car non seulement il s'agit d'un prédateur, donc il peut concentrer dans sa chair des polluants (notamment des métaux lourds) récupérés au fil de ses repas, en consommant lui-même des poissons plus petits et également contaminés. Mais en plus, il est menacé d'extinction. On l'évite, donc.

ESQUIMAU (BÂTONNET GLACÉ)
NOTE DASH : **0** À **1**

▶ **COMMENTAIRE** : en version gras, sucré, plein de calories vides, c'est non. Choisissez au moins un esquimau « sorbet » (mangue, citron…), qui reste sucré mais quand même moins pire.

DE A À Z, VOTRE LISTE DE TOUS LES ALIMENTS

 ESTRAGON
NOTE DASH : **5**

▶ **COMMENTAIRE :** comme toutes les herbes aromatiques, l'estragon est un super-joker Dash ! Il aromatise naturellement et permet de manger mieux, moins salé, moins gras, plus savoureux. Parfait, si frais ou éventuellement surgelé. Oubliez en revanche le déshydraté, vraiment pas à la hauteur.

F

FAISAN
NOTE DASH : **3**

▶ **COMMENTAIRE :** comme tous les gibiers, une viande présentant un bon rapport protéines/graisses, et côté lipides, un profil correct dans les différents acides gras. Méfiez-vous des sauces trop salées pour l'agrémenter.

FAISSELLE
NOTE DASH : **3**

▶ **COMMENTAIRE :** légère, fraîche, bonne tout simplement, elle permet de changer du yaourt ou du fromage blanc en restant dans la même catégorie calorique ou gustative. Essayez aussi la faisselle de chèvre, pour voir ? Non, non, elle n'a pas du tout un goût « fort » comme le fromage de chèvre !

FALAFEL
NOTE DASH : **0**

▶ **COMMENTAIRE :** des boulettes de pois chiches, c'est pas mal dans l'idée. Mais frites, c'est tout de suite moins séduisant sur un plan Dash. Hélas, non.

FARINE DE BLÉ
NOTE DASH : **3**

▶ **COMMENTAIRE** : préférez-la complète, et bio.

FÉCULE DE MAÏS
NOTE DASH : **3**

▶ **COMMENTAIRE** : pas mal du tout car en remplaçant une partie de la farine dans les préparations, elle les allège sérieusement côté texture. Moins bien : son index glycémique est très élevé et, donc, elle favorise le stockage.

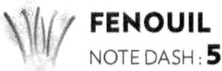 ## FENOUIL
NOTE DASH : **5**

▶ **COMMENTAIRE** : comme tous les légumes verts, un aliment Dash parfait. Cru, cuit, comme vous voulez.

FETA
NOTE DASH : **0**

▶ **COMMENTAIRE** : beauuuuucoup trop salée !

FEUILLE DE VIGNE
NOTE DASH : **0**

▶ **COMMENTAIRE** : dans les faits, elle est toujours hyper-salée. Donc hyper pas Dash.

FEUILLETÉ (À LA VIANDE, AU POISSON, AUX LÉGUMES…)
NOTE DASH : **1**

▶ **COMMENTAIRE** : trop gras et trop salé pour en consommer régulièrement. Une petite part, un jour, comme ça, s'il n'y a rien d'autre, bon, oui peut-être. Mais vous n'en trouverez pas dans notre programme, ça, c'est sûr !

FÈVE

NOTE DASH : **3** À **4**

▶ **COMMENTAIRE :** excellent moyen de consommer un féculent sans retomber dans les sempiternels pâtes ou riz. Conseil d'ami : achetez-les surgelées, déjà épluchées, un gain de temps de fou !

FIGUE DE BARBARIE

NOTE DASH : **2**

▶ **COMMENTAIRE :** un fruit surprenant, qui apporte son lot de vitamine C, que l'on trouve un peu plus facilement sur les étals que jadis. Problème : pas facile pour un œil averti de savoir déceler s'il est mûr ou pas, et quant aux tubes digestifs sensibles, ils reculent devant les grains très durs à digérer. Reste à les recracher, ce qui complique singulièrement la dégustation de la chose.

FIGUE

NOTE DASH : **4**

▶ **COMMENTAIRE :** des fibres, des petits grains (doux), une quantité phénoménale de pigments protecteurs, la figue est l'un des meilleurs fruits Dash. Malheureusement, sa saison est courte et elle coûte cher. Séchée, elle perd de son intérêt dans le sens où elle se charge fortement en sucre, même si elle reste l'un des best of anticonstipation.

FLAGEOLET

NOTE DASH : **4**

▶ **COMMENTAIRE :** le plus « frais » et « vert » des haricots secs. Sa peau est presque tendre et il est presque digeste… pour un haricot sec. Comme tous les autres, faites cuire celui-ci dans une eau bicarbonatée (Saint-Yorre ou Vichy Célestins) : la cuisson sera plus rapide et le flageolet, plus digeste.

FLAN

NOTE DASH : **1**

▶ **COMMENTAIRE :** un dessert plutôt correct s'il est fait à la maison, peu sucré. En revanche, les flans « de grandes surfaces » sont habituellement trop sucrés et souvent de qualité médiocre (surtout les produits premiers prix). Ceux au caramel sont carrément beaucoup trop sucrés, quant aux flans pâtissiers, ce sont des douceurs considérées comme les gâteaux : de temps à autre seulement.

FLÉTAN

NOTE DASH : **4**

▶ **COMMENTAIRE :** comme tous les poissons maigres, le flétan, frais ou surgelé, est un excellent choix pour une assiette Dash équilibrée. C'est un poisson plat à la chair excellente. Petit problème : il est souvent proposé fumé, et donc très salé, ce qui n'est évidemment pas Dash du tout. Oui au flétan, non au flétan fumé !

FOIE

NOTE DASH : **2** À **3**

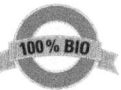

BIO INDISPENSABLE !

▶ **COMMENTAIRE :** parmi les abats, excellente viande pour son apport hyper-élevé en protéines, fer, vitamines A, B, D, zinc. En plus, il est très maigre. Bémol : mieux vaut le choisir issu d'une filière bio. Et même alors, il est bien pourvu en acide urique et en cholestérol, ce qui ne pose pas de problème ponctuellement mais ne peut s'envisager plus de 2 fois par mois par exemple. Attention à la sauce !

FOIE GRAS

NOTE DASH : **1**

▶ **COMMENTAIRE :** trop gras, évidemment. Et même s'il renferme des « bonnes graisses », il en contient aussi des moins bonnes. Une petite tranchounette à Noël : pas de problème. Trop régulièrement : problème. Mieux vaut acheter une tranche à la coupe de temps à autre, de bonne qualité, pour vous faire plaisir, qu'une conserve bas de gamme et trop salée que vous boulotterez sans enthousiasme.

FONDS (DE SAUCE)

NOTE DASH : **1**

▶ **COMMENTAIRE :** ceux du marché sont trop salés.

FONDUE BOURGUIGNONNE (VIANDE)

NOTE DASH : **0**

▶ **COMMENTAIRE :** de la viande plongée dans de l'huile, puis passée dans des sauces salées… Comment dire…

FONDUE SAVOYARDE (FROMAGE)

NOTE DASH : **0**

▶ **COMMENTAIRE :** plus salé et plus gras tu meurs !

FONDUE AU CHOCOLAT

NOTE DASH : **1**

▶ **COMMENTAIRE :** si par fondue au chocolat vous entendez « petit pot de chocolat équivalent à 4 ou maxi 6 carrés dans lequel tremper des fruits frais », c'est un dessert gourmand mais envisageable de temps à autre, pas après une fondue savoyarde, bourguignonne ni une raclette, s'entend.

FONTAINEBLEAU

NOTE DASH : **1**

▶ **COMMENTAIRE :** sous ses airs innocents, drapé dans son manteau blanc, on en oublierait presque sa teneur faramineuse en graisses, pour un produit laitier. Rabattez-vous sur la faisselle et les fromages blancs.

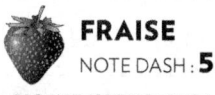 ## FRAISE

NOTE DASH : **5**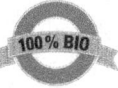

BIO INDISPENSABLE !

▶ **COMMENTAIRE :** un fruit parfait sur un plan nutritionnel. Évitez les fraises d'Espagne, pas toujours produites dans de bonnes conditions (ni pour les fraises, ni pour les cueilleurs), d'autant que nous en avons de vraiment excellentes localement, chez nous. Bien sûr, ni sucre ni crème, donc raison de plus pour les acheter de bonne qualité, elles n'auront besoin de rien d'autre que leur belle robe pour briller. Un peu fades ? Pensez à la menthe ou à d'autres aromates plutôt qu'au sucre pour les enchanter.

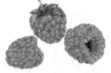 ## FRAMBOISE

NOTE DASH : **5**

▶ **COMMENTAIRE :** baie parfaite, incroyablement parfumée pour un apport calorique minime, et si peu sucrée que c'est comme si vous n'aviez rien mangé. Sans réserve. Ni crème ni sucre, bien entendu.

FRIAND (À LA VIANDE, AU FROMAGE...)

NOTE DASH : **1**

▶ **COMMENTAIRE :** comme le feuilleté vu plus haut, franchement, si vous pouvez vous en passer ce sera nettement mieux. En tout cas, vous n'en mangerez pas dans notre programme.

FRITES

NOTE DASH : **0** À **1**

▶ **COMMENTAIRE :** quelques lignes douloureuses à écrire et à lire mais c'est ainsi. Les frites, en général, ne méritent pas de terminer dans votre bouche. Y compris les surgelées que vous faites réchauffer au four le cœur léger, croyant, à tort, qu'elles sont moins grasses que les autres : c'est peut-être encore pire, le gras a gagné jusqu'au cœur de la belle.

Bref, inutile de s'étendre : à moins de posséder un appareil qui permet de faire à la maison des frites quasiment sans matières grasses (si, si, ça existe, et honnêtement le résultat est plus que correct), oubliez-les, d'autant qu'elles sont en plus hyper-salées. Au restaurant, n'importe quel autre légume (ou féculent) sera préférable.

FROMAGE AFFINÉ (EN GÉNÉRAL)

NOTE DASH : **1**

▶ **COMMENTAIRE :** trop salé et trop gras hélas pour une consommation quotidienne mais pour les amoureux de fromage, il est impensable de s'en priver totalement. Alors contrôlez votre consommation et restreignez-la à une part de 30 grammes par semaine, et de préférence du « vrai » fromage affiné (brie, camembert, morbier…), toujours préférable à du fromage fondu par exemple. Un conseil : profitez d'un dîner entre amis ou d'une sortie au restaurant pour vous offrir ce petit plaisir, plutôt que de pousser la porte d'une fromagerie (vous aurez envie de tout) ou de traîner au rayon « fromages » des grandes surfaces, où vous finirez par acheter un médiocre compromis peu satisfaisant genre fromage allégé.

FROMAGE BLANC

NOTE DASH : **3**

▶ **COMMENTAIRE :** pas mal du tout. Nous parlons bien d'un fromage blanc simple, basique, nature, et non d'un fromage blanc enrichi en crème ou d'un genre de mousse de fromage blanc ? Si oui, alors vous avez frappé à la bonne porte ! À choisir en version 3 % de MG, au bon rapport goût/gras. Ou en 0 % pour les puristes mais la différence calorique n'est pas flagrante.

FROMAGE FONDU

NOTE DASH : **0**

▶ **COMMENTAIRE :** mais pourquoi voulez-vous avaler ces choses molles, grasses, salées, parfumées aux additifs et sans goût ?

FRUITS CONFITS
NOTE DASH : **0**

▶ **COMMENTAIRE :** qu'ils soient confits au sel (citron confit) ou au sucre (fruits confits classiques), ils n'ont vraiment rien à faire dans votre assiette. Et encore moins ceux aux couleurs criardes, signalant la présence d'un colorant plus que douteux. Mais dans tous les cas, tous les fruits confits sont à oublier, y compris les artisanaux.

FRUIT DE LA PASSION
NOTE DASH : **4**

▶ **COMMENTAIRE :** très bien, comme tous les fruits.

FRUITS DE MER (COQUILLAGES, CRUSTACÉS)
NOTE DASH : **4**

▶ **COMMENTAIRE :** parfaits, à condition de les consommer raisonnablement, de ne pas boire l'eau des coquillages (souvent salée) et de ne pas les plonger dans le ramequin de mayonnaise.

FRUITS ROUGES ET NOIRS (FRAMBOISE, GROSEILLE, MYRTILLE, CASSIS...)
Voir « Baies » (p. 88).

G

GALETTE DE BLÉ NOIR
NOTE DASH : **2**

▶ **COMMENTAIRE :** pas mal, surtout si la pâte est faite à 100 % à la farine de sarrasin (c'est le cas des « vraies de vraies », mais souvent on trouve un mélange de blé et de sarrasin). Mais attention, dans certaines recettes il y a trop de sel, et surtout la garniture peut vite naviguer en eaux « hors Dash » : béchamel, jambon, fromage, tout cela dérape joyeusement. Au final, il est assez difficile de s'en tirer « bien », sauf si vous la préparez vous-même à la maison. Une galette au beurre, miam !

GALETTE DE RIZ SOUFFLÉ

NOTE DASH : **3**

▶ **COMMENTAIRE** : c'est léger, croquant et sympathique. Mais c'est du riz soufflé, donc avec un index glycémique plutôt élevé. Elle peut cependant accueillir du fromage frais (sans sel c'est mieux !), du fromage blanc, des fines tranches de radis, une tombée de ciboulette, et hop, voilà une délicieuse tartine très Dash à croquer sans arrière-pensée.

GALETTE DES ROIS

NOTE DASH : **0**

▶ **COMMENTAIRE** : ouh la la ! tellement de graisse, de sucre, de sel, qu'on ne sait plus où donner de la tête. Peut-être l'une des « pires » pâtisseries vue sous un angle Dash. Rabattez-vous sur la couronne des rois, déjà plus acceptable, quand il s'agit de tirer les rois. En vous contentant de toute façon d'une part raisonnable.

GAMBAS

NOTE DASH : **4**

▶ **COMMENTAIRE** : comme tous les crustacés nature, parfait ! Attention à ne pas les faire cuire avec trop de sel (eau). Poêlez-les, et poivrez-les, servez avec des légumes.

GASPACHO

NOTE DASH : **4**

▶ **COMMENTAIRE** : une soupe froide, c'est bon ça ! Mais préparez-la de préférence vous-même pour ne pas subir l'excès de sel de la plupart des gaspachos industriels.

GÂTEAU MAISON (CLASSIQUE, AUX FRUITS OU AU CHOCOLAT, QUATRE-QUARTS...)

NOTE DASH : **1**

▶ **COMMENTAIRE :** prenez une belle part, avec plaisir, et profitez ! Mais une fois par semaine, c'est suffisant. Maxi deux. Et n'exagérez pas non plus avec les coulis, glaçages et autres toppings ultra-sucrés. Rappelez-vous que les meilleures recettes sont aussi les plus simples.

GAUFRE

NOTE DASH : **1**

▶ **COMMENTAIRE :** comme n'importe quel autre gâteau ou biscuit, un petit plaisir hebdomadaire, oui, mais pas plus. Ne remplissez pas chaque trou de Nutella ni de confiture, merci !

GAUFRETTE (CHOCOLAT, CAFÉ, VANILLE)

NOTE DASH : **0**

▶ **COMMENTAIRE :** là, honnêtement, on franchit le fil rouge : ces biscuits sont vraiment ultra-gras, ultra-sucrés, ultra-salés, et tellement pleins d'additifs divers que ce n'est même plus un vrai plaisir. En plus, on a tendance à les avaler compulsivement, sans parvenir à se contrôler. Le mieux : ne pas en acheter, ne pas y penser.

GÉLATINE/GELÉE (SALÉE)

NOTE DASH : **1**

▶ **COMMENTAIRE :** un tout petit peu, dans un œuf en gelée par exemple, cela passe. Mais attention, d'une manière générale la gelée déjà préparée est trop salée (celle vendue chez le traiteur pour accompagner du pâté par exemple, lui-même évidemment trop salé aussi !). Si vous la faites vous-même, pour un aspic par exemple, mettez peu voire pas de sel. Nous vous recommandons d'utiliser plutôt de l'agar-agar, un gélifiant d'origine végétale (algue), alors que la gelée est un produit très industrialisé, issu des animaux, dont le procédé d'obtention n'est pas très appétissant.

DE A À Z, VOTRE LISTE DE TOUS LES ALIMENTS

GÉSIER

NOTE DASH : **3**

▶ **COMMENTAIRE :** naturellement riche en protéines, vitamines B, minéraux protecteurs tout en étant pauvre en gras (teneur comparable à un steak haché maigre, soit autour de 5 %), en sel et sans sucre, c'est une viande intéressante. En plus, on l'associe volontiers à de la salade, c'est encore mieux !

GIBIER (EN GÉNÉRAL)

NOTE DASH : **3**

▶ **COMMENTAIRE :** le gibier est a priori une viande maigre, entre autres parce que les animaux sont sauvages et donc toujours en mouvement, non parqués dans des étables à engraisser en attendant la fin. Dans les faits, c'est un peu plus compliqué et pas toujours si clair. Mais, bref, d'une manière générale, le gibier est plutôt « Dash ». Cependant, la sauce et les accompagnements le sont souvent nettement moins. Attention à l'excès de graisse et de sel. Et puisque le gibier est ultra-riche en protéines, il est donc par essence même ultra-acidifiant : compensez en le mangeant avec des légumes verts plutôt qu'avec des céréales et des légumes secs, eux aussi protéinés donc eux aussi acidifiants. Un peu de viande, beaucoup de légumes, c'est le secret !

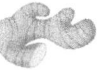

GINGEMBRE

NOTE DASH : **5**

▶ **COMMENTAIRE :** super-épice extra-protectrice, fluidifiante sanguine, anti-inflammatoire (de bas grade comme les micro-inflammations impliquées dans le diabète, l'obésité, les maladies parodontales et notamment gingivales, les accidents cardiaques, les accidents vasculaires cérébraux, les maladies auto-immunes), antidouleur (rhumatismes, douleurs digestives). Préférez le gingembre frais (un rhizome au marché à chaque tournée de courses) ou surgelé. Déshydraté, en poudre, il n'a plus grand intérêt et est tellement moins goûteux…

GLACE

NOTE DASH : **0**

▶ **COMMENTAIRE :** crème glacée (grasse et sucrée) et sorbet (sucré), c'est un peu la même histoire – un « aliment plaisir » dont il n'est pas question de se priver mais qu'il convient de réserver à certaines occasions festives. Au restaurant, parmi les desserts, c'est cependant plutôt le meilleur choix (en l'absence d'une salade de fruits ou d'un fromage blanc au coulis de fruits rouges) : dans ce cas contentez-vous d'une boule de sorbet simple, comme du citron. Ou demandez, si possible, plutôt un thé avec un petit carré de chocolat !

GNOCCHI À LA PARISIENNE (À BASE DE PÂTE À CHOUX)

NOTE DASH : **0**

▶ **COMMENTAIRE :** c'est douillet et régressif. Mais gras et salé à souhait, hélas. Tout comme les bouchées à la reine, les feuilletés et toutes les choses de la famille des « tartes salées individuelles traiteur ».

GNOCCHI À LA ROMAINE (PÂTES À BASE DE POMME DE TERRE)

NOTE DASH : **2**

▶ **COMMENTAIRE :** une façon amusante et différente de consommer des « pâtes », qui sont ici en l'occurrence faites à partir de pomme de terre. Cela dit, l'index glycémique est élevé donc à limiter voire à éviter si vous êtes diabétique, sujet aux fringales ou si vous avez du mal à contrôler votre appétit/votre poids. Pensez à consommer aussi des légumes verts et à aromatiser avec de la sauce tomate, par exemple (ou autre sauce « aux légumes ») plutôt qu'avec une demi-motte de beurre.

GOMBO (OKRA)

NOTE DASH : **4**

▶ **COMMENTAIRE :** un légume que nous n'avons pas vraiment l'habitude de consommer, typique des îles ou d'Afrique, alors qu'il est ultra-riche en fibres solubles (au point qu'il peut faire « bizarre » en bouche lors des premières rencontres, en raison de son côté gluant) aux propriétés santé indiscutables. Ces fibres sont anticholestérol et aident à contrôler la glycémie (taux de sucre dans le sang), donc sont très intéressantes pour la santé en général, cardiaque en particulier. Il est également étonnamment riche en vitamine K, manganèse et antioxydants.

GOUDA

NOTE DASH : **1**

▶ **COMMENTAIRE :** trop salé et trop gras hélas pour une consommation quotidienne mais pour les amoureux de fromage, il est impensable de s'en priver totalement. Alors contrôlez votre consommation et restreignez-la à une part de 30 grammes par semaine.

GOYAVE

NOTE DASH : **4**

▶ **COMMENTAIRE :** comme tous les fruits frais, rien à redire sur celui-ci. Feu vert Dash !

GRAINE DE CHIA

NOTE DASH : **3**

▶ **COMMENTAIRE :** avec ses 6 grammes de fibres et 3 grammes de protéines aux 15 grammes, la graine de chia (une espèce de sauge) est un must. Sans parler de sa distinction peu commune : c'est la source végétale la plus riche en oméga 3 ! Elle aide à traiter en douceur la constipation, comme tous les aliments très riches en fibres (et il n'y en a pas tant que cela, à apporter autant de fibres sous un si faible volume).

GRAINE DE PAVOT, DE SÉSAME

NOTE DASH : **3**

▶ **COMMENTAIRE :** comme toutes les graines, une bonne manière d'apporter un petit complément de fibres, d'oméga 3 et de protéines à l'alimentation. Cela dit, on en consomme si peu que…

GRAINES GERMÉES (TOUS TYPES)

NOTE DASH : **4**

▶ **COMMENTAIRE :** les graines germées le sont à base de graines de céréales (voir « Céréales germées », p. 103), de légumineuses (alfalfa, fenugrec, haricot mungo = germes de soja, lentille, pois chiche), d'oléagineux (amande, noisette, sésame, tournesol), de légumes (brocoli, carotte, céleri, choux, épinard, fenouil, navet, oignon, poireau, persil, radis) ou certains autres végétaux (cresson, lin, moutarde, roquette). Les graines germées sont plus intéressantes sur un plan nutritionnel que les graines « tout court » : la germination fait exploser leur teneur en enzymes, vitamines, minéraux, et les rend de plus très digestes. Cependant, sauf exception, on en consomme finalement de faibles quantités, l'équivalent d'une cuillère à soupe sur la salade ou sur un plat, aussi leur supériorité est finalement atténuée. Autre écueil : la seule solution vraiment viable pour en consommer régulièrement, c'est de les faire pousser soi-même, ce qui n'a rien de compliqué mais on peut cependant vite les « rater ». Avoine, blé, maïs, millet, orge, sarrasin, seigle, quinoa, riz : essayez d'en faire pousser un peu dans un germoir, à la maison, pour voir ? C'est un bon réflexe Dash. Pour les amandes germées et autres « grosses graines à faire germer », les choses ne se passent pas forcément comme pour les graines germées de soja par exemple : le simple fait de les laisser tremper une nuit déclenche la germination, même si elle ne se voit pas. Vous pouvez donc consommer vos amandes « trempées » telles quelles, en les considérant comme des amandes « germées » (n'attendez pas forcément de voir apparaître un germe !). Dernière remarque : les graines ne peuvent germer que si elles n'ont pas été irradiées et c'est beaucoup mieux si elles sont carrément bio. Si vous vous lancez dans cette voie, faites-le jusqu'au bout : des graines bio, un germoir, de la patience, et un peu d'eau. C'est tout !

GRATIN (DE LÉGUMES, DAUPHINOIS...)

NOTE DASH : **3**

▶ **COMMENTAIRE :** pas mal du tout, surtout si cela peut permettre de faire consommer des légumes aux réfractaires. Mais attention à la préparation, souvent riche en crème, graisses en tout genre, et bien sûr en sel (fromage gratiné). Faites vos gratins vous-même, c'est meilleur et nettement plus « Dash » !

GRENADE

NOTE DASH : **4**

▶ **COMMENTAIRE :** excellent fruit richissime en antioxydants. Consommez la grenade à la petite cuillère et non en jus.

GRENADINE (SIROP À L'EAU)

NOTE DASH : **0**

▶ **COMMENTAIRE :** aucun intérêt de rajouter du sucre dans l'eau. Buvez-la nature, ou infusée (maison), sans sucre ajouté. Remarque : le sirop de grenadine n'a aucun rapport avec du jus de grenade. C'est juste du sucre et des additifs (colorant, arôme). Préférez les eaux infusées (voir p. 122).

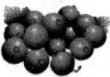

GROSEILLE

NOTE DASH : **5**

▶ **COMMENTAIRE :** comme toutes les autres baies, les meilleurs fruits Dash, car les plus riches en vitamines, minéraux, tout en étant les plus pauvres en calories et en sucres.

GRUYÈRE

NOTE DASH : **1**

▶ **COMMENTAIRE :** trop salé et trop gras hélas pour une consommation quotidienne mais pour les amoureux de fromage, il est impensable de s'en priver totalement. Alors contrôlez votre consommation et restreignez-la à une part de 30 grammes par semaine.

GUACAMOLE

NOTE DASH : **3**

▶ **COMMENTAIRE :** à la base, de la purée d'avocat avec un peu d'épices. Au final, parfois, du guacamole de médiocre qualité, et trop salé. Faites-le vous-même !

GUIMAUVE
NOTE DASH : **0**

▶ **COMMENTAIRE :** c'est un bonbon. Joli, douillet, réconfortant, moelleux. Mais un bonbon.

H

HACHIS PARMENTIER
NOTE DASH : **2**

▶ **COMMENTAIRE :** sur le papier, de la purée et de la viande, tout va bien. Dans la réalité, c'est souvent un plat préparé, médiocre sur le plan gustatif, trop gras alors qu'il pourrait être maigre, confectionné avec de la viande « pas terrible », et beaucoup trop salé pour être honnête vu sous l'angle Dash. Donc, d'accord si vous le faites vous-même en respectant les principes Dash, sinon, oubliez.

HADDOCK
NOTE DASH : **0**

▶ **COMMENTAIRE :** hyper-salé ! Non, évidemment.

HAMBURGER (= VIANDE ENTRE 2 TRANCHES DE PAIN)
NOTE DASH : **0**

▶ **COMMENTAIRE :** pour un bon équilibre acido-basique, mieux vaut accompagner la viande de légumes verts et non de… pain. Surtout les « pains à hamburger », extrêmement « blancs », à l'index glycémique très élevé.

HARENG
NOTE DASH : **0**

▶ **COMMENTAIRE :** infiniment trop salé.

HARICOTS SECS (TOUS : FLAGEOLET, HARICOT ROUGE, HARICOT BLANC…)

NOTE DASH : **4**

▶ **COMMENTAIRE :** tous les haricots, comme les légumineuses en général, sont d'excellents aliments Dash, et super-protecteurs pour le cœur. Ils renferment des amidons résistants, qui portent bien leur nom : ils sont résistants à la digestion lorsqu'on possède un tube digestif un peu délicat. D'où leur surnom de « pète-fort » pour parler sans ambages. Or, ces amidons résistants sont d'excellents… prébiotiques. Pour en profiter sans en subir les conséquences (et sans les faire subir à l'entourage…), faites-les cuire dans deux eaux : 10 minutes de cuisson dans l'eau bouillante, vous la jetez et vous poursuivez votre cuisson dans une « nouvelle » eau. La première est chargée de molécules indigestes : hop ! dans le siphon de l'évier.

⚠ **ATTENTION** aux boîtes de conserve, beaucoup trop salées.

HARICOT VERT

NOTE DASH : **5**

▶ **COMMENTAIRE :** un légume parfait sous tous rapports.

HERBES (PERSIL, MENTHE…)

NOTE DASH : **5**

▶ **COMMENTAIRE :** toutes les herbes aromatiques sont de super-outils pour une meilleure alimentation, plus goûteuse, plus vitaminée, et moins grasse, moins salée. Faites-les pousser à la maison, elles seront plus fraîches que fraîches. Sinon achetez-les en bottes au marché ou, en dernier recours, surgelées. Les déshydratées (en poudre) n'ont aucun intérêt.

HOMARD

NOTE DASH : **4**

▶ **COMMENTAIRE :** superbe crustacé, à la chair maigre, pauvre en sodium, qui rassasie et comble les sens comme peu d'autres. Mais, évidemment, son coût en limite l'accès. En bord de mer, au marché, il est souvent nettement plus abordable qu'en ville et qu'au restaurant.

HOT-DOG

NOTE DASH : **0**

▶ **COMMENTAIRE :** l'un des plats les pires que l'on puisse imaginer en Dash. Gras (du mauvais gras en plus), salé, calorique et pourtant peu protéiné, avec un pain blanc de mauvaise qualité… Et souvent accompagné d'une sauce sucrée, même quand elle est à base de moutarde ! Une catastrophe, quoi.

HUILES (OLIVE, COLZA…)

NOTE DASH : **5**

▶ **COMMENTAIRE :** toutes les huiles apportent des acides gras essentiels extrêmement importants pour la santé, le bien-être, la beauté et… même, la silhouette. Concentrez-vous de préférence sur les huiles de fruits (olive, noix, noisette, avocat…), qui ont subi globalement moins de raffinage ou de transformation industrielle que les autres (colza, tournesol…), et qui affichent généralement un meilleur profil en acides gras protecteurs.

HUÎTRE

NOTE DASH : **3**

▶ **COMMENTAIRE :** naturellement salée, comme tous les coquillages. Mais sinon, également comme tous les autres coquillages, bien sous tous rapports car extrêmement maigre, fortement protéinée, et riche en minéraux.

I

ICE TEA

NOTE DASH : **0** À **5**

▶ **COMMENTAIRE :** sucré, ou peut-être encore pire « avec édulcorant », sans plus aucun bénéfice lié au thé, on oublie, ça ne vaut guère mieux que du soda. Sauf à le préparer soi-même à la maison, sans sucre… du thé glacé, quoi, de l'ice tea : c'est ça au départ. Dans ce cas, c'est autre chose, il obtient une note de 5 !

IGNAME

NOTE DASH : **2**

▶ **COMMENTAIRE :** un peu l'équivalent de notre bonne vieille pomme de terre ou que notre patate douce. En plus antioxydante et probablement en plus protectrice pour le cœur. Mais qui en mange, sous nos latitudes ? C'est franchement exceptionnel.

ÎLE FLOTTANTE

NOTE DASH : **1**

▶ **COMMENTAIRE :** un dessert sucré, comme tous les desserts… Une fois de temps à autre, mais il n'a pas grand-chose à faire dans une alimentation Dash, même ponctuellement.

J

JAMBON CRU (DE BAYONNE, SERRANO…)

NOTE DASH : **0**

▶ **COMMENTAIRE :** une mine de sel !

DE A À Z, VOTRE LISTE DE TOUS LES ALIMENTS

JAMBON CUIT (DE PARIS, À L'OS…)
NOTE DASH : **1**

▶ **COMMENTAIRE :** globalement trop salé. Moins que le jambon cru, mais quand même. Choisissez-le « à teneur réduite en sel », c'est écrit en énorme sur l'étiquette. Mais même alors… pédale douce.

JAMBON DE DINDE
NOTE DASH : **2**

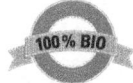

BIO INDISPENSABLE OU TRAÇABILITÉ PARFAITE !

▶ **COMMENTAIRE :** compatible avec votre programme Dash, mais peu enthousiasmant pour des papilles gustatives en quête de sensations. Disons qu'il peut être pratique en cas de dépannage.

JAMBONNEAU
NOTE DASH : **0**

▶ **COMMENTAIRE :** trop salé, bien trop salé…

JUS DE FRUITS
NOTE DASH : **1**

▶ **COMMENTAIRE :** du fruit, certes mais surtout beaucoup de sucre. D'une manière générale, évitez, sauf un verre de jus fraîchement pressé de temps en temps, ça fait du bien !

JUS DE LÉGUMES
NOTE DASH : **4**

▶ **COMMENTAIRE :** très intéressant, s'ils sont préparés à la main (centrifugeuse, extracteur de jus) et sans ajout de sel, contrairement aux jus de tomate du commerce, par exemple. N'hésitez pas à préparer des jus verts (« green smoothies ») si vous aimez ça, c'est un excellent moyen de faire le plein de légumes, d'herbes aromatiques, de spiruline et autres superaliments. Ne rajoutez pas de sel de céleri dedans, malheureux !

DE A À Z, VOTRE LISTE DE TOUS LES ALIMENTS

KAKI

NOTE DASH : **4**

▶ **COMMENTAIRE :** un excellent dessert, comme tous les autres fruits frais.

KAMUT (CÉRÉALE)

NOTE DASH : **3**

▶ **COMMENTAIRE :** variété ancienne de blé, il serait mieux toléré par l'organisme car nettement moins modifié que le blé courant. Son intérêt nutritionnel est aussi très supérieur : forcément complet, il renferme davantage de minéraux, fibres et pigments protecteurs, et jusqu'à près de deux fois plus de protéines.

KEBAB

NOTE DASH : **0** À **2**

▶ **COMMENTAIRE :** à la base, de la viande grillée et des crudités entre deux tranches de pain, pas de quoi fouetter un capiton. En réalité, acheté tout prêt dans la rue, généralement trop gras, trop salé – d'autant que c'est servi avec des frites – et parfois de qualité bactérienne douteuse. Donc comme souvent : fait à la maison en respectant les principes Dash, on peut l'imaginer une fois de temps en temps, mais en « fast-food/street-food », à éviter.

KÉFIR

NOTE DASH : **1** À **2**

▶ **COMMENTAIRE :** une boisson naturellement pétillante à base de lait ou d'eau, amusante, lactofermentée. Un moyen de renflouer sa flore intestinale avec un écosystème de bactéries, mais côté saveur ce n'est pas forcément l'idéal, lorsqu'on n'en a pas l'habitude. On peut facilement en préparer à la maison à l'aide de ferments « spécial kéfir » achetés en pharmacie, mais on en trouve maintenant au rayon frais de nombreuses grandes surfaces… comme d'habitude, trop sucré.

KETCHUP
NOTE DASH : **1**

▶ **COMMENTAIRE :** une sauce à base de vinaigre et de tomate (jusque-là tout va bien), mais aussi de sucre et de sel (ce qui va nettement moins bien). Ce n'est pas tant la composition de la sauce elle-même qui est rédhibitoire, mais parce que l'associer systématiquement à des aliments nature les rend instantanément « sucrés-salés ». Après, tout paraît « fade », alors que ce sont les papilles qui sont déshabituées aux saveurs « normales ».

KIWI
NOTE DASH : **4**

▶ **COMMENTAIRE :** un excellent dessert, comme tous les autres fruits frais.

L

LAIT (ÉCRÉMÉ, DEMI-ÉCRÉMÉ, ENTIER, FERMENTÉ...)
NOTE DASH : **2**

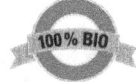

BIO INDISPENSABLE !

▶ **COMMENTAIRE :** si vous le tolérez sur un plan digestif, pourquoi pas ? Mais restez raisonnable dans votre consommation, et notamment ne vous servez pas de verre de lait à boire à table : ce n'est pas une boisson, mais un aliment. Avez-vous déjà pensé à goûter le lait de chèvre ? Et les « laits végétaux » (voir ci-après) ? Dans tous les cas, essayez d'acheter plutôt du lait frais chez le fromager ou au marché, qui n'a pas subi une stérilisation aussi violente que l'UHT (les briques classiques en grande surface) et conserve ainsi certaines de ses propriétés nutritionnelles originelles. Au fait, saviez-vous que le lait de vache du soir était plus riche en tryptophane et mélatonine (« hormones du sommeil ») ? Après tout, cette étude peut surprendre, mais si on y réfléchit bien, pourquoi ? Le lait maternel humain s'adapte bien au fil des heures et des jours aux besoins du bébé, c'est normal que le lait maternel de vache s'adapte aussi aux besoins du veau : calme et sérénité le soir pour un sommeil profond. Évidemment, dans le lait que l'on trouve dans le commerce, il est impossible de trier et qu'il soit du soir ou du matin, tout est mélangé… C'était juste pour préciser un détail amusant.

LAIT CHOCOLATÉ

NOTE DASH : **1**

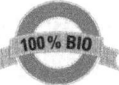

BIO INDISPENSABLE !

▶ **COMMENTAIRE :** du cacao maigre et du lait doucement chauffés à la casserole à la maison : oui. Lait chocolaté tout prêt des grandes surfaces : non (additifs indigestes). Lait + crème + chocolat épais et onctueux, le plus souvent vendu en bocal « haut de gamme » (ou dans certaines chocolateries et salons de thés) : super-calorique et sucré, attention !

LAIT CONCENTRÉ SUCRÉ

NOTE DASH : **0**

▶ **COMMENTAIRE :** trop gras, trop sucré.

« LAITS » VÉGÉTAUX (D'AMANDE, DE COCO, DE RIZ, DE SOJA…)

NOTE DASH : **3** À **4**

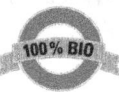

BIO INDISPENSABLE !

▶ **COMMENTAIRE :** des « laits » 100 % végétaux, qui permettent de faire voyager les papilles. Tous sont très digestes (0 lactose) et riches en minéraux.

LAITUE

NOTE DASH : **3**

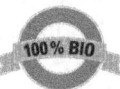

BIO INDISPENSABLE !

▶ **COMMENTAIRE :** la salade verte est toujours la bienvenue, même si compte tenu de la quantité avalée, elle n'apporte pas « grand-chose » côté nutriments. En revanche, attention à la sauce, qui peut vite devenir votre pire ennemie. Vinaigre, vinaigrettes maison light, poivre et herbes aromatiques doivent être vos réflexes.

LANGOUSTE (ET LANGOUSTINE)

NOTE DASH : **4**

▶ **COMMENTAIRE :** superbe crustacé, à la chair maigre, pauvre en sodium, qui rassasie et comble les sens comme peu d'autres. Comme pour le homard, son coût en limite l'accès. En bord de mer, au marché, il est souvent nettement plus abordable qu'en ville et qu'au restaurant.

LANGUE (BŒUF)

NOTE DASH : **2**

▶ **COMMENTAIRE :** maigre, riche en protéines, c'est l'abat le plus pauvre en cholestérol. Si le cœur vous en dit...

LAPIN

NOTE DASH : **3**

▶ **COMMENTAIRE :** l'une des meilleures viandes Dash, car très maigre (environ 5 % de MG) et surtout pauvrissime en sel, cholestérol et purines, donc super-digeste et très adaptée en cas de prévention cardiaque, de surpoids, de diabète de type 2, de crise de goutte et autre déséquilibre acido-basique.

LARD, LARDON

NOTE DASH : **0**

▶ **COMMENTAIRE :** tellement trop gras et trop salé !

LASAGNES

NOTE DASH : **2**

▶ **COMMENTAIRE :** sur le papier, des pâtes et de la viande, tout va bien. Dans la réalité, c'est souvent un plat préparé, médiocre sur le plan gustatif, trop gras alors qu'il pourrait être maigre, confectionné avec de la viande « pas terrible » (traçabilité douteuse voire impossible, souvenez-vous de l'affaire de la viande de cheval), et beaucoup trop salé pour être honnête vu sous l'angle Dash. Donc éventuellement d'accord si vous les faites vous-même en respectant les principes Dash, mais sinon, oubliez.

LAURIER
NOTE DASH : **5**

▶ **COMMENTAIRE :** comme toutes les herbes aromatiques, le laurier est vivement recommandé en programme Dash. Celui-ci sert surtout à aromatiser un « bouillon » car, contrairement à la plupart des autres herbes, on ne le consomme pas, il fait juste trempette pour infusion.

LÉGUMES VERTS (EN GÉNÉRAL)
NOTE DASH : **5**

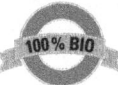

BIO DANS LA MESURE DU POSSIBLE, ET DE CULTURE LOCALE

▶ **COMMENTAIRE :** le socle de toute alimentation saine, Minceur et protectrice pour le cœur.

LENTILLE
NOTE DASH : **4**

▶ **COMMENTAIRE :** une excellente source de protéines végétales maigres, de fibres très intéressantes et de molécules bénéfiques, notamment pour la prévention cardiaque. Attention aux boîtes de conserve, toujours trop salées (au minimum, rincez-les abondamment).

LEVURE (DE BIÈRE, DE BOULANGER, CHIMIQUE, MALTÉE)
NOTE DASH : **2**

▶ **COMMENTAIRE :** pas de problème pour l'utiliser dans vos préparations.

LIEU
NOTE DASH : **4**

▶ **COMMENTAIRE :** comme tous les poissons maigres, le lieu est un excellent choix pour une assiette Dash équilibrée.

LIÈVRE
NOTE DASH : **3**

▶ **COMMENTAIRE :** comme tous les gibiers, une viande présentant un bon rapport protéines/graisses, et côté lipides, un profil correct dans les différents acides gras. Méfiez-vous des sauces trop salées pour l'agrémenter.

LIMANDE (SOLE)
NOTE DASH : **4**

▶ **COMMENTAIRE :** comme tous les poissons maigres, la sole est un excellent choix pour une assiette Dash équilibrée.

LIMONADE
NOTE DASH : **0**

▶ **COMMENTAIRE :** si vous deviez changer une seule chose dans votre alimentation, ce serait celle-ci = zéro limonade, comme zéro soda, zéro jour.

LITCHI
NOTE DASH : **4**

▶ **COMMENTAIRE :** un excellent dessert, comme tous les autres fruits frais. Ceux au sirop sont moins intéressants, moins bons et plus sucrés, bof !

LOTTE
NOTE DASH : **4**

▶ **COMMENTAIRE :** comme tous les poissons maigres, la lotte est un excellent choix pour une assiette Dash équilibrée.

LOUKOUM
NOTE DASH : **0**

▶ **COMMENTAIRE :** du sucre, du sucre et encore du sucre. Non.

M

MACARON

NOTE DASH : **0**

▶ **COMMENTAIRE :** vous le savez déjà, ces « aliments plaisir » sont à consommer seulement en de rares occasions festives. Et, entre nous, la plupart des macarons sont tellement médiocres, sucrailleux en bouche, affublés de colorants dont on peut vraiment se passer… est-ce vraiment bien utile ?

MACÉDOINE

NOTE DASH : **4** À **5**

▶ **COMMENTAIRE :** excellente si elle est fraîche ou surgelée, nature. Servez-la avec un filet d'huile d'olive et un peu de poivre. La macédoine en boîte est nettement moins Dash car plus salée et les légumes tout « mollasses ». Quant à la macédoine à la mayonnaise, elle récolte un joli zéro pointé, mais cela, vous le saviez déjà.

 ## MÂCHE

NOTE DASH : **5**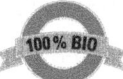

BIO INDISPENSABLE !

▶ **COMMENTAIRE :** la salade verte est toujours la bienvenue, même si compte tenu de la quantité avalée, elle n'apporte pas « grand-chose » côté nutriments. N'empêche, elle égaye et renforce tout de même nos stocks de vitamine B9 et, en l'occurrence avec la mâche, d'oméga 3 d'origine végétale. Avec un filet d'huile de noix, c'est parfait ! En revanche, attention à la sauce, qui peut vite devenir votre pire ennemie. Vinaigre, vinaigrettes maison light, poivre et herbes aromatiques doivent être vos réflexes.

DE A À Z, VOTRE LISTE DE TOUS LES ALIMENTS

MADELEINE

NOTE DASH : **1**

▶ **COMMENTAIRE :** vous le savez déjà, ces « aliments plaisir » sont à consommer seulement en de rares occasions festives. Pas question d'en manger tous les jours au goûter. Une ou deux le week-end, si vous en avez envie et que vous revenez d'une longue balade ou d'une séance de sport par exemple. Pas d'activité physique = pas de madeleine !

MAGRET (CANARD)

NOTE DASH : **3**

▶ **COMMENTAIRE :** une bonne viande Dash, car, une fois débarrassée de son manteau blanc (ultra-gras), le magret porte bien son nom « maigre » et il est très pauvre en sel.

MAÏS

NOTE DASH : **2**

▶ **COMMENTAIRE :** une manière correcte de colorer ses salades (rincez bien le maïs en conserve avant de le jeter dans le saladier) et de s'amuser en été, en soirée BBQ (épis grillés). Contrairement aux autres céréales, le maïs est de faible valeur biologique, donc il ne contribue pas vraiment à une bonne couverture en acides aminés (pas de lysine ni de tryptophane), sauf si vous l'associez à des haricots rouges ou autres légumineuses dans votre plat. Avantage principal : c'est une céréale sans gluten. Inconvénient principal : il est plus gras (et avec un profil en acides gras médiocre) et plus « sucré » que toutes les autres céréales. Amusez-vous avec mais n'en faites pas une base alimentaire.

MAÏZENA

NOTE DASH : **1**

▶ **COMMENTAIRE :** c'est de la farine d'amidon de maïs. Techniquement intéressante pour alléger une recette, sinon rien de passionnant sur un plan nutritionnel : c'est du « glucide » pur, avec un index glycémique très élevé.

MANDARINE
NOTE DASH : **4**

▶ **COMMENTAIRE :** un excellent dessert, comme tous les autres fruits frais.

MANGUE
NOTE DASH : **4**

▶ **COMMENTAIRE :** un excellent dessert, comme tous les autres fruits frais.

MANIOC
NOTE DASH : **1**

▶ **COMMENTAIRE :** chez nous, on utilise presque exclusivement le manioc sous forme de tapioca. Comme pour la Maïzena, c'est quasi du 100 % glucides purs, avec index glycémique détestable, donc les desserts du genre « tapioca au lait », c'est rigolo mais pas Dash.

MAQUEREAU
NOTE DASH : **4**

▶ **COMMENTAIRE :** comme tous les poissons, le maquereau est un excellent choix pour une assiette Dash équilibrée. Il est particulièrement intéressant pour sa teneur en oméga 3 et son faible coût. En plus, quel délice et quelle simplicité à préparer !

MARGARINE
NOTE DASH : **0**

▶ **COMMENTAIRE :** la margarine est un aliment hautement industriel, qui n'a rien à voir avec une source de graisse « naturelle ». Ne vous laissez pas hypnotiser par les sirènes marketing autour de ces produits, y compris des margarines dites « pour la protection cardiaque » ou « anticholestérol ». Un bon beurre cru le matin est nettement préférable, une bonne huile d'olive vierge pression à froid pour vos déjeuners et dîners, aussi.

MARRON (PURÉE DE)
NOTE DASH : **3**

▶ **COMMENTAIRE :** un bon moyen pour consommer des châtaignes (voir p. 105) tout en améliorant leur digestibilité. À déguster nature en accompagnement d'une viande ou d'une volaille, ne rajoutez rien si ce n'est un trait de lait et de muscade en guise d'assaisonnement. Pas de beurre ni de crème ni de sel !

MARRON (CRÈME OU CONFITURE DE)
NOTE DASH : **1**

▶ **COMMENTAIRE :** comme la purée de marrons, mais… en bien plus sucré. Elle rejoint donc la catégorie des « produits plaisir », à consommer avec grande modération.

MAYONNAISE
NOTE DASH : **0**

▶ **COMMENTAIRE :** grasse, salée, et en plus pas terrible du tout en version industrielle.

MELON
NOTE DASH : **4**

▶ **COMMENTAIRE :** un excellent dessert, comme tous les autres fruits frais. Il est aussi parfait en entrée, en salade, et même en jus. Il est plutôt peu sucré, c'est parce qu'il est quasiment totalement dépourvu d'acides qu'il donne l'impression de l'être beaucoup en bouche. Un bon plan donc ! Melon, melon d'eau… ce délicieux fruit ne renferme pas moins de 1 gramme de prébiotiques par tranche, c'est beaucoup !

MERGUEZ
NOTE DASH : **0**

▶ **COMMENTAIRE :** certainement les saucisses les plus salées (et ce n'est pas peu dire !) et les plus douteuses sur le plan de la composition.

MERINGUE

NOTE DASH : **0**

▶ **COMMENTAIRE :** du pur sucre. Hors d'ici !

MERLAN

NOTE DASH : **4**

▶ **COMMENTAIRE :** comme tous les poissons maigres, le merlan est un excellent choix pour une assiette Dash équilibrée. Mais pas frit, bien sûr.

MERLU

NOTE DASH : **4**

▶ **COMMENTAIRE :** comme tous les poissons maigres, le merlu est un excellent choix pour une assiette Dash équilibrée. Un bon pourvoyeur d'iode, bien utile pour contrôler son poids.

MÉROU

NOTE DASH : **4**

▶ **COMMENTAIRE :** comme tous les poissons maigres, le mérou est un excellent choix pour une assiette Dash équilibrée.

MIEL

NOTE DASH : **2**

▶ **COMMENTAIRE :** le meilleur « sucre ». À consommer toujours néanmoins avec grande parcimonie ! Choisissez-le absolument de bonne qualité, c'est-à-dire de préférence bio, produit en France (ou à la limite en Europe), et extrait à froid.

MILK-SHAKE

NOTE DASH : **0** À **2**

▶ **COMMENTAIRE :** de la crème glacée ultra-sucrée avec une « saveur + colorant » (chocolat, fraise, banane), non. Maintenant un cocktail maison où il s'agit de mixer un vrai fruit avec du vrai lait, et rien d'autre, oui pourquoi pas ?

MILLET

NOTE DASH : **2**

▶ **COMMENTAIRE :** comme les autres céréales, un bon moyen de couvrir ses besoins en protéines, mais une forte teneur en glucides donc à consommer avec modération.

MORUE

NOTE DASH : **0**

▶ **COMMENTAIRE :** hélas, la morue est incroyablement salée.

MOULE

NOTE DASH : **3**

▶ **COMMENTAIRE :** naturellement un peu salé, comme tous les coquillages. Mais sinon, également comme tous les autres coquillages, bien sous tous rapports car extrêmement maigre, fortement protéinée, et riches en minéraux. Et puis la saveur salée des coquillages est due à un ensemble de minéraux, pas seulement au sodium (que l'on cherche à éviter). Consommez-les crues et préparez-les marinières, alors accompagnées de salade verte et non de frites. Bien sûr.

MOUSSAKA

NOTE DASH : **0**

▶ **COMMENTAIRE :** trop grasse, trop salée, rien ne va plus !

MOUSSE AU CHOCOLAT

NOTE DASH : **1**

▶ **COMMENTAIRE :** vous le savez déjà, ces « aliments plaisir » sont à consommer seulement en de rares occasions festives. Pas question d'en manger tous les jours au goûter. Une ou deux le week-end, si vous en avez envie et que vous revenez d'une longue balade ou d'une séance de sport par exemple. Pas d'activité physique = pas de mousse au chocolat !

DE A À Z, VOTRE LISTE DE TOUS LES ALIMENTS

MOUSSES DE TRAITEUR (DE CANARD, DE POISSON...)

NOTE DASH : **0**

▶ **COMMENTAIRE** : elles sont toujours trop salées et trop grasses.

MOUTARDE

NOTE DASH : **0**

▶ **COMMENTAIRE** : beaucoup trop salée !

MOUTON

NOTE DASH : **0**

▶ **COMMENTAIRE** : une viande trop grasse.

MOZZARELLA

NOTE DASH : **2**

▶ **COMMENTAIRE** : un fromage frais aussi intéressant que les autres. Il se marie en plus à merveille avec les herbes aromatiques, les tomates, le concombre… oui ! Préférez les mozza bio ou artisanales, meilleures à tout point de vue.

MUESLI COMPLET, SANS SUCRE AJOUTÉ

NOTE DASH : **3**

▶ **COMMENTAIRE** : les meilleures céréales pour le petit-déjeuner, si vous choisissez cette option au réveil.

MUFFIN

NOTE DASH : **1** OU **2**

▶ **COMMENTAIRE** : deux sortes de muffins. 1. Les petits pains ronds pour le petit-déjeuner (note : 2), pas si mal, à choisir en version « complète » de préférence (sinon c'est comme du pain blanc, avec un index glycémique trop élevé). 2. Les gâteaux anglais sucrés (note : 1), qui entrent dans la catégorie des « petits plaisirs » à s'autoriser seulement parfois.

MULET

NOTE DASH : **4**

▶ **COMMENTAIRE :** comme tous les poissons maigres, le mulet est un excellent choix pour une assiette Dash équilibrée. En plus il est joli et ne fait pas partie des espèces menacées de disparition, c'est toujours ça de bon pour la conscience.

MUNSTER

NOTE DASH : **1**

▶ **COMMENTAIRE :** trop salé et trop gras hélas pour une consommation quotidienne mais pour les amoureux de fromage, il est impensable de s'en priver totalement. Alors contrôlez votre consommation et restreignez-la à une part de 30 grammes par semaine.

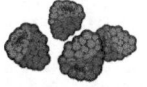

MÛRE

NOTE DASH : **5**

▶ **COMMENTAIRE :** comme tous les fruits frais, un excellent dessert Dash, et la mûre fait partie de l'élite des fruits c'est-à-dire, les baies. À picorer sans retenue, sans modération.

MUSCADE

NOTE DASH : **5**

▶ **COMMENTAIRE :** comme toutes les épices, la muscade est géniale car riche en composés protecteurs uniques, le tout pour zéro calorie ou quasi. Et elle permet d'aromatiser et de relever un plat tout en réduisant la quantité de sel.

MUSEAU

NOTE DASH : **0**

▶ **COMMENTAIRE :** trop salé, comme toutes les charcuteries. En plus il renferme souvent des cornichons (ou est servi avec) et autres aromates salés.

MYRTILLE

NOTE DASH : **5**

▶ **COMMENTAIRE :** comme tous les fruits frais, un excellent dessert Dash, et la myrtille fait partie de l'élite des fruits c'est-à-dire, les baies. À picorer sans retenue, sans modération.

N

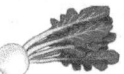

NAVET

NOTE DASH : **5**

▶ **COMMENTAIRE :** comme tous les légumes dits verts, un aliment Dash parfait. Choisissez-le plutôt petit, fondant, donc digeste.

NECTARINE

NOTE DASH : **4**

▶ **COMMENTAIRE :** un excellent dessert, comme tous les autres fruits frais.

NÈFLE

NOTE DASH : **4**

▶ **COMMENTAIRE :** un excellent dessert, comme tous les autres fruits frais. La nèfle est cependant assez sucrée et plutôt pauvre en vitamine C, donc pas à volonté !

NEM (CHINOIS)
NOTE DASH : **0**

▶ **COMMENTAIRE :** un aliment frit, donc gras et salé. Pas vraiment Dash !

NOISETTE
NOTE DASH : **4**

▶ **COMMENTAIRE :** superbe aliment Dash, riche en excellents acides gras ainsi qu'en fibres et en protéines. La noisette est juste trop calorique pour avoir droit à la note « 5 », qui lui permettrait d'être consommée à volonté. Non, là il convient de rester raisonnable, mais quelques noisettes par jour, c'est une superbe assurance « magnésium » et « vitamine E », en plus !

NOIX (DE GRENOBLE, DE CAJOU, PÉCAN...)
NOTE DASH : **4**

▶ **COMMENTAIRE :** superbe aliment Dash, riche en excellents acides gras ainsi qu'en fibres et en protéines. Il est juste trop calorique pour avoir droit à la note « 5 », qui lui permettrait d'être consommé à volonté. Non, là il convient de rester raisonnable, mais quelques noix par jour, c'est une superbe assurance « magnésium » et « oméga 3 », en plus !

NOIX DE COCO
NOTE DASH : **3**

▶ **COMMENTAIRE :** entre le fruit frais (pour sa pulpe, son croquant, son eau, son « lait ») et le fruit oléagineux (pour son apport en matières grasses et sa concentration en minéraux et en calories). Quelques cubes à grignoter sont parfaitement Dash, mais évitez d'acheter une noix de coco entière dont vous ne saurez que faire (et que vous allez galérer à ouvrir). Préférez les cubes de noix de coco en barquette, au rayon frais du supermarché. Vous pouvez aussi consommer du lait de coco. L'eau de coco, très à la mode et vendue à prix d'or, n'est pas passionnante.

DE A À Z, VOTRE LISTE DE TOUS LES ALIMENTS

DE A À Z, VOTRE LISTE DE TOUS LES ALIMENTS

NOUGAT
NOTE DASH : **1**

▶ **COMMENTAIRE :** considérez-le comme un bonbon. Plutôt préférable évidemment à ceux fluorescents et « qui piquent », mais néanmoins, du sucre avant tout. Un nougat en dégustation de temps en temps, oui, ou pour accompagner un café (café gourmand) en guise de dessert. Pas plus !

NOUILLES INSTANTANÉES
NOTE DASH : **0**

▶ **COMMENTAIRE :** comme tout ce qui est instantané (c'est-à-dire hyper-industrialisé, hyper-salé, hyper-bourré d'additifs), parfaitement immangeable. Surtout en Dash.

NUOC-MÂM
NOTE DASH : **0**

▶ **COMMENTAIRE :** peut-être la sauce la plus salée du monde !

NUTELLA
NOTE DASH : **0**

▶ **COMMENTAIRE :** trop gras et trop sucré, comme toutes les pâtes à tartiner du même type d'ailleurs.

ŒUF
NOTE DASH : **4**

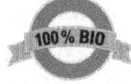

BIO INDISPENSABLE OU TRAÇABILITÉ PARFAITE !

▶ **COMMENTAIRE :** excellent aliment Dash, et parmi les meilleures « viandes ». À la condition *sine qua non* de choisir des œufs de bonne qualité, c'est-à-dire bio/Label Rouge ou Bleu Blanc Cœur par exemple. Car la composition nutritionnelle de l'œuf dépend en grande partie de ce que l'on a donné à manger à sa maman, et sur ce point, les différents élevages sont très différents.

ŒUFS DE POISSONS

NOTE DASH : **0**

▶ **COMMENTAIRE :** beaucoup trop salés !

OIE

NOTE DASH : **1**

▶ **COMMENTAIRE :** une viande beaucoup trop grasse pour le quotidien, à réserver aux tables de réveillon. Et attention aux oies confites, forcément salées…

OIGNON

NOTE DASH : **5**

▶ **COMMENTAIRE :** comme l'ail et l'échalote, un super-aromate Dash, très protecteur pour la santé en général, la protection cardiaque et antidiabète en particulier. Évitez en revanche les petits oignons en bocal, baignant dans l'eau salée…

OIGNON NOUVEAU (OIGNON DE PRINTEMPS/OIGNON VERT)

NOTE DASH : **5**

▶ **COMMENTAIRES :** il renferme des fructanes, prébiotiques coupe-faim. Dans l'oignon nouveau, on dévore l'oignon lui-même (c'est le plus important sur un plan prébiotiques), mais aussi les tiges et même, pourquoi pas, les fanes. Il se présente en botte, n'hésitez pas à en acheter dès que vous en croisez sur les étals car sa saveur, plus douce et plus sucrée que l'oignon « classique », le rend plus acceptable pour les bouches délicates et l'haleine.

DE A À Z, VOTRE LISTE DE TOUS LES ALIMENTS

OLIVE

NOTE DASH : **2**

▶ **COMMENTAIRE :** la plupart des olives vertes sont peu salées (mais tout dépend comment vous les achetez) : rincez-les bien et consommez-les, ce sont d'excellents fruits (oui, ce sont les fruits de l'olivier !), par petites touches dans les salades, ou à picorer avec modération à l'apéritif. Elles sont alors plus intéressantes que l'huile d'olive, car encore pourvues de pulpe, de fibres, de polyphénols protecteurs. Mais évitez toutes les olives noires, les fourrées (pâte de piment, de tomate…), les olives que l'on ne peut pas rincer. Attention à celles joliment présentées au marché : demandez les moins salées de toutes, mais souvent, hélas, elles le sont quand même beaucoup trop.

OMELETTE

NOTE DASH : **4**

▶ **COMMENTAIRE :** nature et sur une poêle antiadhésive, baveuse, c'est parfait. Au jambon, au fromage, aux lardons : non.

ORANGE

NOTE DASH : **4**

▶ **COMMENTAIRE :** un excellent dessert, comme tous les autres fruits frais.

ORGE

NOTE DASH : **2**

▶ **COMMENTAIRE :** comme les autres céréales, un bon moyen de couvrir ses besoins en protéines, mais une forte teneur en glucides donc à consommer avec modération.

ORIGAN

NOTE DASH : **5**

▶ **COMMENTAIRE :** comme toutes les herbes aromatiques, l'origan est vivement recommandé en programme Dash. Frais ou éventuellement surgelé, mais oubliez la version déshydratée.

OSEILLE

NOTE DASH : **4**

▶ **COMMENTAIRE :** comme tous les légumes verts, un aliment Dash parfait. On la consomme cependant avec parcimonie tant sa saveur est acidulée et « forte ».

⚠ **ATTENTION !** Si vous avez tendance à faire des calculs rénaux de type « oxalique », mieux vaut l'éviter.

OURSIN

NOTE DASH : **3**

▶ **COMMENTAIRE :** tellement bons, ces oursins ! Mais salés, aussi. Comme tous les coquillages. Profitez-en de temps en temps !

PAIN

NOTE DASH : **2/3**

▶ **COMMENTAIRE :** un bon aliment, traditionnel, culturel, symbolique, s'il est au levain (et non à la levure), complet (et non à mie blanche), acheté chez le boulanger (et non en grande surface). Il renferme des protéines (plutôt bien assimilées), des fibres, très peu de graisses. Et le matin, il bat à plates coutures les brioches, biscottes (sucrées, grasses et salées), pains au lait, pains de mie… Cependant, il peut contenir trop de sel, selon la recette de votre boulanger. Surtout le pain complet. En fait, le pain est même le premier contributeur de l'apport en sel dans notre alimentation ! Alors contrôlez bien sa qualité, sa quantité, et ce que vous mettez dessus (pas du tarama, des œufs de poisson ou du fromage frais salé !). Vous pouvez aussi acheter de temps en temps du pain sans sel, surtout si c'est pour le petit-déjeuner et que vous le garnissez de beurre ou de purée d'amandes : on en trouve des pas mal du tout en magasins bio. Et songez que, comme il rassasie bien, il permet par ailleurs de limiter les envies de sucré, les fringales, les « sorties de route » aux conséquences catastrophique sur le métabolisme.

PAIN AU CHOCOLAT
NOTE DASH : **0**

▶ **COMMENTAIRE** : c'est une viennoiserie. Donc du gras, du sel, du sucre. Mieux vaut éviter, et remplacer par un peu de pain et 2 carrés de chocolat glissés dedans.

PAIN D'ÉPICES
NOTE DASH : **1**

▶ **COMMENTAIRE** : pas mal si préparé traditionnellement (c'est-à-dire au miel), mais dans tous les cas très sucré. En fait, on est plus près du gâteau que du pain, malgré son nom un peu trompeur. Donc considérez-le comme une douceur, à consommer avec plaisir mais rarement (certainement pas tous les matins au petit-déj), en petite quantité. Et évitez les pains bas de gamme du supermarché : si sur l'étiquette vous lisez « sirop de glucose fructose », c'est qu'il n'a rien, mais vraiment rien à faire dans votre bouche.

PALOURDE
NOTE DASH : **3**

▶ **COMMENTAIRE** : naturellement salée, comme tous les coquillages. Et plutôt plus grasse que les autres coquillages, puisqu'elle apporte environ 10 % de MG (tout dépend des saisons, etc.). Cela dit, ce sont des « bons gras », protecteurs pour la sphère cardiaque. Et comme tous les coquillages, la palourde est riche en iode, ce qui est très bien pour la silhouette et le fonctionnement de la thyroïde – qui régule tout notre métabolisme, notre résistance au froid, notre sommeil, notre vivacité, etc.

PAMPLEMOUSSE

NOTE DASH : **4**

▶ **COMMENTAIRE :** un excellent dessert, comme tous les autres fruits frais. Ou en entrée, ou à picorer dans la journée. Comme pour tous les agrumes, et les fruits en général, mieux vaut un pomelo (pamplemousse) frais qu'un grand verre de jus de pamplemousse, nettement plus sucré.

PANAIS

NOTE DASH : **4**

▶ **COMMENTAIRE :** comparable à une carotte blanche, aussi riche en minéraux, aussi protecteur, feu vert.

PANCAKE

Voir « Crêpe » (p. 117).

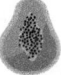

PAPAYE

NOTE DASH : **5**

▶ **COMMENTAIRE :** comme tous les fruits frais, un excellent dessert Dash, et la papaye fait partie des fruits les moins sucrés, ce qui est encore mieux. Elle obtient donc la note maximale, comme les baies.

PAPRIKA

NOTE DASH : **5**

▶ **COMMENTAIRE :** comme toutes les épices, le paprika embellit et relève un plat tout en réduisant la quantité de sel.

PARIS-BREST

NOTE DASH : **0**

▶ **COMMENTAIRE :** sucrées, grasses, salées… vous le savez déjà, les pâtisseries, comme tous les « aliments plaisir », sont à consommer seulement en de rares occasions festives.

PARMESAN

NOTE DASH : **0**

▶ **COMMENTAIRE :** peut-être le plus salé des fromages, aussi il obtient un zéro pointé dans un objectif « je mange le moins salé possible au quotidien ». D'un autre côté, nous sommes bien d'accord qu'étant donné la très faible quantité de parmesan, en général quelques copeaux dans une salade, ce n'est finalement pas lui qui mettra en péril votre programme Dash. Nous faisons appel à votre bon sens pour employer correctement ce genre d'aliment, qui utilisé parcimonieusement pose moins de problèmes qu'une trop grande quantité de pain par exemple.

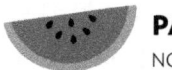

PASTÈQUE

NOTE DASH : **5**

▶ **COMMENTAIRE :** un excellent dessert, comme tous les autres fruits frais. Et si pauvre en sucre que, pour une fois, vous pouvez presque consommer du jus de pastèque comme le fruit, c'est quasiment la même chose. Étant entendu que le jus est fait maison bien sûr, en jetant des morceaux de fruits dans un mixeur.

PATATE DOUCE

NOTE DASH : **3**

▶ **COMMENTAIRE :** comme les pommes de terre, grosso modo, avec un peu plus d'antioxydants sous la pédale. Mais elle reste très riche en glucides, donc impossible de compter sur elle au quotidien, contrairement aux légumes verts.

PÂTES (COQUILLETTES, SPAGHETTIS...)

NOTE DASH : DE **0** À **3**

▶ **COMMENTAIRE :** les pâtes sont un peu comparables au pain. Tout dépend du choix, de la cuisson et de l'accompagnement. Les pâtes instantanées, c'est zéro. Les pâtes classiques, raffinées, pas terrible car avec un index glycémique plutôt élevé et un apport massif de glucides : bof ! Les pâtes complètes, intégrales (ou semi-complètes), de couleur marron, deviennent intéressantes, car nettement plus riches en fibres et en pigments protecteurs. Maintenant, ce que l'on met dessus : la sauce tomate ou le pesto maison, sans sel ajouté, c'est super. Les petits légumes poêlés ou réduits en purée (pâtes fourrées au potiron par exemple), super aussi. Les pâtes aux 4 fromages ou à la sauce roquefort, champignons ou autre « topping » hyper-salé, tout droit sorti d'un bocal : pas Dash.

PÂTÉ (DE FOIE, DE LAPIN...)

NOTE DASH : **0**

▶ **COMMENTAIRE :** beaucoup beaucoup trop salé (et trop gras).

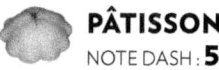 **PÂTISSON**

NOTE DASH : **5**

▶ **COMMENTAIRE :** parfait sous tous rapports, comme toutes les autres courges. Et lui est si fin, si délicat, une merveille !

PÊCHE

NOTE DASH : **4**

▶ **COMMENTAIRE :** un excellent dessert, comme tous les autres fruits de saison. À la croque, ou en soupe fraîche avec quelques feuilles de menthe fraîche, c'est le nirvana.

PERDREAU, PERDRIX

NOTE DASH : **3**

▶ **COMMENTAIRE :** comme tous les gibiers, une viande présentant un bon rapport protéines/graisses, et côté lipides, un profil correct dans les différents acides gras. Méfiez-vous des sauces trop salées pour l'agrémenter.

PERSIL

NOTE DASH : **5**

▶ **COMMENTAIRE :** comme toutes les herbes aromatiques, le persil est vivement recommandé en programme Dash. Frais ou éventuellement surgelé, mais oubliez le persil déshydraté.

PESTO

NOTE DASH : **1** À **3**

▶ **COMMENTAIRE :** le pesto classique est plutôt trop salé pour être vraiment honnête, car les industriels forcent généralement sur le mauvais parmesan et le sel. Mais si vous le faites vous-même en écrasant des pignons de pin avec des feuilles de basilic, en limitant sérieusement le parmesan et en liant avec ail et huile d'olive, c'est tout de suite différent… et carrément bienvenu !

PETIT POIS

NOTE DASH : **3**

▶ **COMMENTAIRE :** à mi-chemin entre légume vert et féculent, le petit pois se défend bien côté nutrition. Il rassasie, apporte des fibres, des protéines, des pigments utiles.

PETIT SALÉ AUX LENTILLES
NOTE DASH : **0**

▶ **COMMENTAIRE :** hélas trop salé, bien trop salé. Remplacez le « petit-salé » (la viande) par, disons, du saumon frais ou du colin !

PETIT-SUISSE
NOTE DASH : **3** À **4**

▶ **COMMENTAIRE :** pas mal du tout, car dense en bouche, rassasiant, avec sa texture entre le fromage blanc et le fromage frais (qu'il est) totalement sans sel.

PICKLES
NOTE DASH : **0**

▶ **COMMENTAIRE :** ces petits légumes barbotant dans leur bocal de bain salé sont bien sûr trop riches en sodium. Dommage, ce sont aussi de bonnes sources de probiotiques et de prébiotiques (voir p. 68).

PIGEON
NOTE DASH : **2** À **3**

▶ **COMMENTAIRE :** comme tous les gibiers – car le pigeon est bien un gibier dit « à plumes » –, c'est une viande présentant un bon rapport protéines/graisses, et côté lipides, un profil correct dans les différents acides gras. Méfiez-vous des sauces trop salées pour l'agrémenter.

PIGNON DE PIN
NOTE DASH : **3**

▶ **COMMENTAIRE :** d'accord, c'est gras, mais c'est bon ! Quelques pignons dans une salade d'endives, ça change tout. Petit bémol : il est surtout riche en oméga 6, aussi mieux vaut le mélanger à d'autres graines.

DE A À Z, VOTRE LISTE DE TOUS LES ALIMENTS

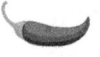 **PIMENT**
NOTE DASH : **5**

▶ **COMMENTAIRE :** comme toutes les épices, le piment embellit et relève un plat tout en réduisant la quantité de sel. Et plus que toutes les autres épices, il possède des molécules anti-inflammatoires, protectrices pour le cœur (notamment le Jalapeño) et brûle-graisses (capsaïcine). Mais il se paie assez cher sur un plan digestif lorsqu'on a un estomac sensible. Pour contourner le problème, il suffit de bien le choisir en fonction de ce que l'on cherche et de ce que l'on est « capable » de supporter en termes de force d'épice. Quant au piment de Cayenne, une étude parue en 2010 dans la revue scientifique *Cell Metabolism* a montré – chez les souris en tout cas – qu'un récepteur, le TRPV-1, était activé lorsque les rongeurs consommaient de la capsaïcine, et qui conduisait à faire baisser leur tension artérielle. N'hésitez pas à en mettre un peu partout !

PINTADE
NOTE DASH : **4**

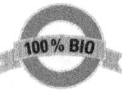

BIO INDISPENSABLE OU TRAÇABILITÉ PARFAITE !

▶ **COMMENTAIRE :** super-viande entre volaille et gibier, qui mérite votre attention de gastronome averti. Étant entendu que, comme pour les autres viandes et volailles, la pintade est préférable en bio ou au minimum dans un élevage fermier, dehors, car comme pour les autres élevages, 90 % des bêtes sont en « hangar standard » comme on dit, et chacun sait ce que cela signifie.

PISSENLIT

NOTE DASH : 4 À **5**

▶ **COMMENTAIRE :** une superbe plante qui se plie avec souplesse à vos humeurs culinaires : soupe, salade, légume d'accompagnement... tout lui va. Une véritable mine de fer, calcium, silice, et de vitamines B, C, K, traditionnellement utilisé pour favoriser l'élimination par les urines (d'où son nom, d'ailleurs). Le bon choix si vous avez tendance à faire de la rétention d'eau, des infections urinaires, des calculs rénaux.

PISTACHE

NOTE DASH : **3**

▶ **COMMENTAIRE :** comme les noix et autres fruits oléagineux, c'est un grignotage sain. Choisissez-la plutôt avec sa « coquille », vous en mangerez moins, le temps de décortiquer.

PIZZA

NOTE DASH : **0** À **2**

▶ **COMMENTAIRE :** les pizzas industrielles sont toutes beaucoup trop salées, la plupart sont aussi trop grasses (surtout celles au fromage et/ou à la saucisse). À la maison, vous pouvez préparer une pâte à pizza simple, peu salée, et comme garniture, sauce tomate et une grande majorité de légumes, puis casser un œuf dessus, c'est bien ça !

PLIE

NOTE DASH : **4**

▶ **COMMENTAIRE :** tous les poissons sont de bons candidats Dash !

POIRE

NOTE DASH : **4**

▶ **COMMENTAIRE :** tous les fruits frais sont les bienvenus dans toute assiette et en programme Dash.

POIREAU

NOTE DASH : **5**

▶ **COMMENTAIRE :** des fibres, dont certaines spécialement indiquées pour la santé de la flore intestinale (effet prébiotiques), c'est oui. Dans une seule moitié de poireau, il y a 5 grammes d'inuline, un excellent prébiotique. Dans la même seule moitié de poireau, on trouve aussi 5 grammes d'oligofructose, indispensable au contrôle de la glycémie (taux de sucre sanguin), l'un des paramètres santé les plus importants.

POIS CASSÉ

NOTE DASH : **3**

▶ **COMMENTAIRE :** une bonne source de fibres anticholestérol et bonnes pour le métabolisme, de protéines végétales, de composés protecteurs divers et en plus, super-digeste.

POIS CHICHE

NOTE DASH : **2**

▶ **COMMENTAIRE :** il mate l'appétit grâce à sa densité en bouche, sa teneur exceptionnelle en fibres et en protéines. Mais il est également très difficile à digérer pour certains propriétaires d'intestins sensibles. Méfiance. Mixé, c'est déjà bien plus simple…

POISSONS EN GÉNÉRAL

NOTE DASH : **4**

▶ **COMMENTAIRE :** tous sont d'excellentes sources de protéines, d'iode (poissons d'eau de mer), d'oméga 3 (poissons gras), de minéraux.

⚠ **ATTENTION** à bien les choisir en évitant avec soin les espèces en cours d'extinction, celles ayant tendance à concentrer les polluants (prédateurs), les poissons issus élevages de piètre qualité… Et préparez-les correctement ! Évitez les poissons frits, trop grillés, panés !

DE A À Z, VOTRE LISTE DE TOUS LES ALIMENTS

POITRINE DE PORC

NOTE DASH : **0**

▶ **COMMENTAIRE :** hyper-grasse (près de 30 % de graisses) et hyper-salée. Non merci !

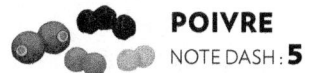

POIVRE

NOTE DASH : **5**

▶ **COMMENTAIRE :** comme toutes les épices, le poivre relève un plat tout en réduisant la quantité de sel. Quant au poivre Maniguette, il semble avoir les mêmes vertus que le piment, en activant certains récepteurs qui favoriseraient la baisse de la tension artérielle. Nous l'utilisons dans les menus de notre programme. Si vous n'en avez pas ou si vous ne souhaitez pas en acheter, aucun souci, vous pouvez utiliser notre bon vieux poivre noir. Mais toujours à condition qu'il soit fraîchement moulu et non réduit en poudre depuis on ne sait quand, au fond d'un pot en plastique (il aura perdu toutes ses saveurs, et certainement une partie de ses propriétés).

POIVRON

NOTE DASH : **4**

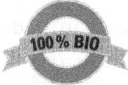

BIO INDISPENSABLE !

▶ **COMMENTAIRE :** une excellente source de vitamine C (surtout si consommé cru, pourquoi pas mariné) et de pigments protecteurs. Les intestins sensibles doivent l'éplucher.

POLENTA

NOTE DASH : **1**

▶ **COMMENTAIRE :** c'est de la semoule de maïs, avec ses avantages (pas de gluten, une belle légèreté de la préparation finale) et ses inconvénients (index glycémique très élevé, profil en acides gras médiocre, protéines moyennement assimilables).

DE À Z, VOTRE LISTE DE TOUS LES ALIMENTS

POMELO

NOTE DASH : **4**

Voir « Pamplemousse » (p. 167).

POMME

NOTE DASH : **4**

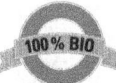

BIO INDISPENSABLE !

▶ **COMMENTAIRE :** un excellent dessert, comme tous les autres fruits frais. La pomme est vraiment la reine des fruits car disponible toute l'année, belle et bonne. Mais vérifiez vraiment la provenance – pourquoi acheter des pommes de Nouvelle-Zélande, c'est-à-dire du bout du monde, qui ont traversé la planète à grand renfort de polluants, alors que nous en cultivons depuis toujours dans toutes les régions de France ? Vérifiez aussi le mode de culture et choisissez bien vos variétés – certains fruits renferment vraiment trop de résidus de pesticides.

POMME DE TERRE

NOTE DASH : **0** À **3**

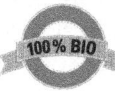

BIO RECOMMANDÉ !

▶ **COMMENTAIRE :** elle est beaucoup plus calorique et riche en glucides qu'un légume vert, et c'est normal car c'est un tubercule. Un féculent, quoi. D'un autre côté, elle est bien plus rassasiante et, préparée de façon vertueuse (c'est-à-dire à l'eau ou vapeur + huile d'olive ou fromage blanc aux herbes, ou encore en râpée), c'est un très bon aliment. En revanche, coupée finement en bâtonnets on en lamelles gorgés d'huile et de sel (frite, chips), rien ne va plus : zéro pointé. Même chose pour les flocons de pomme de terre déshydratés (purée instantanée) : zéro aussi !

PONT-L'ÉVÊQUE

NOTE DASH : **1**

▶ **COMMENTAIRE :** trop salé et trop gras hélas pour une consommation quotidienne mais pour les amoureux de fromage, il est impensable de s'en priver totalement. Alors contrôlez votre consommation et restreignez-la à une part de 30 grammes par semaine.

POP-CORN

NOTE DASH : **0** À **2**

▶ **COMMENTAIRE** : les énormes seaux de pop-corn au caramel à brouter devant l'écran de cinéma : mauvais, très mauvais. Quelques grains de pop-corn nature, ou aromatisés mais sans gras ni sel ajouté ou presque, pourquoi pas ? C'est un bon moyen de s'amuser et de grignoter autre chose que des crudités sans alourdir la note calorique, salée, sucrée ou grasse. Selon de très récentes études, c'est même un aliment très riche en antioxydants, notamment en polyphénols – il en apporte jusqu'à 2 fois plus que les fruits. Pas de quoi en faire la base de son alimentation non plus, mais quelques grains sur un plat, une salade, une salade de fruits, c'est fun et parfaitement Dash. Et en mode snacking, c'est infiniment préférable à tout ce que vous pourriez avaler de gras/salé/sucré, car le pop-corn n'est aucun des trois !

PORC (CÔTE, ÉCHINE...)

NOTE DASH : **2** À **3**

▶ **COMMENTAIRE** : selon les morceaux, le porc est une « bonne viande » – notamment très digeste car pauvre en tissus conjonctifs, et superbe source de vitamine B1 – ou une viande trop grasse, ou trop salée (bacon, jambon, jambonneau, épaule). Une côte ou une tranche de rôti de porc, c'est très bien.

POTAGE

NOTE DASH : **0** À **5**

▶ **COMMENTAIRE** : un potage 100 % légumes verts, ou dans lequel vous ajoutez des crevettes, des cubes de poulet ou de poisson, des œufs, c'est l'un des meilleurs plats Dash. Un truc en poudre sur lequel vous versez de l'eau bouillante et que vous buvez par petites gorgées en grimaçant tant c'est salé, c'est carrément zéro pointé.

DE A À Z, VOTRE LISTE DE TOUS LES ALIMENTS

POT-AU-FEU

NOTE DASH : **4**

▶ **COMMENTAIRE :** un très bon plat Dash. Des légumes, du bouillon, de la viande.

⚠ **ATTENTION** aux accompagnements : doucement sur le gros sel, les cornichons, la moutarde.

POTIRON, POTIMARRON

NOTE DASH : **5**

▶ **COMMENTAIRE :** comme toutes les courges, de superbes légumes riches en eau, pigments protecteurs, minéraux excellents pour l'équilibre acido-basique.

POULET

NOTE DASH : **4**

▶ **COMMENTAIRE :** une très bonne viande si vous l'achetez de bonne qualité : bio, labellisé, fermier, en tout cas ayant vécu sa vie de poulet dehors et ayant mangé des bonnes choses.

POULPE

NOTE DASH : **4**

▶ **COMMENTAIRE :** une chair parfaite, comme pour ses cousins les autres céphalopodes (calmar, seiche, encornet). Le tout est de ne pas le préparer en friture, mais il reste plein d'autres idées : à l'encre, à la romaine…

POURPIER
NOTE DASH : **5**

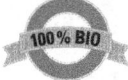

BIO INDISPENSABLE !

▶ **COMMENTAIRE :** la salade verte est toujours la bienvenue. Et le pourpier fait partie des « petites salades » spécialement riches en composés protecteurs. Attention à la sauce, qui peut vite devenir votre pire ennemie. Vinaigre, vinaigrettes maison light, poivre et herbes aromatiques doivent être vos réflexes.

POUTARGUE
NOTE DASH : **0**

▶ **COMMENTAIRE :** comme tous les œufs de poisson, la poutargue est ultra-salée. Et ultra-riche en cholestérol.

PRALINE
NOTE DASH : **0**

▶ **COMMENTAIRE :** amande + sucre cuit = bonbon. Il faut considérer cette confiserie traditionnelle pour ce qu'elle est, un petit plaisir à s'offrir de temps en temps, mais certainement pas trop régulièrement. Comme les dragées en somme.

PRUNE (MIRABELLE, REINE-CLAUDE, QUETSCHE...)
NOTE DASH : **4**

▶ **COMMENTAIRE :** un excellent dessert, comme tous les autres fruits frais. Ou à croquer pour le plaisir dans la journée, à l'heure du goûter par exemple.

PRUNEAU
NOTE DASH : **2**

▶ **COMMENTAIRE :** intéressant car c'est tout simplement une prune séchée. Mais très, très riche en sucre alors à consommer avec grande modération. Le pruneau est à mi-chemin entre le fruit et la confiserie, d'où son timide 2. En revanche il est utile pour stimuler le transit intestinal, tout comme la figue séchée d'ailleurs (mêmes avantages, mêmes inconvénients côté sucre).

PURÉE (POMMES DE TERRE, MARRONS, CAROTTES, CÉLERI...)

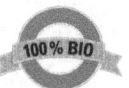

NOTE DASH : **2** À **3**

BIO INDISPENSABLE, AU MOINS POUR LA PURÉE DE POMMES DE TERRE !

▶ **COMMENTAIRE :** les purées sont plutôt intéressantes si elles peuvent faciliter la consommation de légumes (purée de céleri, de haricots verts, de carottes, de pois cassés…), et rendre certains féculents plus digestes car elles cassent les fibres (châtaignes). En revanche, justement parce qu'elles brisent les fibres, elles transforment l'aliment au point de modifier son index glycémique, qui grimpe. Sur un plan métabolique, mieux vaut les aliments « entiers » que sous forme de purée. Pour mieux les digérer, mieux vaut au contraire de la purée. Un dilemme à trancher chacun chez soi.

QUATRE-QUARTS

NOTE DASH : **1**

▶ **COMMENTAIRE :** du gâteau, à savourer par petites portions et seulement de temps en temps. Après une longue balade ou un effort physique par exemple (déménagement…). Sûrement pas tous les jours !

QUENELLE

NOTE DASH : **0** À **1**

▶ **COMMENTAIRE :** comme les produits traiteur en général, trop grasse et trop salée. Et en plus, souvent nantie d'additifs (quenelles sous vide en grande surface). Et pas toujours facile à digérer. Méfiez-vous aussi de la sauce, presque toujours ultra-salée.

QUICHE

NOTE DASH : **1**

▶ **COMMENTAIRE** : hélas trop grasse, trop salée, tant dans la pâte que dans « l'appareil » (le mélange au-dessus de la pâte). Souvent les quiches sont aux lardons, au fromage… c'est pire ! Rattrapez-vous avec une très belle salade verte.

QUINOA

NOTE DASH : **3**

▶ **COMMENTAIRE** : il remplace avec bonheur les pâtes et le riz, et n'étant pas lui-même une « vraie céréale », il n'apporte pas de gluten d'une part, et son index glycémique est bas d'autre part.

R

RACLETTE

NOTE DASH : **0**

▶ **COMMENTAIRE** : du fromage fondu, de la charcuterie, des cornichons et petits oignons salés… il n'y a là rien mais alors vraiment rien de Dash.

RADIS (ROSE, BLANC, NOIR…)

NOTE DASH : **5**

▶ **COMMENTAIRE** : remarquable snacking ou ingrédient pour des entrées idéales pour le foie, le système digestif, la protection santé d'une manière générale.

RAIE
NOTE DASH : **4**

▶ **COMMENTAIRE :** comme tous les poissons maigres, la raie est un excellent choix pour une assiette Dash équilibrée. Oubliez évidemment le beurre noir, en revanche...

RAIFORT
NOTE DASH : **1** À **3**

▶ **COMMENTAIRE :** en théorie intéressant car très riche en vitamine C, soufre et autres molécules bénéfiques ; en pratique on en consomme trop peu pour en profiter vraiment, et c'est fort heureux car il devient très vite indigeste. En tout cas, un condiment utile, qui vous rappelle certainement des souvenirs si vous avez passé votre enfance en Alsace ou dans les pays de l'Est de l'Europe. Attention aux pâtes de raifort du commerce, souvent très (trop) salées. Préparez vous-même vos sauces au raifort, c'est plus prudent !

RAISIN
NOTE DASH : **3**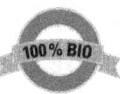

BIO INDISPENSABLE !

▶ **COMMENTAIRE :** un bon choix, comme tous les fruits frais, notamment pour sa forte teneur en polyphénols (raisin noir). Mais celui-là est tout de même très riche en sucre, et ses petits grains ne sont pas tolérés par tous. Alors restreignez votre appétit, ne picorez pas la grappe entière d'une main distraite, c'est autant de petites billes de sucre que vous avalez.
⚠ **ATTENTION AUX PESTICIDES :** les raisins sont souvent ultra-traités.

RAISIN SEC
NOTE DASH : **2**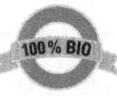

BIO INDISPENSABLE !

▶ **COMMENTAIRE :** encore plus sucré que le raisin frais, mathématiquement. Il renforce les avantages et les inconvénients vus précédemment, à Raisin.

RASCASSE

NOTE DASH : **4**

▶ **COMMENTAIRE :** comme tous les poissons, la rascasse est un excellent choix pour une assiette Dash équilibrée.

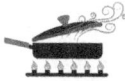 ## RATATOUILLE

NOTE DASH : **5**

▶ **COMMENTAIRE :** superbe mélange du soleil, protecteur cardiaque, bon pour la ligne, le métabolisme, Antidiabète. Tout bon ! Attention à la ratatouille « en boîte », comme d'habitude, trop salée…

RAVIOLI

NOTE DASH : **1**

▶ **COMMENTAIRE :** comme tous les plats préparés à base de viande (lasagnes, hachis), pourquoi pas si vous les confectionnez vous-même. Sinon, mieux vaut se rabattre sur de la viande garantie de bonne qualité (un steak tout simplement) avec des pâtes, ou avec autre chose d'ailleurs. Oubliez définitivement les raviolis en boîte, des mines de sel et de molécules de médiocre qualité.

REBLOCHON

NOTE DASH : **1**

▶ **COMMENTAIRE :** trop salé et trop gras hélas pour une consommation quotidienne mais pour les amoureux de fromage, il est impensable de s'en priver totalement. Alors contrôlez votre consommation et restreignez-la à une part de 30 grammes par semaine.

RHUBARBE

NOTE DASH : **3**

▶ **COMMENTAIRE :** un excellent « fruit » (en fait une côte prélevée au cœur de la feuille) qui devient compote ou confiture. Là où le bât blesse, c'est qu'étant naturellement hyper-acidulée, la rhubarbe a besoin de sucre pour adoucir ses angles. Et souvent, sur ce plan, c'est la bérézina, en tout cas dans les compotes toutes prêtes disponibles en magasin. Mieux vaut la faire cuire vous-même, en lui ajoutant de la pomme ou de la banane pour l'adoucir. Mais pas de sucre à outrance !

RILLETTES

NOTE DASH : **0**

▶ **COMMENTAIRE :** vous le saviez déjà, mais c'est confirmé, les rillettes sont, d'un point de vue nutritionnel, un mélange de gras et de sel. Impossible.

RIS (DE VEAU PAR EXEMPLE)

NOTE DASH : **0** À **1**

▶ **COMMENTAIRE :** pas de problème de gras avec cet abat, plus maigre qu'un steak super-maigre et vraiment bien riche en protéines ! En revanche, il est souvent proposé avec une sauce bien salée, ou carrément en bouchée à la reine ou vol-au-vent (gras, salé). Et en plus, il est extra-riche en purines et en cholestérol, ce qui l'exclut de fait de l'alimentation, surtout si vous avez tendance à déclencher des crises de goutte et, bien sûr, que vous cherchez à protéger votre cœur.

RISOTTO

NOTE DASH : **2**

▶ **COMMENTAIRE :** le riz rond et très blanc utilisé pour les risottos n'est pas le meilleur sur un plan métabolique, car il possède un index glycémique très élevé (il « brusque » la glycémie). Mais tout dépend aussi comment il est préparé, avec quels ingrédients, etc. car son IG peut alors sensiblement baisser alors que le plat se charge de protéines, bons gras, légumes détaillés en petits morceaux…

RIZ

NOTE DASH : **1** À **3**

▶ **COMMENTAIRE :** le riz blanc à cuisson rapide, c'est sans intérêt. Les riz brun, rouge, noir, complet, qui cuisent plus lentement mais au final rassasient pour un moment tout en apportant protéines, fibres, polyphénols antioxydants et anticholestérol, le tout pour zéro gluten, zéro Fodmaps (voir p. 32) et un apport raisonnable sur un plan calorique, cela mérite le respect.

RIZ AU LAIT (DESSERT)

NOTE DASH : **1** À **2**

▶ **COMMENTAIRE :** c'est un dessert, tout simplement. Nettement préférable aux pâtisseries avec crème au beurre et sel intégré (qui elles écopent d'un « zéro » sur leur bulletin de note), mais un dessert tout de même. Au quotidien, préférez un fruit frais !

ROGNON

NOTE DASH : **0**

▶ **COMMENTAIRE :** les reins de l'animal sont des abats intéressants sur le plan des protéines et du fer, et qui, en plus, n'apportent pas trop de sel. Hélas, trois fois hélas, ils sont aussi bourrés d'acide urique et de cholestérol, ce qui les écarte sans pitié d'une quelconque assiette Dash. Évitez-les vraiment si vous êtes victime de crises de goutte.

ROLLMOPS

NOTE DASH : **1**

▶ **COMMENTAIRE :** du poisson, certes, mais aussi une montagne de sel, hélas. Rincez le hareng mariné dans du vinaigre (et du sel), et voyez si c'est moins pire. À accompagner de toute façon de pommes de terre (sans un grain de sel en plus) et de salade verte (idem).

DE A À Z, VOTRE LISTE DE TOUS LES ALIMENTS

DE A À Z, VOTRE LISTE DE TOUS LES ALIMENTS

ROMAINE

NOTE DASH : **3**

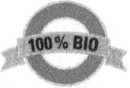

BIO INDISPENSABLE !

▶ **COMMENTAIRE :** la salade verte est toujours la bienvenue, même si compte tenu de la quantité avalée, elle n'apporte pas « grand-chose » côté nutriments. La romaine, croquante et fraîche, est une bonne base pour accueillir des ingrédients super-Dash comme l'huile d'olive, les herbes aromatiques, les tomates cerises, les pignons ou noix… Attention à la sauce, qui peut vite devenir votre pire ennemie. Vinaigre, vinaigrettes maison light, poivre et herbes aromatiques doivent être vos réflexes.

ROMARIN

NOTE DASH : **5**

▶ **COMMENTAIRE :** comme toutes les herbes aromatiques, le romarin est vivement recommandé en programme Dash. Frais ou éventuellement surgelé, mais oubliez le romarin déshydraté.

ROQUEFORT

NOTE DASH : **0**

▶ **COMMENTAIRE :** hélas bien trop salé, même en consommation ponctuelle. Comme tous les fromages « bleus ».

ROQUETTE

NOTE DASH : **5**

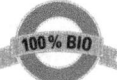

BIO INDISPENSABLE !

▶ **COMMENTAIRE :** toutes les salades vertes sont bonnes à prendre, mais les « petites salades typées », comme la roquette, sont les championnes ! Très riches en saveurs et en molécules bénéfiques, elles ont en plus souvent le mérite d'être cultivées plus « proprement » (moins de pesticides).

ROSETTE (CHARCUTERIE)
NOTE DASH : **0**

▶ **COMMENTAIRE :** trop grasse et trop salée, comme la quasi-totalité des charcuteries. En plus, selon la façon de la préparer, on peut déplorer l'apparition de molécules mauvaises pour la santé.

RÖSTI (SUISSE)
NOTE DASH : **0**

▶ **COMMENTAIRE :** ces galettes de pommes de terre sont ultra-grasses et trop salées.

RÔTI (PORC, VEAU...)
NOTE DASH : **3**

▶ **COMMENTAIRE :** sur le principe, rien à redire, une viande qui cuit généralement lentement au four (ou en cocotte), laissant ainsi s'évaporer l'eau pour se concentrer doucement et naturellement en saveurs, c'est l'une des meilleures façons d'en profiter.

ROUGET
NOTE DASH : **4**

▶ **COMMENTAIRE :** comme tous les poissons, le rouget est un excellent choix pour une assiette Dash équilibrée.

ROULEAU DE PRINTEMPS (CHINOIS)
NOTE DASH : **3**

▶ **COMMENTAIRE :** de la pâte de riz, des crudités, des crevettes ou autres « viandes »... tout va bien, tant qu'on ne trempe pas le rouleau de printemps dans de la sauce chinoise habituellement infiniment trop salée. Ne confondez pas le rouleau de printemps avec le nem, frit, gras et intrinsèquement très salé !

ROUSSETTE

NOTE DASH : **4**

▶ **COMMENTAIRE** : comme tous les poissons, la roussette est un excellent choix pour une assiette Dash équilibrée. Et c'est même l'un des « meilleurs » pour le sujet qui nous intéresse, car la roussette est nettement plus riche en protéines que les autres poissons puisqu'elle en apporte environ 25 % contre 18 % en moyenne. Il suffit de la faire cuire, de l'assaisonner d'un filet de citron, et on obtient là une assiette Dash hyperprotéinée spécialement parfaite pour quiconque cherche à contrôler son poids et son métabolisme.

RUTABAGA

NOTE DASH : **2**

▶ **COMMENTAIRE** : un tubercule fort en goût et en fibres, peu digeste malheureusement. Il faut dire qu'on l'appelle « chou-navet », ce qui donne une idée assez réelle de la crainte qu'il peut inspirer aux intestins sensibles. Sinon un bon aliment Dash, bien fourni en minéraux alcalinisants (vive l'équilibre acido-basique !), ni gras ni salé, pas mal du tout en ingrédient minoritaire dans un potage par exemple.

S

SABLÉ

NOTE DASH : **1**

▶ **COMMENTAIRE** : qu'il soit salé ou sucré, il est toujours forcément gras. Donc vu sous l'angle Dash, le sablé n'est pas dans le « top 10 » des aliments à privilégier. Une gourmandise, pour se faire plaisir de temps à autre.

SAFRAN

NOTE DASH : **4**

▶ **COMMENTAIRE** : comme toutes les épices, le safran embellit et relève un plat tout en réduisant la quantité de sel. Il contiendrait aussi des molécules antistress. Mais honnêtement, ce n'est pas avec 1 filament

3 fois par an dans la paella que vous allez voir forcément la vie en rose grâce à lui. Il coûte très cher car chaque pistil est récolté à la main… et du coup il est souvent falsifié, autrement dit vous achetez souvent du safran qui n'en est pas (c'est peut-être le cas si vous ne le prenez pas sous forme de filaments, et qu'il ne coûte pas très cher, en grande surface).

SAINDOUX

NOTE DASH : **1**

▶ **COMMENTAIRE :** de la graisse de porc fondue, ni plus ni moins. Son problème n'est pas tant qu'il est gras – cela, c'est une évidence, mais c'est pareil pour le beurre (aussi gras) ou l'huile (encore bien plus grasse) ! Non, son problème réside plutôt dans son profil en acides gras, pas si terrible – puisqu'il apporte peu de cholestérol (à peu près comme la viande), et moitié-moitié d'acides gras saturés et insaturés –, mais pas non plus remarquable. Mieux vaut garder le beurre (qui apporte des vitamines A et D) et l'huile d'olive (qui apporte des polyphénols et un meilleur profil en acides gras).

SAINT-MARCELLIN

NOTE DASH : **1**

▶ **COMMENTAIRE :** trop salé et trop gras hélas pour une consommation quotidienne mais pour les amoureux de fromage, il est impensable de s'en priver totalement. Alors contrôlez votre consommation et restreignez-la à une part de 30 grammes par semaine.

SAINT-NECTAIRE

NOTE DASH : **1**

▶ **COMMENTAIRE :** trop salé et trop gras hélas pour une consommation quotidienne mais pour les amoureux de fromage, il est impensable de s'en priver totalement. Alors contrôlez votre consommation et restreignez-la à une part de 30 grammes par semaine.

DE A À Z, VOTRE LISTE DE TOUS LES ALIMENTS

SAINT-PIERRE
NOTE DASH : **4**

▶ **COMMENTAIRE :** comme tous les poissons maigres, le saint-pierre est un excellent choix pour une assiette Dash équilibrée.

SALADE VERTE (TOUTES : LAITUE, ROMAINE…)
NOTE DASH : **4**

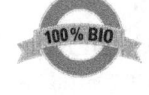

BIO INDISPENSABLE !

▶ **COMMENTAIRE :** la salade verte est toujours la bienvenue, même si compte tenu de la quantité avalée, elle n'apporte pas « grand-chose » côté nutriments. En revanche, attention à la sauce, qui peut vite devenir votre pire ennemie. Vinaigre, vinaigrettes maison light, poivre et herbes aromatiques doivent être vos réflexes.

SALADE COMPOSÉE
NOTE DASH : **2** À **5**

▶ **COMMENTAIRE :** alors là, vraiment, tout dépend de la qualité et de la quantité des ingrédients. Maison, sur fond de feuilles vertes (romaine, batavia, mâche, roquette, épinard…) avec majorité de légumes verts (haricots verts, courgettes…) ou secs (lentilles, haricots rouges…), un peu de poulet/viande/œuf, des herbes aromatiques, et une vinaigrette bien maîtrisée, elle peut facilement obtenir un magnifique 5 ! Maintenant, une pauvre salade croquante et claire, avec des lardons, des croûtons, une sauce blanche ou sucrée/salée… c'est tout de suite nettement moins attractif.

SALAMI
NOTE DASH : **0**

▶ **COMMENTAIRE :** les charcuteries grasses et salées au maximum, on a déjà dit non, non et non !

SALSIFIS
NOTE DASH : **2**

▶ **COMMENTAIRE :** il doit être considéré comme un féculent car il renferme surtout des glucides et des fibres pour retenir notre attention. Peu digeste, assez peu fourni en minéraux, il mérite de terminer dans notre assiette mais seulement en petite quantité et accompagné de légumes verts digestes.

SAMOSSA
NOTE DASH : **0**

▶ **COMMENTAIRE :** gras, salé, frit. Tout pour plaire !

SANDWICH
NOTE DASH : **2** À **5**

▶ **COMMENTAIRE :** même remarque que pour la salade, tout dépend du pain choisi et de la garniture que vous mettez dedans. Et si vous en avez la possibilité, choisissez une tartine plutôt qu'un sandwich (deux fois moins de pain !). Lisez notre encadré pour préparer des sandwiches parfaits, 100 % Dash et qui, en plus, serviront de nobles causes.

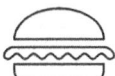 *Les 5 meilleurs sandwiches Dash du monde*

1. **Club poulet :** pain de mie complet aux céréales, fine couche de beurre, salade verte émincée, rondelles de tomate, blanc de poulet cuit et émincé.
2. **Tradi :** baguette au levain, mâche, tranches de concombre, œuf dur en rondelles, quelques gouttes de vinaigrette (huile d'olive/vinaigre de vin).
3. **Wrap breton :** galette complète au sarrasin garnie de fondue de poireaux à la crème allégée, noix de pétoncles, estragon, roulée et coupée en deux.
4. **Club Tokyo :** pain de mie complet, tranches de tofu, graines de sésame, chou blanc émincé, quelques gouttes d'huile de sésame et de vinaigre de riz.
5. **Nordwich :** pain de seigle, fine couche de beurre, rondelles de radis noir ou blanc, filet de saumon cuit et émietté.

DE A À Z, VOTRE LISTE DE TOUS LES ALIMENTS

SANGLIER

NOTE DASH : **3**

▶ **COMMENTAIRE :** comme tous les gibiers, une viande présentant un bon rapport protéines/graisses, et côté lipides, un profil correct dans les différents acides gras. Méfiez-vous des sauces trop salées pour l'agrémenter.

 ## SARDINE

NOTE DASH : **5**

▶ **COMMENTAIRE :** comme tous les poissons, la sardine est un excellent choix pour une assiette Dash équilibrée. En plus, notre petite sardine est très bon marché, et comme c'est un petit poisson (et non un prédateur), elle n'a pas pu concentrer de polluants dans son corps. Pour finir, l'une des meilleures sources d'oméga 3, et un poisson qu'on mange en outre avec ses arêtes (si sardine en boîte) et avec sa peau (vitamine D).

SARRASIN

NOTE DASH : **4**

▶ **COMMENTAIRE :** cette céréale est l'une des meilleures, vu sous l'angle Dash : aussi nourrissante que le blé, mais très nettement plus riche en fibres et si pauvre en sel qu'elle fait partie de la courte liste des « happy few » autorisées dans les « régimes sans sel stricts ». En plus, c'est un bon « prébiotique », donc source de fibres utilisables par la flore intestinale comme « engrais » (alors que selon certaines études, le blé aurait, au contraire, tendance à plutôt malmener l'intestin). Il réduit le cholestérol, la glycémie (les diabétiques et les prédiabétiques devraient en consommer régulièrement), le risque de calculs biliaires et il possède une quantité non négligeable d'antioxydants et de magnésium (antistress et protecteur cardiaque). Il reste trop calorique pour obtenir un « 5 », mais un « 4 » est déjà particulièrement honorable dans sa catégorie. Consommez-le au naturel, en grains (à utiliser comme accompagnement, comme vous le feriez avec du riz par exemple, ou comme base de salade tiède ou froide). La farine de sarrasin, largement employée en crêperie pour les galettes salées, donne aussi de savoureuses galettes sucrées : remplacez les traditionnelles crêpes au froment par la même, mais au sarrasin, pour voir ? Alors, ce goût de noisette en plus, n'est-ce pas qu'il change tout ?

 SARRIETTE
NOTE DASH : **5**

▶ **COMMENTAIRE :** comme toutes les herbes aromatiques, la sarriette est vivement recommandée en programme Dash. Fraîche ou éventuellement surgelée, mais toujours nature. Oubliez la sarriette déshydratée.

SAUCES EN GÉNÉRAL (BÉCHAMEL, MAYONNAISE, BÉARNAISE, BBQ, AU FROMAGE...)
NOTE DASH : **1**

▶ **COMMENTAIRE :** d'une manière générale, méfiance, tant sur la quantité que sur les ingrédients. Misez plutôt sur un simple filet d'huile (olive, noisette, avocat), des herbes aromatiques, des épices...

SAUCE SOJA
NOTE DASH : **0**

▶ **COMMENTAIRE :** infiniment trop salée.

SAUCE TOMATE
NOTE DASH : **3** À **5**

▶ **COMMENTAIRE :** qu'entendez-vous par « sauce tomate » ? Un bocal de sauce tomate toute simple (aucun autre ingrédient, sauf éventuellement du basilic) ? Note = 3. Que de la tomate, et en sauce maison ? Note = 4. Que de la tomate et de l'ail ou de l'oignon, et du basilic ? Note = 5. C'est très bon ou c'est carrément au top, bravo ! Toutes les autres sauces tomate (avec du fromage, du sel, des additifs, de la viande hachée…) dégringolent dans votre estime.

SAUCISSE

NOTE DASH : **0**

▶ **COMMENTAIRE :** du sel et du gras. On oublie.

SAUCISSON

NOTE DASH : **0**

▶ **COMMENTAIRE :** trop gras, trop salé. Beaucoup trop !

SAUGE

NOTE DASH : **5**

▶ **COMMENTAIRE :** comme toutes les herbes aromatiques, la sauge est vivement recommandée en programme Dash. Fraîche ou éventuellement surgelée, mais oubliez la sauge déshydratée.

SAUMON

NOTE DASH : **4**

▶ **COMMENTAIRE :** comme tous les poissons, le saumon est un excellent choix pour une assiette Dash équilibrée. Préférez-le cru (carpaccio, tartare), cuit vapeur ou poché rapidement. Attention à la qualité. Le mieux : sauvage ou bio.

SCAROLE

NOTE DASH : **4**

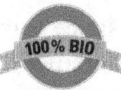

BIO INDISPENSABLE !

▶ **COMMENTAIRE :** la salade verte est toujours la bienvenue, même si compte tenu de la quantité avalée, elle n'apporte pas « grand-chose » côté nutriments. En revanche, attention à la sauce, qui peut vite devenir votre pire ennemie. Vinaigre, vinaigrettes maison light, poivre et herbes aromatiques doivent être vos réflexes.

SCONE

NOTE DASH : **0**

▶ **COMMENTAIRE :** un petit pain très très blanc, anglais, à l'index glycémique incroyablement élevé.

SEICHE

NOTE DASH : **4**

▶ **COMMENTAIRE :** une chair parfaite, comme pour ses cousins les autres céphalopodes (calmar, encornet, poulpe). Le tout est de ne pas la préparer en friture, mais il reste plein d'autres idées : à l'encre, à la romaine…

SEIGLE

NOTE DASH : **3**

▶ **COMMENTAIRE :** une bonne céréale, très riche en protéines mais surtout à choisir en cas de constipation chronique (elle est équipée en fibres spéciales « transit intestinal », pas toujours bien tolérées d'ailleurs). Il renferme une belle palette de minéraux, il est vraiment pas mal du tout ce seigle ! Un pain de caractère, en plus. C'est bon !

SEL

NOTE DASH : **1**

▶ **COMMENTAIRE :** quelle que soit sa forme, sa couleur (sel rose de l'Himalaya ou de tout autre couleur, venu des quatre coins du monde), sa taille (fin, gros…), sa qualité (fleur de sel, sel « bas de gamme »), il reste du sodium. Et même si certains apportent plus de calcium et de magnésium (sel marin), ils restent avant tout… du sel. Soit ce que l'on cherche précisément à limiter fortement dans le régime Dash. Pas question ici d'interdire la salière sur la table, nous ne sommes pas dans le cadre d'un régime strict désodé. Prenez juste conscience que dans bien des cas l'on

DE A À Z, VOTRE LISTE DE TOUS LES ALIMENTS

ajoute du sel machinalement, alors qu'on pourrait en réalité manger le plat tel quel, ou relevé autrement (poivre, paprika, curcuma, persil…).

SEMOULE

Voir « Blé » (p. 94).

SEMOULE AU LAIT (DESSERT)
NOTE DASH : **1**

▶ **COMMENTAIRE :** c'est un dessert, donc à consommer ponctuellement et avec modération.

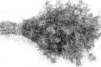

SERPOLET
NOTE DASH : **5**

▶ **COMMENTAIRE :** comme toutes les herbes aromatiques, le serpolet est vivement recommandé en programme Dash. Frais ou éventuellement surgelé, mais oubliez le serpolet déshydraté.

SIROP (GRENADINE, MENTHE, CASSIS…)
NOTE DASH : **0**

▶ **COMMENTAIRE :** du sucre, la plupart du temps aromatisé et coloré avec des additifs. Quel intérêt ?

SIROP D'AGAVE
NOTE DASH : **1**

▶ **COMMENTAIRE :** un sucre dit naturel, qui possède certes un index glycémique bas mais reste… du sucre. Il est très riche en fructose, donc on le consomme de toute façon avec parcimonie.

SIROP D'ÉRABLE
NOTE DASH : **2**

▶ COMMENTAIRE : un sucre dit naturel, qui possède certes un index glycémique bas mais reste… du sucre. Il est riche en antioxydants, et sa saveur est inimitable. On le consomme de toute façon avec parcimonie.

SMOOTHIE
NOTE DASH : **4**

▶ COMMENTAIRE : attention, la note 4 appelle une explication. Cette magnifique note ne s'applique qu'aux smoothies verts, c'est-à-dire aux boissons préparées avec une majorité de légumes et d'herbes, et une minorité (voire pas du tout) de fruits. Les « green smoothies » permettent en effet de consommer des jus encore équipés des fibres des végétaux (ce n'est pas le cas de la plupart des autres jus, qui ôtent les fibres justement) et de profiter ainsi de grands verres de minéraux et de pigments protecteurs, le tout pour un apport calorique très faible. En revanche, tous les smoothies 100 % fruits sont à éviter (trop caloriques, trop sucrés !), et ne parlons même pas des smoothies avec « boules de glace intégrée ».

SODA
NOTE DASH : **0**

▶ COMMENTAIRE : si vous deviez changer une seule chose dans votre alimentation, ce serait celle-ci = zéro soda, zéro jour de votre vie.

SOJA (ET TOFU, LAIT DE SOJA)
NOTE DASH : **2**

▶ COMMENTAIRE : les produits à base de soja sont digestes et intéressants sur un plan protéines. Pourquoi pas, surtout si vous êtes attiré par un mode de vie avec « moins de viande » : le tofu pourrait vous servir de support protéique lors de certains repas. Maintenant, une crème dessert chocolat au soja reste avant tout une crème dessert, donc un dessert, donc du sucre. Mollo.

DE A À Z, VOTRE LISTE DE TOUS LES ALIMENTS

SOLE

NOTE DASH : **4**

▶ **COMMENTAIRE** : comme tous les poissons maigres, la sole est un excellent choix pour une assiette Dash équilibrée.

SORBET

NOTE DASH : **1**

▶ **COMMENTAIRE** : les sorbets du commerce sont globalement trop sucrés. Faites-le vous-même, à la maison, plutôt dans un esprit granité (= peu voire pas de sucre) que dans l'espoir d'obtenir de belles boules rondes de sorbet.

SOUFFLÉ

NOTE DASH : **1**

▶ **COMMENTAIRE** : généralement plutôt un peu trop gras et salé/sucré.

SOUPES EN GÉNÉRAL

Voir « Potage » (p. 177).

SPÉCULOOS

NOTE DASH : **0** À **1**

▶ **COMMENTAIRE** : du beurre, du sucre, du sel, et accessoirement un peu de farine. Hors Dash, tout ça !

STEAK/STEAK HACHÉ

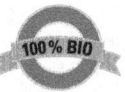

NOTE DASH : **2**

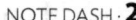

BIO INDISPENSABLE OU TRAÇABILITÉ PARFAITE (ÉLEVAGE ARTISANAL) !

▶ **COMMENTAIRE** : de la viande « de base » qui peut être très recommandable et sans reproche, si elle est de bonne qualité, donc achetée chez un boucher. Il s'agit alors d'en manger assez rarement et en faible quantité, mais pourquoi s'en priver dans ce cas ?

SUCRE

NOTE DASH : **0**

▶ **COMMENTAIRE** : faites comme nous, n'achetez plus de sucre, vous n'en utiliserez plus, c'est aussi simple que ça. Et dans votre thé, café, yaourt, sur vos fraises, pourquoi ajouter du sucre ? POURQUOI ?

SURIMI

NOTE DASH : **0**

▶ **COMMENTAIRE** : une source de protéines marines de médiocre qualité, trop salée et le plus souvent même sucrée (si, si, regardez bien la composition sur l'étiquette !), avec colorant intégré. La totale.

SUSHI

NOTE DASH : **3**

▶ **COMMENTAIRE** : pas mal, mais si vous retirez le riz, ça devient donc un sashimi et c'est encore mieux, dans ce cas vous gagnez un point pour atteindre 4 !

T

TABOULÉ

NOTE DASH : **3** À **4**

▶ **COMMENTAIRE** : si nous parlons du taboulé à base de semoule de blé, c'est pas mal mais attention, dense en énergie, calories, glucides, donc à consommer avec modération. Une petite portion dans une grande assiette remplie par ailleurs de crudités semble raisonnable. S'il s'agit du taboulé à base de persil (le typique d'origine), il obtient une meilleure note car moins glucidique et bourré d'herbes aromatiques. Dans tous les cas, on n'en mange pas tant que cela par portion.

TACOS
NOTE DASH : **2**

▶ **COMMENTAIRE :** sans grand intérêt, ces galettes de maïs un peu dures que l'on charge de garniture, comme nos sandwiches. Leur index glycémique est malheureusement très élevé. D'un autre côté, elles sont fines, légères et très digestes (sur ce plan elles battent le pain à plate couture pour ceux qui ont du mal à le digérer), et si on les garnit de légumes et de protéines maigres (poulet…), ce n'est pas un si mauvais choix après tout !

TAJINE
NOTE DASH : **1** à **4**

▶ **COMMENTAIRE :** attention, un tajine est souvent très salé, très sucré, très calorique. Mais ça, c'est pour la plupart des tajines gourmands commandés au restaurant. Le tajine désignant aussi tout simplement un plat où l'on fait mijoter des aliments à l'étouffée, il peut en sortir quelque chose de très léger, dénué de sucre et de sel. Dans ce cas, c'est plutôt à la maison que ça se passe !

TAPIOCA

Voir « Manioc » (p. 154).

TARAMA
NOTE DASH : **0**

▶ **COMMENTAIRE :** une mine de gras, de sel et (pour les pots roses), de colorant synthétique. Pas de ça à la maison Dash !

TARTARE (VIANDE CRUE)
NOTE DASH : **3**

▶ **COMMENTAIRE :** qu'elle soit crue ou cuite, la viande est un aliment intéressant, bon fournisseur de protéines, de fer (en général), de vitamine B12. Si vous la consommez crue, une vigilance absolue est de rigueur pour ce qui est de la provenance et de la fraîcheur bien entendu. N'oubliez pas que la cuisson détruit les microbes, c'est une garantie sanitaire indéniable.

TARTE SALÉE
NOTE DASH : **1**

▶ **COMMENTAIRE** : celles du commerce sont trop salées. À la maison, vous pouvez très bien préparer une tarte salée… peu salée ! À base de légumes, bien sûr…

TARTE SUCRÉE
NOTE DASH : **1**

▶ **COMMENTAIRE** : souvent, elles sont trop sucrées, surtout si vous les achetez toutes prêtes. En boulangerie notamment (et en grande surface bien sûr), ils ajoutent souvent du sucre pour « faire briller ». Mais rien ne vous empêche de faire à la maison des tartes sucrées… sans sucre ajouté, par exemple juste avec des pommes réparties sur la pâte. Et même, qui vous empêche de faire des tartes sans pâtes ?

TARTIFLETTE
NOTE DASH : **0**

▶ **COMMENTAIRE** : une montagne de fromage fondu sur des oignons frits et des lardons, et de la crème ! Impensable !

TERRINE
NOTE DASH : **0** à **4**

▶ **COMMENTAIRE** : à la maison, une terrine, c'est comme une soupe ou un sandwich, on ne peut la juger qu'à ce qu'il y a dedans. Il y a moyen de préparer quelque chose de magnifique, très « vert », avec des tas de légumes, des strates magnifiques, une translucidité fascinante. Et en dessert, il n'y a pas plus léger qu'une terrine de fruits. Dans le commerce, c'est en général une autre histoire : trop salée, forcément, et trop grasse, presque toujours (sinon, les terrines sont allégées à renfort d'additifs,

DE A À Z, VOTRE LISTE DE TOUS LES ALIMENTS

guère plus enviables), c'est plus que moyen. On ne parle pas de terrines campagnardes évidemment, 100 % charcuterie et donc hyper-salées.

THÉ

NOTE DASH : **4**

▶ **COMMENTAIRE :** une superbe boisson santé, riche en polyphénols très divers et protecteurs, qui ne remplace toutefois pas l'eau. Restreignez-vous à 2 ou 3 tasses maximum chaque jour. Et sans sucre, ni faux sucre, ni lait. Privilégiez le thé bio, pour ne pas vous retrouver avec une tasse de pesticides. Évitez les thés aromatisés (aux fruits rouges, au caramel…), ils le sont la plupart du temps à l'aide d'additifs de synthèse, souvent indigestes en plus.

THON

NOTE DASH : **1** À **3**

▶ **COMMENTAIRE :** manger du poisson, c'est bon. Le thon, c'est une moins bonne idée, car non seulement il s'agit d'un prédateur, donc il peut concentrer dans sa chair des polluants (notamment des métaux lourds) récupérés au fil de ses repas, en consommant lui-même des poissons plus petits et également contaminés. Mais en plus, certains sont menacés d'extinction. C'est le cas principalement du thon rouge, et peut-être bientôt des thons jaune et blanc (Albacore, germon). On évite surtout le premier, et on consomme avec modération ces deux derniers, donc.

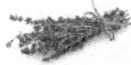

THYM

NOTE DASH : **5**

▶ **COMMENTAIRE :** le thym est une superbe herbe aromatique, à utiliser sans modération dans les plats salés, les desserts, ou tout simplement pour faire infuser. Sans sucre, dans ce dernier cas, bien sûr !

TIRAMISU
NOTE DASH : **1**

▶ **COMMENTAIRE** : un dessert gras et sucré, donc à réserver aux occasions exceptionnelles.

TISANE, INFUSION
NOTE DASH : **5**

▶ **COMMENTAIRE** : excellent réflexe Dash pour consommer autre chose que de l'eau sans pour autant avaler la moindre calorie (à condition de ne pas sucrer, bien sûr). Et naturellement, l'on profite pleinement des vertus des plantes infusées, à choisir selon ses besoins ou le moment de la journée. Par exemple du romarin le matin, stimulant ; de la menthe ou de la verveine dans la journée, tonifiantes et digestives ; de la fleur d'oranger et du tilleul le soir, pour favoriser le sommeil. Privilégiez les plantes bio, pour ne pas vous retrouver avec une tasse de pesticides. Rien n'empêche de préparer une tisane avec un brin de plante fraîche que vous venez de prélever dans le jardin ou dans un pot sur votre rebord de fenêtre : ce sont les meilleures !

TOMATE
NOTE DASH : **5**

▶ **COMMENTAIRE** : considérée comme un « légume vert » (bien qu'il s'agisse d'un fruit !) la tomate est un très bon aliment Dash, dénuée de graisse, de sodium, et de tout ce qui pourrait entraver sa progression vers la plus haute note de ce classement. Crue, mangez-la « au poivre » (plutôt qu'au sel) et parée d'herbes aromatiques. Cuite, elle se fait douce et fondante à souhait.

TOMATE FARCIE
NOTE DASH : **2**

▶ **COMMENTAIRE :** la tomate, c'est parfait. La farce, généralement moins, car à base de chair à saucisse (trop salée donc) ou de viande (de qualité rarement optimale). À moins, encore une fois, de la préparer vous-même à la maison, car, dans ce cas, c'est vous qui choisissez les ingrédients de la farce, cela va sans dire.

TOMATE SÉCHÉE
NOTE DASH : **0**

▶ **COMMENTAIRE :** trop salée.

TOPINAMBOUR
NOTE DASH : **3**

▶ **COMMENTAIRE :** 3,5 grammes d'inuline pour 20 grammes, qui dit mieux côté prébiotiques ? En soupe, velouté, purée… c'est bon. Et plus digeste, car mixer les fibres de ce vénérable tubercule rendra un fier service à votre tube digestif.

TOMME
NOTE DASH : **1**

▶ **COMMENTAIRE :** un petit morceau de tomme (30 grammes) de temps en temps, d'accord. Une tomme entière à dévorer en 3 jours, non ! Comme tous les autres fromages, elle est trop grasse et trop salée pour figurer chaque jour à votre table.

TRAVERS DE PORC
NOTE DASH : **0**

▶ **COMMENTAIRE :** trop gras, trop salé.

TRIPES

NOTE DASH : **2**

▶ **COMMENTAIRE :** ce sont des abats, certes, mais un peu à part car maigres, peu caloriques et même, peu salés. Après, tout dépend de la façon de les préparer et, souvent, les choses se gâtent dans la sauce. En tout cas, les tripes restent « de la viande » c'est-à-dire un aliment acidifiant, qu'il faut forcément compenser par des légumes verts afin de rétablir un bon équilibre acido-basique.

TRUFFE (CHAMPIGNON)

NOTE DASH : **2**

▶ **COMMENTAIRE :** superbe aliment évidemment, mais pas à la portée de toutes les bourses. On l'utilise en si petite quantité que ce ne sont pas ses qualités nutritionnelles (bien réelles) qui nous intéressent, mais le fait que son arôme puissant remplace tout le sel et le gras du monde, et c'est en quoi la truffe est un « bon aliment Dash »… si vous en avez dans votre jardin !

TRUFFE AU CHOCOLAT

NOTE DASH : **0** À **1**

▶ **COMMENTAIRE :** du sucre, du sel, du gras… bref, une douceur, quoi.

TRUITE

NOTE DASH : **4**

▶ **COMMENTAIRE :** comme tous les poissons, la truite est un bon choix Dash.

TURBOT

NOTE DASH : **4**

▶ **COMMENTAIRE :** comme tous les poissons, la truite est un bon choix Dash.

V

VACHERIN (FROMAGE)

NOTE DASH : **1**

▶ COMMENTAIRE : évidemment beaucoup trop gras et beaucoup trop salé. Mettons une fois dans l'année à Noël !

VACHERIN (DESSERT)

NOTE DASH : **0**

▶ COMMENTAIRE : évidemment beaucoup trop sucré.

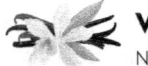

VANILLE

NOTE DASH : **5**

▶ COMMENTAIRE : superbe joker santé, comme toutes les épices, ne serait-ce que parce qu'elle remplace avec brio le sucre. En gousse ou en extrait, c'est parfait ! Ne confondez pas avec le « sucre vanillé » qui est donc du sucre avec un additif. Rien à voir !

VEAU

NOTE DASH : **3**

▶ COMMENTAIRE : une bonne viande Dash, maigre et très pauvre en sel. À vous de ne pas tout gâcher avec une préparation inappropriée.

VELOUTÉ (DE LÉGUMES, DE CHAMPIGNONS…)

NOTE DASH : **4**

▶ COMMENTAIRE : une excellente notre si votre velouté est maison, peu salé et peu gras. Nettement moins bien s'il est « tout prêt » (vous n'avez aucune idée de comment il a été fait, ou seulement une lointaine), et carrément un cancre si votre velouté est déshydraté, c'est-à-dire une mine de sel et d'additifs vraiment exécrables.

VIANDE EN GÉNÉRAL

NOTE DASH : **0** À **3**

▶ **COMMENTAIRE** : un bon aliment, notamment pour les apports en protéines, en fer, en sélénium, en vitamine B12. Tout l'enjeu Dash réside dans le type de viande, d'élevage, de cuisson, de préparation, d'accompagnement...

VINAIGRE

NOTE DASH : **4**

▶ **COMMENTAIRE** : parfait pour cuisiner (déglaçage...) et indispensable pour de nombreuses sauces (vinaigrette...). Préférez le vinaigre de vin « tout simple » aux balsamiques et autres vinaigres « sucrés », déjà nettement plus caloriques et souvent nantis d'additifs indésirables (type caramel).

VINAIGRETTE

NOTE DASH : **0** À **3**

▶ **COMMENTAIRE** : le meilleur côtoie le pire. Un bon aliment Dash si vous la faites vous-même avec une bonne huile, peu de sel (voire pas du tout) et sans moutarde (trop salée). À vous de la customiser à l'infini, avec des herbes aromatiques, des épices ou des huiles essentielles par exemple. Un mauvais aliment si elle est trop salée, ou industrielle (additifs, sel, mauvais gras, sucre).

VOLAILLE (EN GÉNÉRAL)

NOTE DASH : **3**

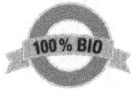

BIO INDISPENSABLE OU TRAÇABILITÉ PARFAITE !

▶ **COMMENTAIRE** : la volaille en général est une « bonne viande », à condition de la choisir de qualité et de ne pas l'accompagner de sauce grasse, salée ou, pire, sucrée/salée.

VOL-AU-VENT

NOTE DASH : **0**

▶ **COMMENTAIRE** : gras et salé. Dommage, c'est bon !

Y

YAOURT

NOTE DASH : **3**

▶ **COMMENTAIRE** : bien, comme les fromages blancs et autres fromages frais. Nature ! Sans sucre ni « aux fruits » ! Encore moins « aromatisé » !

YAOURT DE SOJA

NOTE DASH : **3**

▶ **COMMENTAIRE** : pourquoi pas, pour changer du yaourt ?

YAKITORI

NOTE DASH : **0** À **1**

▶ **COMMENTAIRE** : une brochette de viande sucrée-salée. Et caramélisée. Bof !

Z

ZESTE

NOTE DASH : **4**

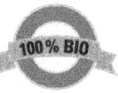

BIO INDISPENSABLE

▶ **COMMENTAIRE** : la peau extérieure des agrumes (citron, citron vert, clémentine, orange…) est un excellent joker Dash. Comme tous les autres aromates, il procure de la saveur sans avoir besoin de recourir au sucre ou au gras (ou en tout cas permet d'en réduire nettement les quantités). Veillez à bien utiliser des fruits bio, ou au moins à plonger 2 fois de suite, rapidement, dans l'eau bouillante les zestes pour les « nettoyer » au maximum de résidus de pesticides.

VOS RECETTES DASH

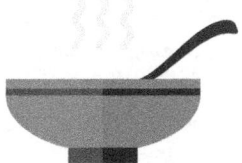

MES SOUPES PLEINES DE GOÛTS

MES SOUPES PLEINES DE GOÛTS

GASPACHO ORIGINAL

ANTICHOLESTÉROL, RÉGIME MÉDITERRANÉEN, SANS GLUTEN

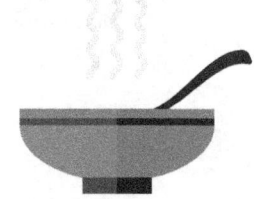

Pour 4 personnes
Préparation : 10 minutes
Cuisson : 30 secondes

INGRÉDIENTS

1 kg de tomates ; 2 gousses d'ail ; ½ oignon blanc doux ; ½ concombre ; ½ poivron rouge ; ½ poivron vert ; quelques pincées de piment d'Espelette ; 4 c. à s. d'huile d'olive ; 3 c. à s. de vinaigre de Xérès.

PRÉPARATION

① Pelez et coupez en morceaux l'ail et l'oignon. Pelez le concombre, coupez-le en deux dans la longueur et éliminez les pépins. Épépinez les poivrons et détaillez la chair en morceaux.

② Plongez les tomates 30 secondes dans de l'eau bouillante de façon à les peler facilement, puis ôtez les pépins. Mettez la chair dans le bol d'un robot avec l'huile et le vinaigre. Mixez quelques instants. Ajoutez l'ail, l'oignon, le concombre, les poivrons et le piment. Mixez à nouveau, jusqu'à ce que le mélange soit lisse. Placez au frais jusqu'au moment de servir.

L'ASTUCE DASH MAGIQUE

Il vous reste des tomates qui commencent à trop mûrir ? Cette recette est parfaite pour ne pas les gâcher.

GASPACHO DE BETTERAVES À L'ANETH

SUPER-ANTIOXYDANT, SANS GLUTEN

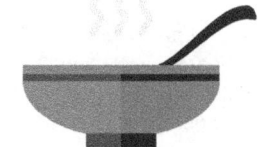

Pour 4 personnes
Préparation : 5 minutes
Sans cuisson

INGRÉDIENTS

2 betteraves cuites ; 10 cl de crème de soja (ou de crème allégée à 8 %) ; 1 c. à s. d'aneth ciselé ; poivre.

PRÉPARATION

1. Épluchez les betteraves, coupez-les en morceaux et mixez-les avec la crème jusqu'à obtenir un mélange lisse.
2. Incorporez l'aneth, poivrez et placez au frais jusqu'au moment de servir.

L'ASTUCE DASH MAGIQUE

Servez ce gaspacho très frais. Au dernier moment, vous pouvez verser un trait de crème dans chaque bol pour créer un contraste de couleurs.

MES SOUPES PLEINES DE GOÛTS

MES SOUPES PLEINES DE GOÛTS

GASPACHO DE PETITS POIS

ANTIGRIGNOTAGES, SANS GLUTEN

Pour 4 personnes
Préparation : 5 minutes
Cuisson : 15 minutes
Réfrigération : 1 heure

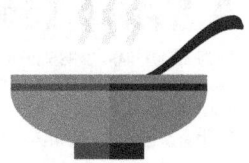

INGRÉDIENTS

750 g de petits pois extrafins (frais ou surgelés) ; 1 c. à s. de ciboulette ciselée ;
¼ de c. à c. de piment d'Espelette ; 10 cl de crème de soja (ou allégée à 8 %).

PRÉPARATION

① Chauffez 1 litre d'eau dans une cocotte. Ajoutez les petits pois (encore surgelés si c'est le cas), portez à ébullition et faites cuire 15 minutes sur feu doux.

② Égouttez les petits pois à l'aide d'une écumoire puis mixez-les avec la crème. Ajoutez peu à peu du bouillon, de façon à obtenir une préparation onctueuse. Laissez refroidir puis placez au réfrigérateur 1 heure environ. Parsemez de ciboulette ciselée et de piment d'Espelette.

L'ASTUCE DASH MAGIQUE

Pour une texture parfaitement lisse, passez la préparation au tamis de façon à éliminer les peaux. Bien sûr, pas de petits pois en conserve : ils sont généralement salés ET additionnés d'un peu de sucre.

SOUPE DE POISSONS

PROTÉINÉE, COUPE-FAIM, SANS GLUTEN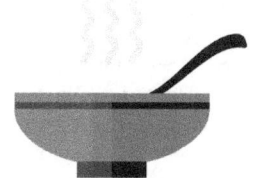

Pour 4 personnes
Préparation : 10 minutes
Cuisson : 25 minutes

INGRÉDIENTS

300 g de poisson blanc (merlan, colin, cabillaud…) ; 200 g de saumon ; 1 blanc de poireau ; 2 oignons ; 6 tomates ; 2 gousses d'ail ; 2 feuilles de laurier ; 2 c. à s. d'huile d'olive ; 1 pointe de couteau de piment de Cayenne ; poivre.

PRÉPARATION

1. Pelez et émincez l'ail et les oignons. Détaillez le blanc de poireau en rondelles. Chauffez l'huile dans une cocotte et faites revenir les légumes 5 minutes en remuant. Ajoutez le piment, un peu de poivre et le laurier, puis les tomates coupées en quartiers et épépinez et 50 cl d'eau. Faites cuire 10 minutes, puis ajoutez les morceaux de poisson et faites cuire encore 10 minutes.
2. Ôtez le laurier, mixez le tout.

L'ASTUCE DASH MAGIQUE

Servez cette soupe avec des croûtons aillés : taillez un de nos pains sans sel (recettes p. 237 à 240) en tranches épaisses puis frottez-les avec ½ gousse d'ail. Coupez-les en cubes, mettez-les dans un bol avec un filet d'huile d'olive et des herbes de Provence et mélangez délicatement pour bien les enrober. Étalez-les sur une plaque à four recouverte de papier sulfurisé et faites dorer en les retournant régulièrement, jusqu'à ce qu'ils soient croustillants.

MES SOUPES PLEINES DE GOÛTS

VELOUTÉ D'ASPERGES

DIURÉTIQUE, RÉMINÉRALISANT, SANS GLUTEN

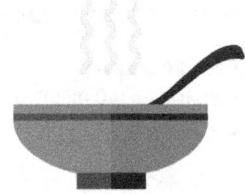

Pour 4 personnes
Préparation : 10 minutes
Cuisson : 15 à 20 minutes
Réfrigération : 2 heures

INGRÉDIENTS

400 g d'asperges vertes (surgelées) ; 1 courgette ; 15 cl de crème de soja ou allégée à 8 % ; 1 c. à s. d'estragon ciselé ; poivre.

PRÉPARATION

1. Épluchez les asperges (pas besoin si elles sont surgelées), ôtez les extrémités de la courgette. Coupez en morceaux et faites cuire le tout à l'eau bouillante 15 à 20 minutes, jusqu'à ce que les légumes soient bien tendres.
2. Égouttez-les à l'aide d'une écumoire puis mixez-les finement avec la crème et le poivre. Complétez avec un peu de bouillon de cuisson, de façon à obtenir une préparation lisse et onctueuse. Parsemez d'estragon au moment de servir.

L'ASTUCE DASH MAGIQUE

Pour une fois, pas besoin de faire attention à ne pas abîmer les pointes d'asperges. Cassées ou pas cassées, pas grave, vous allez les mixer !

VELOUTÉ DE CAROTTES AUX ÉPICES

BONNE MINE, SUPER-ANTIOXYDANT, SANS GLUTEN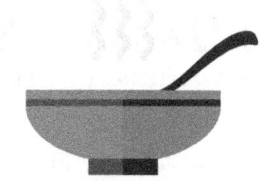

Pour 4 personnes
Préparation : 5 minutes
Cuisson : 30 minutes

INGRÉDIENTS

600 g de carottes ; 2 oignons ; ½ c. à c. de gingembre en poudre ; ½ c. à c. de cannelle ; 1 c. à c. de cumin en poudre ; 2 c. à s. d'huile d'olive ; 20 cl de lait de soja.

PRÉPARATION

1. Épluchez les carottes et coupez-les en rondelles. Pelez et émincez les oignons.
2. Chauffez l'huile dans une cocotte, faites revenir les oignons avec les épices pendant 2 minutes, en mélangeant avec une cuillère en bois. Ajoutez les carottes, versez 75 cl d'eau, le lait et laissez mijoter 30 minutes environ sur feu très doux.
3. Mixez le tout et servez dans des bols.

L'ASTUCE DASH MAGIQUE

Parsemez les veloutés de graines de cumin, doucement chauffées quelques minutes dans une poêle antiadhésive, pour faire ressortir leurs saveurs et les rendre légèrement craquantes.

MES SOUPES PLEINES DE GOÛTS

MES SOUPES PLEINES DE GOÛTS

VELOUTÉ DE CHOU-FLEUR AUX GRAINES GERMÉES

ANTICANCER, EXTRA-LIGHT, SANS GLUTEN

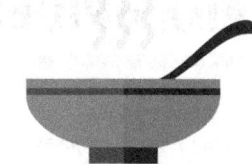

Pour 4 personnes
Préparation : 5 minutes
Cuisson : 15 minutes

INGRÉDIENTS

600 g de fleurettes de chou-fleur ; 40 cl de lait de soja ; 1 oignon ; 4 belles pincées de graines germées (au choix) ; poivre.

PRÉPARATION

1. Pelez l'oignon, coupez-le en deux. Faites-le cuire avec les fleurettes de chou-fleur 15 minutes à l'eau bouillante.
2. Égouttez le chou-fleur et l'oignon à l'aide d'une écumoire, mixez-les avec le lait, poivrez. Servez dans des bols et déposez une petite pincée de graines germées sur chacun.

L'ASTUCE DASH MAGIQUE

Les graines germées se trouvent en barquettes, au rayon frais des magasins bio, et de certains supermarchés. On peut aussi les faire pousser soi-même dans un germoir, dans la cuisine. C'est facile ! Pensez toujours à les rincer à l'eau fraîche avant de les consommer.

VELOUTÉ DE PANAIS AUX AMANDES EFFILÉES

ANTIGRIGNOTAGES, BON POUR LE TRANSIT, SANS GLUTEN

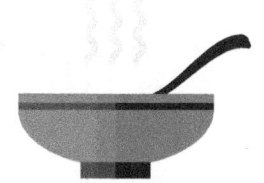

Pour 4 personnes
Préparation : 10 minutes
Cuisson : 20 minutes

INGRÉDIENTS

400 g de panais ; 200 g de châtaignes (surgelées) ; 10 cl de lait de soja ou demi-écrémé ; 2 c. à s. d'amandes effilées ; ½ c. à c. de muscade.

PRÉPARATION

1. Épluchez les panais, coupez-les en morceaux et faites-les cuire avec les châtaignes, 20 minutes environ à l'eau bouillante.
2. Égouttez-les à l'aide d'une écumoire, mixez-les avec le lait et la muscade, puis ajoutez un peu de bouillon de façon à obtenir la consistance désirée.
3. Chauffez les amandes quelques instants dans une poêle antiadhésive, sans les laisser noircir. Servez le velouté dans des bols et parsemez d'amandes effilées.

L'ASTUCE DASH MAGIQUE

Les châtaignes doivent être bien tendres, c'est pourquoi il ne faut pas hésiter à les faire cuire un peu plus longtemps si vous trouvez qu'elles sont encore un peu fermes.

MES SOUPES PLEINES DE GOÛTS

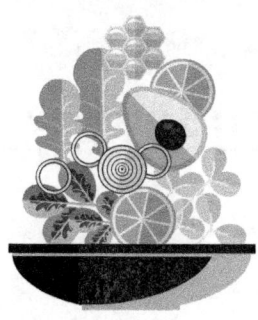

MES ENTRÉES SUPER-PUNCHY

CAVIAR DE COURGETTES

ANTICHOLESTÉROL, SANS GLUTEN

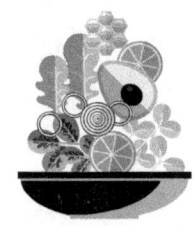

Pour 4 personnes
Préparation : 10 minutes
Cuisson : 10 à 15 minutes

INGRÉDIENTS

2 courgettes ; 2 gousses d'ail ; 2 c. à s. d'huile d'olive ; 2 c. à c. de persil ciselé ; 1 c. à c. de cumin ; 1 c. à c. de paprika ; poivre.

PRÉPARATION

(1) Rincez les courgettes, éliminez les extrémités et coupez-les en dés. Pelez et pressez l'ail. Chauffez l'huile dans une poêle, faites revenir les courgettes avec l'ail, le cumin, le paprika et du poivre.

(2) Laissez cuire 10 à 15 minutes, jusqu'à ce que le liquide soit évaporé. Incorporez le persil et laissez refroidir.

L'ASTUCE DASH MAGIQUE

Servez ce caviar très frais, après passage au réfrigérateur.

MES ENTRÉES SUPER-PUNCHY

CHOU ROUGE AUX POMMES

SUPER-ANTIOXYDANT, SANS GLUTEN

Pour 4 personnes
Préparation : 10 minutes
Sans cuisson

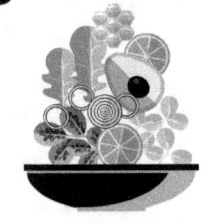

INGRÉDIENTS

½ chou rouge ; 1 pomme rouge ; 1 échalote ; 2 c. à s. d'huile de noix ; 3 c. à s. de vinaigre de cidre ; 2 c. à s. de noisettes concassées ; poivre maniguette.

PRÉPARATION

1. Rincez le chou rouge, coupez-le en deux et retirez le cœur. Détaillez chaque quartier en fines lanières ou râpez-les dans un robot. Pelez et émincez l'échalote.
2. Rincez la pomme, coupez-la en quartiers, ôtez le cœur et recoupez-les en cubes. Ajoutez-les au chou ainsi que l'échalote. Fouettez l'huile avec le vinaigre et le poivre, versez sur le chou.
3. Au moment de servir, chauffez les noisettes dans une poêle antiadhésive (sans les laisser noircir) et parsemez-les sur le chou.

L'ASTUCE DASH MAGIQUE

Vous pouvez remplacer les noisettes par des éclats de noix, et le vinaigre de cidre, par du vinaigre de vin rouge. Le poivre maniguette se trouve en épiceries fines ou sur Internet. À défaut, utilisez du poivre noir, mais toujours fraîchement moulu.

MES ENTRÉES SUPER-PUNCHY

CRUDITÉS RÂPÉES

COUPE-FAIM, BONNES POUR LES GENCIVES ET LES DENTS, SANS GLUTEN

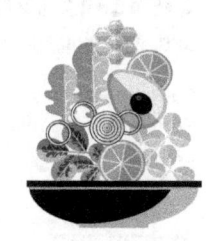

Pour 4 personnes
Préparation : 10 minutes
Sans cuisson

INGRÉDIENTS

2 carottes ; ¼ de boule de céleri-rave ; 1 c. à s. d'huile de noix ; 1 citron ; 1 c. à s. de ciboulette ciselée ; 4 noix ; poivre.

PRÉPARATION

① Épluchez et râpez les carottes et le céleri. Cassez les noix, récupérez les éclats.
② Mélangez l'huile avec la ciboulette, du poivre et le jus du citron. Arrosez-en les légumes, mélangez et parsemez d'éclats de noix au moment de servir.

L'ASTUCE DASH MAGIQUE

À la place de l'huile de noix, vous pourrez utiliser de l'huile d'olive, et remplacer les noix par des graines de courge (non salées).

MES ENTRÉES SUPER-PUNCHY

DIP D'ARTICHAUT

BON POUR LE TRANSIT ET LA FLORE INTESTINALE, SANS GLUTEN

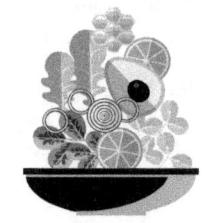

Pour 4 personnes
Préparation : 10 minutes
Cuisson : 20 minutes

INGRÉDIENTS

500 g de fonds d'artichauts surgelés ; 3 c. à s. d'huile d'olive ; 3 c. à s. de jus de citron ; 1 c. à s. de ciboulette ciselée ; poivre.

PRÉPARATION

1. Faites cuire les fonds d'artichauts 20 minutes environ à l'eau bouillante. Ils doivent être bien tendres quand on les pique avec la pointe d'un couteau. Égouttez-les et mixez-les avec l'huile, le jus de citron et du poivre.
2. Ajoutez la ciboulette, laissez refroidir et placez au réfrigérateur jusqu'au moment de servir.

L'ASTUCE DASH MAGIQUE

Prenez bien des fonds d'artichauts surgelés, qui, une fois cuits à l'eau, seront beaucoup plus tendres que des fonds d'artichauts en boîte. Et surtout, ils ne seront pas salés !

MES ENTRÉES SUPER-PUNCHY

FÈVES À L'ORIENTALE

BONNES POUR LE TRANSIT, SANS GLUTEN

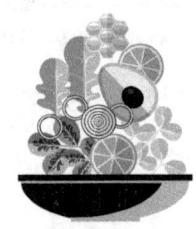

Pour 4 personnes
Préparation : 3 minutes
Cuisson : 25 minutes

INGRÉDIENTS

800 g de fèves pelées surgelées ; 4 tomates ; 1 c. à c. de graines de cumin ; 1 c. à s. d'huile d'olive ; poivre.

PRÉPARATION

① Faites cuire les fèves 10 minutes à la vapeur. Coupez la chair des tomates en petits dés, éliminez les pépins. Chauffez l'huile dans une cocotte avec le cumin, remuez puis ajoutez les tomates. Poivrez et laissez mijoter 5 minutes environ sur feu doux.

② Ajoutez les fèves, mélangez délicatement et faites cuire encore 10 minutes. Laissez refroidir puis placez au réfrigérateur jusqu'au moment de servir.

L'ASTUCE DASH MAGIQUE

Si vous achetez des fèves fraîches au marché, au printemps, prenez-en 1 kg (poids avant épluchage).

SALADE D'ENDIVES À LA POIRE

SPÉCIAL MÉMOIRE, SANS GLUTEN

Pour 4 personnes
Préparation : 5 minutes
Sans cuisson

INGRÉDIENTS

2 endives ; 1 poire bien mûre ; 1 pincée de curry en poudre ; 3 c. à s. d'huile de noix ; 3 c. à s. de vinaigre balsamique ; ½ citron.

PRÉPARATION

1. Fouettez l'huile, le vinaigre et le curry dans un saladier. Pelez la poire, ôtez les pépins et coupez-la en fins quartiers. Mettez-les dans le saladier et arrosez de jus de citron pour leur éviter de noircir.
2. Éliminez les feuilles extérieures des endives, émincez-les finement et ajoutez-les au saladier, puis mélangez délicatement avec la vinaigrette.

L'ASTUCE DASH MAGIQUE

Vérifiez bien que votre curry est composé à 100 % d'épices : certains mélanges renferment pas mal de sel. Attention aussi à la composition du balsamique si vous êtes sans gluten.

MES ENTRÉES SUPER-PUNCHY

SALADE DE BROCOLI AUX AMANDES

PROTECTION CANCER, SANS GLUTEN

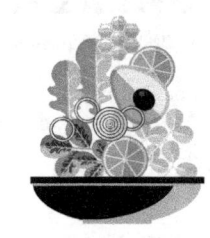

Pour 4 personnes
Préparation : 15 minutes
Cuisson : 15 minutes

INGRÉDIENTS

800 g de fleurettes de brocoli ; 2 c. à s. d'huile d'olive ; 4 c. à s. de vinaigre de vin ;
2 c. à s. d'amandes effilées ; poivre.

PRÉPARATION

1. Dorez les amandes quelques minutes dans une poêle antiadhésive, sans les laisser noircir.
2. Faites cuire les fleurettes de brocoli 10 minutes à la vapeur.
3. Fouettez l'huile avec le vinaigre et du poivre. Mettez le brocoli dans un saladier, ajoutez la vinaigrette et les amandes. Mélangez délicatement et servez frais.

L'ASTUCE DASH MAGIQUE

Si vous aimez les saveurs sucrées-salées, vous pouvez remplacer le vinaigre par du jus d'orange.

SALADE OMÉGA 3 & 9 DE FENOUIL AU SAUMON

SPÉCIAL MÉMOIRE, PROTECTION CÉRÉBRALE, SANS GLUTEN

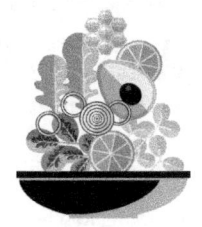

Pour 4 personnes
Préparation : 10 minutes
Sans cuisson

INGRÉDIENTS

1 pavé de saumon, cuit et froid ; 1 fenouil ; 1 concombre ; ½ oignon rouge ; 2 c. à s. d'huile d'olive ; 1 citron ; poivre.

PRÉPARATION

1. Rincez les légumes et séchez-les. Coupez le concombre en rondelles, ôtez les premières côtes du fenouil et émincez finement le bulbe. Pelez et émincez l'oignon.
2. Détachez le poisson en morceaux, mélangez-le avec les légumes dans un saladier. Arrosez avec le jus du citron, l'huile, poivrez et mélangez délicatement.

L'ASTUCE DASH MAGIQUE

Une recette idéale pour recycler un reste de saumon. Cette salade sera meilleure après avoir mariné un peu avec le jus de citron : n'hésitez pas à la préparer à l'avance.

MES ENTRÉES SUPER-PUNCHY

MES ENTRÉES SUPER-PUNCHY

SALADE DE HARICOTS VERTS À L'ESTRAGON

MINCEUR, PROTECTION CARDIAQUE, SANS GLUTEN

Pour 4 personnes
Préparation : 10 minutes
Cuisson : 10 minutes

INGRÉDIENTS

800 g de haricots verts ; 1 c. à c. d'estragon ciselé ; 2 c. à s. d'huile d'olive ; 4 c. à s. de vinaigre de vin blanc ; poivre.

PRÉPARATION

1. Faites cuire les haricots verts 10 minutes à l'eau bouillante salée. Égouttez, passez-les sous un filet d'eau froide, égouttez à nouveau.
2. Fouettez l'huile avec le vinaigre et l'estragon, poivrez. Versez sur les haricots et servez, tiède ou frais.

L'ASTUCE DASH MAGIQUE

Cette salade peut se servir telle quelle en entrée, mais elle accompagnera aussi très bien un pavé de poisson ou un blanc de volaille. Vous pouvez remplacer le vinaigre par du jus de citron.

SALADE DE MÂCHE AU KIWI ET AUX NOIX

PROTECTION CÉRÉBRALE, SUPER-TONUS, SANS GLUTEN

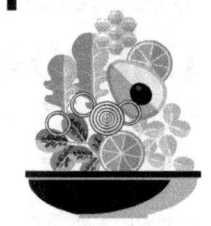

Pour 4 personnes
Préparation : 5 minutes
Sans cuisson

INGRÉDIENTS

2 poignées de mâche ; 2 kiwis ; 6 noix ; 2 c. à s. d'huile de noix ; 4 c. à s. de jus de citron jaune.

PRÉPARATION

① Cassez les noix et récupérez les éclats. Fouettez le jus de citron avec l'huile. Pelez les kiwis, coupez-les en dés.

② Mélangez dans un saladier avec la mâche et servez aussitôt.

L'ASTUCE DASH MAGIQUE

Une salade vitaminée et super-antioxydante. Vous pouvez remplacer les noix par des amandes (non salées).

MES ENTRÉES SUPER-PUNCHY

MES ENTRÉES SUPER-PUNCHY

SALADE DE QUINOA CROQUANTE

STOP-FAIM, SANS GLUTEN

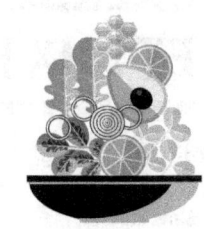

Pour 4 personnes
Préparation : 15 minutes
Cuisson : 10 à 15 minutes

INGRÉDIENTS

250 g de quinoa ; 2 carottes ; ½ oignon blanc ; 1 botte de radis ; 1 c. à s. de ciboulette ciselée ; 1 citron ; 3 c. à s. d'huile d'olive ; poivre.

PRÉPARATION

① Versez le quinoa dans 2 fois son volume d'eau froide, portez à ébullition et laissez cuire à feu doux 10 à 15 minutes. Égouttez et versez dans un saladier. Laissez refroidir.

② Pelez et émincez finement l'oignon. Épluchez les carottes et coupez-les en rondelles, aussi fines que possible. Coupez les queues et les radicelles des radis, rincez-les et séchez-les, puis taillez-les en rondelles à leur tour.

③ Pressez le citron dans un saladier. Fouettez avec l'huile d'olive, puis ajoutez les légumes, la ciboulette et le quinoa. Poivrez, mélangez et réservez au frais jusqu'au moment de servir.

L'ASTUCE DASH MAGIQUE

Transformez cette salade en plat complet, en lui ajoutant des dés de poulet.

SALADE DE ROQUETTE À LA NECTARINE

SUPER-ANTIOXYDANTE, BELLE PEAU, SANS GLUTEN

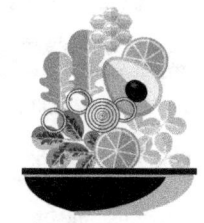

Pour 4 personnes
Préparation : 10 minutes
Sans cuisson

INGRÉDIENTS

4 nectarines jaunes ; 2 poignées de roquette ; 2 c. à s. de pignons de pin ; 1 c. à s. de basilic ciselé ; 2 c. à s. d'huile d'olive ; 3 c. à s. de vinaigre de cidre ; poivre.

PRÉPARATION

1. Rincez la roquette, essorez-la. Pelez les nectarines, coupez-les en deux, ôtez les noyaux et détaillez la chair en dés. Chauffez les pignons dans une poêle antiadhésive jusqu'à ce qu'ils dorent. Attention, ne les laissez pas noircir.
2. Fouettez l'huile avec le vinaigre et du poivre. Mélangez la roquette avec cette vinaigrette dans un saladier. Ajoutez le basilic et les dés de nectarines.
3. Mélangez délicatement, parsemez de pignons et servez aussitôt.

L'ASTUCE DASH MAGIQUE

Une salade délicieusement rafraîchissante, idéale en été. Vous pouvez remplacer les nectarines par des billes de melon ou des dés d'abricots.

MES ENTRÉES SUPER-PUNCHY

MES ENTRÉES SUPER-PUNCHY

TARTARE DE DAURADE À LA CORIANDRE

STOP-FAIM, EXTRA-LIGHT, SANS GLUTEN

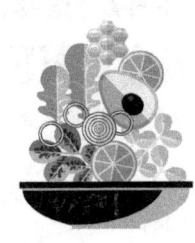

Pour 4 personnes
Préparation : 10 minutes
Cuisson : 1 minute
Réfrigération : 3 heures

INGRÉDIENTS

400 g de daurade ; 1 tomate ; 1 citron vert ; ¼ d'oignon rouge ; 1 c. à s. de coriandre ciselée ; poivre 5 baies.

PRÉPARATION

1. Rincez les filets de poisson et séchez-les délicatement avec un papier absorbant. Coupez-les en petits dés.
2. Prélevez deux bandes de zeste sur le citron vert préalablement lavé sous l'eau. Plongez-les dans une petite casserole d'eau bouillante pendant 30 secondes, égouttez, recommencez l'opération avec une eau propre puis égouttez à nouveau. Coupez en fines lanières.
3. Pressez le citron, mélangez le jus et les zestes avec le poisson ainsi que la coriandre et un peu de poivre. Couvrez et faites mariner 3 heures environ au réfrigérateur.
4. Détaillez la tomate en dés, ôtez les pépins. Pelez l'oignon rouge et émincez-le. Au moment de servir, parsemez le poisson de dés de tomate et d'oignon.

L'ASTUCE DASH MAGIQUE

Demandez à votre poissonnier des filets de poisson extra-frais, en lui précisant que vous le mangerez cru.

TERRINE DE SAUMON

PROTECTION CÉRÉBRALE, ÉQUILIBRE NERVEUX, SANS GLUTEN

Pour 4 personnes
Préparation : 10 minutes
Cuisson : 30 minutes

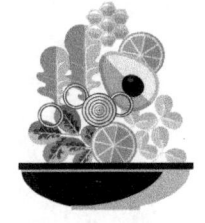

INGRÉDIENTS

400 g de saumon cuit et froid ; 4 œufs ; 2 c. à s. d'estragon ciselé ; 20 cl de crème de soja ; poivre ; huile pour la terrine.

PRÉPARATION

1. Préchauffez le four à 210 °C (th. 7). Cassez les œufs dans un saladier, fouet-tez-les avec la crème, l'estragon et du poivre. Ajoutez le saumon détaché en morceaux et mélangez.
2. Versez la préparation dans une terrine huilée et faites cuire 30 minutes. Laissez refroidir et démoulez sur un plat.

L'ASTUCE DASH MAGIQUE

Servez cette terrine coupée en tranches, avec une sauce au fromage blanc et à la roquette (voir p. 252). Pour l'apéritif, vous pourrez aussi la couper en cubes, que vous piquerez avec des piques à apéritif.

MES ENTRÉES SUPER-PUNCHY

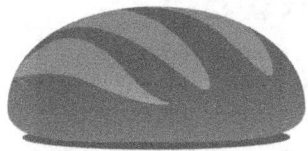

MES BASIQUES

MES BASIQUES

BISCOTTES NO SEL

SUPER-DIGESTES

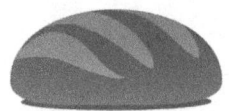

Pour 50 biscottes environ
Préparation : 20 minutes
Cuisson : 35 à 40 + 20 à 40 minutes
Repos : 2 h 15 + 24 heures

INGRÉDIENTS

500 g de farine ; 1 sachet de levure de boulanger déshydratée ; 30 g de sucre ;
1 œuf ; 30 g de lait en poudre ; 60 g de beurre mou ; 275 g d'eau à peine tiède.

PRÉPARATION

1. Dans un bol, délayez la levure avec la moitié de l'eau. Dans un saladier, mélangez la farine avec le sucre, le lait, le beurre et la levure délayée, puis le reste d'eau. Pétrissez 10 minutes environ, couvrez avec un torchon propre et laissez gonfler 45 minutes.
2. Pétrissez à nouveau la pâte, divisez-la en deux et mettez chaque pâton dans un moule à cake. Couvrez et laissez gonfler encore 1 h 30 environ.
3. Préchauffez le four à 210-240 °C (th. 7-8). Faites cuire les pains 35 à 40 minutes environ, en plaçant un ramequin d'eau dans le four.
4. Démoulez, mettez à refroidir sur une grille et laissez durcir 24 heures à l'air libre. Coupez les pains en tranches d'épaisseur régulière (8 mm environ) et étalez-les à plat, sans les faire se chevaucher, sur une plaque à four. Faites-les sécher par session de 10 minutes de chaque côté à 150 °C (th. 5), jusqu'à ce qu'elles soient dorées. Le temps dépend de votre four et de l'humidité du pain. Elles doivent être bien sèches et croustillantes. Laissez enfin refroidir sur une grille.

L'ASTUCE DASH MAGIQUE

Le fait de faire dorer les biscottes permet de leur donner du goût et de compenser l'absence de sel. Pour que les tranches de pain dorent et sèchent de façon uniforme, il faut que le pain soit un peu rassis.

PAIN DE MIE SANS SEL

BON POUR LE TRANSIT, REMINÉRALISANT

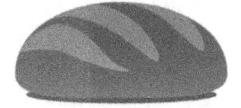

Pour 1 pain de mie
Préparation : 15 minutes
Repos : 1 heure
Cuisson : 40 minutes

MES BASIQUES

INGRÉDIENTS

500 g de farine T55 ; 20 g de levure fraîche de boulanger ; 50 g de beurre fondu ; 10 cl d'eau ; 20 g de sucre ; 20 cl de lait tiède ; 1 c. à s. bombée de son de blé.

PRÉPARATION

1. Délayez la levure dans le lait. Mettez la farine dans un saladier, mélangez avec le son de blé, le sucre et creusez un puits. Versez la levure, l'eau et le beurre. Pétrissez 10 minutes environ, couvrez d'un torchon propre et laissez gonfler 1 heure.

2. Travaillez de nouveau rapidement la pâte à la main, installez-la dans un moule à cake beurré, couvrez et laissez gonfler jusqu'à ce que la pâte arrive en haut du moule.

3. Préchauffez le four à 180 °C (th. 6). Quand il est chaud, enfournez le pain et faites cuire 40 minutes. Démoulez et laissez refroidir sur une grille.

L'ASTUCE DASH MAGIQUE

Grâce au son de blé, le pain de mie s'enrichit en fibres et en goût. Vous pouvez aussi choisir d'utiliser une farine bise (T80) mais le résultat sera moins proche du pain que nous connaissons.

MES BASIQUES

PAIN AUX NOIX

SPÉCIAL CERVEAU

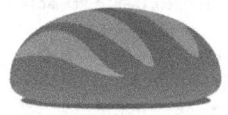

Pour 1 pain
Préparation : 10 minutes
Cuisson : 35 minutes environ
Repos : 1 h 40

INGRÉDIENTS

350 g de farine complète ; 1 sachet de levure de boulanger lyophilisée ; 26 cl d'eau tiède ; 1 c. à s. d'huile de noix ; 60 g d'éclats de noix.

PRÉPARATION

① Mélangez la farine et la levure dans un saladier. Ajoutez l'eau tiède et pétrissez 10 minutes à la main (ou au robot) en repliant les bords vers le centre afin d'obtenir une pâte lisse et élastique.

② Couvrez avec un torchon et laissez lever 40 minutes à l'abri des courants d'air, dans un endroit chaud.

③ Retravaillez la pâte et déposez-la dans un moule à cake huilé (ou formez une boule et déposez-la sur une plaque de cuisson). Couvrez à nouveau et laissez lever 1 heure.

④ Préchauffez le four à 210-240 °C (th. 7-8) et placez un petit ramequin d'eau sur la plaque. Faites cuire le pain 35 minutes environ.

L'ASTUCE DASH MAGIQUE

La quantité d'eau peut varier en fonction de la farine et de sa capacité d'absorption, n'hésitez donc pas à adapter la quantité de façon à ce que la pâte soit lisse et souple (elle ne doit pas être trop dure).

PAIN AU SEIGLE ET AUX RAISINS SECS

SPÉCIAL TONUS, RICHE EN FIBRES

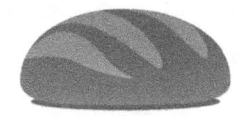

Pour une vingtaine de petits pains
Préparation : 20 minutes
Cuisson : 20 minutes environ
Repos : 2 heures

MES BASIQUES

INGRÉDIENTS

300 g de farine (T80) ; 200 g de farine de seigle ; 25 g de levain fermentescible ; 1 c. à s. d'huile de tournesol ; 75 g de raisins secs.

PRÉPARATION

1. Faites gonfler les raisins secs dans un bol d'eau chaude. Mélangez les farines et le levain dans un saladier. Ajoutez l'huile et la quantité d'eau tiède nécessaire pour obtenir une boule de pâte lisse et élastique (procédez par petits ajouts successifs). Pétrissez 10 minutes.
2. Laissez reposer sous un torchon propre, 1 heure environ, jusqu'à ce que la pâte ait doublé de volume.
3. Tapotez-la pour la faire descendre puis ajoutez les raisins secs bien égouttés. Formez de petites boules de pâte (un peu plus petites que des balles de tennis), disposez-les sur une plaque à four recouverte de papier sulfurisé et laissez reposer à nouveau 1 heure, sous un torchon.
4. Préchauffez le four à 210 °C (th. 7) dans lequel vous aurez placé un petit ramequin d'eau. Faites cuire les petits pains 20 minutes environ.

L'ASTUCE DASH MAGIQUE

Le levain fermentescible se trouve en magasins biologiques et s'utilise comme de la levure. Dans cette recette, il a l'avantage de développer des arômes caractéristiques de levain, acidulé, qui se marie très bien à ceux des raisins secs.

MES BASIQUES

PAIN AU SARRASIN

SPÉCIAL TRANSIT, SUPER-CIRCULATION DU SANG

Pour 1 pain
Préparation : 10 minutes
Cuisson : 35 minutes environ
Repos : 1 h 40

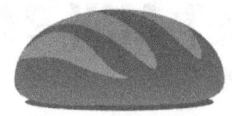

INGRÉDIENTS

250 g de farine complète ; 100 g de farine de sarrasin ; 1 sachet de levure de boulanger lyophilisée ; 26 cl d'eau tiède.

PRÉPARATION

1. Mélangez les farines et la levure dans un saladier. Ajoutez l'eau tiède et pétrissez 10 minutes à la main (ou au robot) en repliant les bords vers le centre afin d'obtenir une pâte lisse et élastique.
2. Couvrez avec un torchon et laissez lever 40 minutes à l'abri des courants d'air, dans un endroit chaud.
3. Retravaillez la pâte, formez une boule et déposez-la sur une plaque de cuisson. Couvrez à nouveau et laissez lever 1 heure.
4. Préchauffez le four à 210-240 °C (th. 7-8) et placez un petit ramequin d'eau sur la plaque. Faites cuire le pain 35 minutes environ.

L'ASTUCE DASH MAGIQUE

La quantité d'eau peut varier en fonction de la marque de la farine et de sa capacité d'absorption, n'hésitez donc pas à adapter la quantité de façon à ce que la pâte soit lisse et souple (et pas trop dure). Donnez du croquant à votre pain en le parsemant, avant de l'enfourner, de grains de kasha (sarrasin grillé, en magasins bio).

PÂTE À PIZZA

ANTICHOLESTÉROL, COUPE-FAIM (SON DE BLÉ)

Pour 1 pizza
Préparation : 10 minutes
Repos : 2 h 30

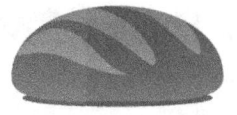

INGRÉDIENTS

250 g de farine ; 5 c. à s. d'huile d'olive ; 10 cl d'eau juste tiède ; 1 sachet de levure de boulanger lyophilisée ; 1 c. à s. de son de blé.

PRÉPARATION

1. Mélangez la farine et le son de blé sur le plan de travail, creusez un puits. Ajoutez la levure, l'huile, l'eau et pétrissez de façon à obtenir une pâte élastique, au moins pendant 5 minutes.
2. Formez une boule, mettez-la dans un saladier et couvrez d'un torchon humide. Laissez lever dans un endroit chaud et à l'abri des courants d'air pendant 2 heures.
3. Pétrissez à nouveau, étalez sur la plaque à pizza et laissez lever encore 30 minutes (le temps de préparer les ingrédients de la garniture).

L'ASTUCE DASH MAGIQUE

Vous pouvez parfumer la pâte avec 1 c. à s. de basilic ciselé, 1 c. à c. d'herbes de Provence, 1 c. à c. de curcuma (pour lui donner une jolie teinte jaune orangé), 1 c. à s. de concentré de tomate (vérifiez qu'il est sans sel ajouté)…

MES BASIQUES

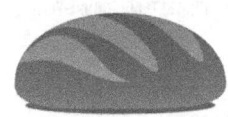

PÂTE À TARTE
AU SÉSAME

SUPER-NOURRISSANTE

Pour 1 pâte
Préparation : 5 minutes
Repos : 2 heures

MES BASIQUES

INGRÉDIENTS

250 g de farine ; 75 g de beurre ; 50 g de purée de sésame (tahin) ; 1 c. à c. de graines de sésame.

PRÉPARATION

1. Mélangez la farine et les graines de sésame. Creusez un puits, ajoutez le beurre coupé en dés, la purée de sésame et pétrissez en ajoutant (peu à peu) la quantité d'eau nécessaire pour obtenir une pâte lisse et homogène.
2. Enveloppez de film étirable et laissez reposer 2 heures minimum au réfrigérateur avant d'étaler.

L'ASTUCE DASH MAGIQUE

Le tahin se trouve dans les épiceries orientales ou au rayon « cuisines étrangères » des grandes surfaces. Riche en calcium, en fibres et en goût, il relève parfaitement les pâtes des tartes salées et des quiches aux légumes.

PÂTE À TARTE AUX HERBES

ANTICHOLESTÉROL

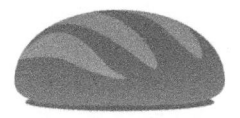

Pour 1 pâte
Préparation : 5 minutes
Repos : 2 heures

INGRÉDIENTS

225 g de farine ; 7 c. à s. d'huile d'olive ; 1 c. à c. d'herbes de Provence.

PRÉPARATION

1. Mélangez la farine et les herbes dans un saladier. Creusez un puits, ajoutez l'huile et pétrissez en incorporant la quantité d'eau nécessaire pour obtenir une pâte lisse et homogène (procédez par petits ajouts).
2. Enveloppez de film étirable et laissez reposer 2 heures minimum au réfrigérateur avant d'étaler.

L'ASTUCE DASH MAGIQUE

L'huile d'olive et les herbes donnent à cette pâte beaucoup de caractère. À savourer en tartes à base de courgettes, tomates, aubergines, poivrons, etc., ou bien en quiches au poisson ou au poulet.

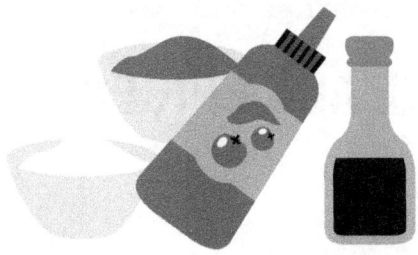

MES SAUCES ET CONDIMENTS

CHAPELURE AUX ÉPICES

DIGESTION FACILE

Pour 1 petit bocal de chapelure
Préparation : 5 minutes
Sans cuisson

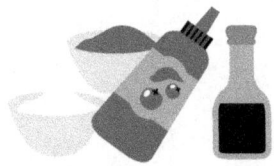

INGRÉDIENTS

8 biscottes sans sel (ou Biscottes no sel, voir recette p. 236) ; 1 c. à c. bombée de curry ; 1 c. à c. d'ail déshydraté en paillettes.

PRÉPARATION

1. Enfermez les biscottes dans un sac congélation, réduisez-les en chapelure à l'aide d'un rouleau à pâtisserie.
2. Mettez cette chapelure dans un bol, mélangez avec le curry et l'ail, puis enfermez dans un bocal hermétique.

L'ASTUCE DASH MAGIQUE

Utilisez cette chapelure pour faire réchauffer de la purée au four (avec quelques noisettes de beurre), pour paner des cubes de poulet ou de poisson...

MES SAUCES ET CONDIMENTS

CHUTNEY PARFAIT

SUPER-ANTIOXYDANT, SANS GLUTEN

Pour 1 pot
Préparation : 5 minutes
Cuisson : 35 à 45 minutes

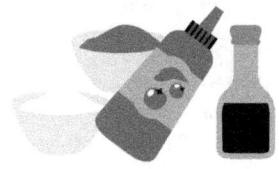

INGRÉDIENTS

1 boîte de tomates concassées (400 g environ) ; 75 g de raisins secs ; 1 c. à s. de miel ; 2 oignons rouges ; 1 c. à c. de curry ; 4 c. à s. de vinaigre.

PRÉPARATION

1. Pelez et hachez les oignons. Mettez-les dans une petite casserole avec le miel et chauffez 3 minutes en remuant. Ajoutez le contenu de la boîte de tomates, les raisins secs, le curry et le vinaigre.
2. Laissez réduire sur feu très doux, 30 à 40 minutes. Quand le chutney a épaissi, ôtez du feu et versez aussitôt dans un pot. Fermez hermétiquement et laissez refroidir. Conservez ensuite au réfrigérateur et consommez dans les 5 jours.

L'ASTUCE DASH MAGIQUE

Vérifiez que votre curry ne contient pas de sel. Ce chutney, relativement peu sucré comparé à ceux à la mangue, conviendra bien à des volailles ou des brochettes.

MES SAUCES ET CONDIMENTS

CORNICHONS AUX HERBES

SUPER-MINCEUR, SANS GLUTEN

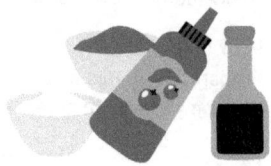

Pour 4 à 6 bocaux
Préparation : 15 minutes
Cuisson : 1 minute
Repos : 15 jours

INGRÉDIENTS

1 kg de cornichons frais ; 1 c. à c. de baies roses ; 60 cl de vinaigre d'alcool ; 4 brins d'aneth.

PRÉPARATION

① Rincez les cornichons sous l'eau. Mettez-les dans un torchon, frottez-les entre les deux épaisseurs ou brossez-les à l'aide d'une brosse à dents de façon à éliminer les traces de terre et les aspérités. Rincez une dernière fois.

② Disposez les cornichons dans les bocaux préalablement ébouillantés et séchés. Écrasez grossièrement les baies roses dans un mortier, répartissez-les dans les pots ainsi que les brins d'aneth.

③ Chauffez le vinaigre et 40 cl d'eau dans une petite casserole. Quand le mélange frémit, versez sur les cornichons (ils doivent être entièrement recouverts). Fermez les bocaux et laissez refroidir complètement. Placez au réfrigérateur et faites reposer 15 jours avant de déguster.

L'ASTUCE DASH MAGIQUE

Les cornichons frais se trouvent l'été, chez les maraîchers, mais ne sont pas très courants. N'hésitez pas à demander au vôtre s'il en cultive. Le mélange eau-vinaigre permet d'obtenir des cornichons qui ne deviennent pas trop acides, mais si vous préférez, vous pouvez les couvrir de vinaigre pur.

MAYO LIGHT

SUPER-MINCEUR, HYPERPROTÉINÉE, SANS GLUTEN

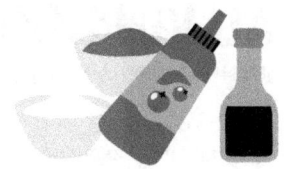

Pour 1 ramequin
Préparation : 5 minutes
Sans cuisson

INGRÉDIENTS

1 œuf dur ; 1 c. à s. de moutarde sans sel (maison – voir p. 251 – ou en magasins diététiques) ; 100 g de fromage blanc ; 1 c. à s. de jus de citron.

PRÉPARATION

1. Écrasez le jaune d'œuf avec la moutarde et le jus de citron. Incorporez le fromage blanc quand le mélange est onctueux.
2. Placez au frais jusqu'au moment de servir.

L'ASTUCE DASH MAGIQUE

Parfumez cette sauce avec des herbes (aneth si vous la servez avec un poisson froid, estragon avec du poulet ou du bœuf froid…) ou des épices (curry, paprika…). Attention à la composition de la moutarde si vous êtes au sans gluten.

MES SAUCES ET CONDIMENTS

PICKLES (PETITS LÉGUMES AU VINAIGRE)

SUPER-MINCEUR, SANS GLUTEN

Pour 4 à 6 bocaux
Préparation : 15 minutes
Cuisson : 3 minutes
Repos : 15 jours

MES SAUCES ET CONDIMENTS

INGRÉDIENTS

2 carottes ; 2 branches de céleri ; 1 poivron rouge ; 1 petit chou-fleur très frais ; 1 litre de vinaigre d'alcool (prévoyez-en + au cas où) ; 4 brins d'estragon.

PRÉPARATION

1. Rincez le poivron et le céleri. Épluchez les carottes et coupez-les en rondelles de 3 à 4 mm d'épaisseur. Ouvrez le poivron, ôtez les pépins et coupez la chair en bâtonnets. Détachez le chou-fleur en tout petits bouquets.
2. Plongez les carottes et le chou-fleur dans une casserole d'eau bouillante pendant 2 minutes. Égouttez aussitôt. Répartissez les légumes dans des bocaux avec les brins d'estragon.
3. Chauffez le vinaigre. Quand il arrive à ébullition, versez-le sur les légumes. Refermez les pots hermétiquement, laissez refroidir. Rangez dans un placard à l'abri de la lumière et faites reposer 15 jours avant de déguster.

L'ASTUCE DASH MAGIQUE

Selon vos goûts, ajoutez dans les bocaux des grains de poivre blanc, de genièvre, des baies roses...

FAUSSE MOUTARDE

ANTIOXYDANTE, ANTICANCER, SANS GLUTEN

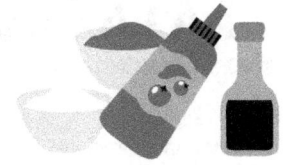

Pour 1 à 2 bocaux
Préparation : 15 minutes
Cuisson : 3 minutes
Attente : 12 heures + 48 heures

INGRÉDIENTS

100 g de graines de moutarde ; 2 c. à s. d'huile de tournesol ; 5 c. à s. de vinaigre de vin blanc ; quelques pincées de curcuma ; 1 c. à s. de Maïzena.

PRÉPARATION

1. Rincez les graines de moutarde à grande eau, à travers une passoire fine. Placez-les dans un saladier et couvrez d'eau. Laissez gonfler une nuit.
2. Rincez-les, égouttez-les. Mixez-les (à l'aide d'un mixeur plongeant, c'est idéal) avec le vinaigre, l'huile, le curcuma et la Maïzena. Ajoutez un peu d'eau si besoin de façon à obtenir la consistance d'une moutarde, onctueuse.
3. Mettez en pots et laissez reposer 48 heures avant de goûter.

L'ASTUCE DASH MAGIQUE

Les graines de moutarde doivent avoir bien trempé pour se mixer facilement. Si vous aimez les moutardes douces, vous pouvez ajouter 1 c. à c. de miel, qui tempère le piquant de la moutarde.

MES SAUCES ET CONDIMENTS

251

DIP AU FROMAGE BLANC ET À LA ROQUETTE

BON POUR LES OS, BELLE PEAU, SANS GLUTEN

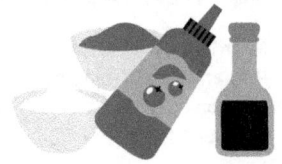

Pour 1 ramequin
Préparation : 10 minutes
Sans cuisson

INGRÉDIENTS

1 petite poignée de roquette ; 300 g de fromage blanc ; 2 c. à s. de jus de citron.

PRÉPARATION

1. Rincez et essorez la roquette. Coupez-la grossièrement et mettez-la dans un grand verre, puis ciselez-la finement à l'aide d'une paire de ciseaux.
2. Mélangez le fromage blanc, la roquette ciselée et le jus de citron. Placez au frais jusqu'au moment de servir.

L'ASTUCE DASH MAGIQUE

Ce dip accompagnera les bâtonnets de crudités servis en apéritif, mais aussi les poissons froids, ou une salade de boulgour...

MES SAUCES ET CONDIMENTS

SAUCE TOMATE

ANTIVIEILLISSEMENT, RÉGIME MÉDITERRANÉEN, SANS GLUTEN

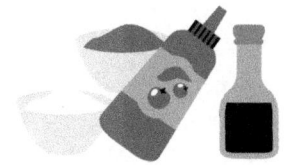

Pour 4 personnes
Préparation : 10 minutes
Cuisson : 16 minutes

INGRÉDIENTS

8 tomates ; 1 échalote ; 1 gousse d'ail ; 1 c. à c. de piment d'Espelette ; 1 c. à s. de vinaigre balsamique ; 1 c. à c. d'origan ; 3 c. à s. d'huile d'olive.

PRÉPARATION

1. Faites une entaille sur chaque tomate à l'aide d'un couteau tranchant, plongez-les dans une casserole d'eau bouillante 1 minute puis égouttez-les et pelez-les. Coupez-les en quartiers, ôtez les pépins.
2. Pelez l'échalote et l'ail, émincez-les finement. Chauffez l'huile dans une cocotte. Ajoutez l'ail, l'échalote, les tomates, le piment et l'origan. Laissez cuire à feu doux 15 minutes. En fin de cuisson, ajoutez le vinaigre balsamique.

L'ASTUCE DASH MAGIQUE

Servez cette sauce sur des spaghettis, des légumes, un pavé de poisson... Parsemez le tout d'herbes ciselées : basilic, persil... Vous pouvez aussi la congeler dans une boîte de congélation. Attention à la composition du vinaigre balsamique si vous êtes sans gluten.

MES SAUCES ET CONDIMENTS

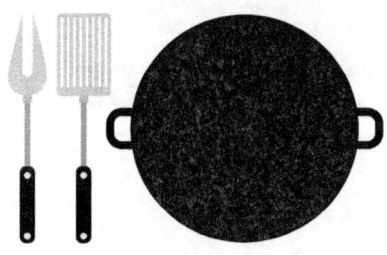

MES PLATS DASH

BOULETTES DE VIANDE EN SAUCE TOMATE

MINCEUR, ANTIFATIGUE, SANS GLUTEN

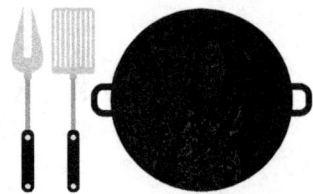

Pour 4 personnes
Préparation : 20 minutes
Cuisson : 15 minutes

INGRÉDIENTS

500 g de viande de bœuf hachée ; 1 c. à s. de persil ciselé ; 1 c. à c. de cumin
en poudre ; 1 c. à c. de paprika ; 1 gousse d'ail ; 40 cl de sauce tomate maison
(p. 253) ; poivre.

PRÉPARATION

① Préchauffez le four à 210 °C (th. 7). Mélangez la viande hachée, le persil, les
épices, l'ail pelé et pressé, et du poivre.

② Confectionnez des boulettes de la taille d'une noix. Faites-les cuire 15 minutes
au four en les retournant à mi-cuisson.

③ Réchauffez la sauce tomate.

④ Servez les boulettes chaudes, nappées de sauce tomate.

L'ASTUCE DASH MAGIQUE

Selon vos goûts, vous pouvez opter pour un mélange de viande de bœuf et d'agneau.
Servez avec du riz basmati, des spaghettis...

BROCHETTES D'AGNEAU AU SÉSAME

ANTIFATIGUE, RÉGIME MÉDITERRANÉEN, SANS GLUTEN

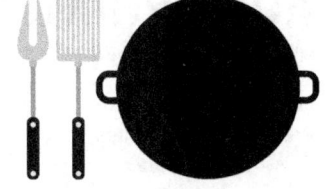

Pour 4 personnes
Préparation : 10 minutes
Cuisson : 10 minutes

INGRÉDIENTS

400 g de gigot d'agneau ; 12 tomates cerises ; 2 c. à s. d'huile d'olive ; 2 c. à s. de graines de sésame ; 1 c. à s. de ciboulette ciselée ; poivre.

PRÉPARATION

1. Préchauffez le four à 240 °C (th. 8) en position gril. Coupez l'agneau en cubes. Mettez le sésame dans une assiette et passez-y les cubes de viande de façon à les enrober de graines.
2. Enfilez-les sur des piques à brochettes en intercalant une tomate cerise entre chaque morceau.
3. Arrosez d'un filet d'huile, poivrez, et faites cuire 10 minutes environ sous le gril du four (plus si vous préférez les viandes bien cuites). Parsemez de ciboulette à la sortie du four.

L'ASTUCE DASH MAGIQUE

Dorée et croustillante, la viande n'a pas besoin de sel pour avoir du goût, la preuve ici ! Et si vous avez envie de moutarde, allez voir p. 251 notre recette. Accompagnez d'une salade verte ou de riz complet.

MES PLATS DASH

MES PLATS DASH

BROCHETTES DE DINDE AU PAPRIKA

MINCEUR, ANTIOXYDANTES, ANTICHOLESTÉROL, SANS GLUTEN

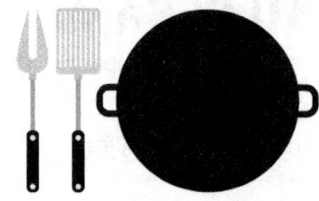

Pour 4 personnes
Préparation : 5 minutes
Cuisson : 15 minutes
Attente : 1 heure

INGRÉDIENTS

600 g de blanc de dinde en un seul morceau ; 1 poivron rouge ; 2 gousses d'ail ;
1 citron ; 1 c. à s. de paprika doux ; 2 c. à s. d'huile d'olive.

PRÉPARATION

① Pelez et pressez l'ail. Mélangez le paprika avec l'huile, l'ail et le jus du citron.
Coupez la viande en cubes de 3 cm de côté et mélangez-les avec la préparation.
Couvrez et laissez mariner 1 heure au réfrigérateur.

② Préchauffez le four à 210 °C (th. 7). Coupez le poivron rouge en carrés. Enfilez les
cubes de dinde en alternant avec les carrés de poivron et faites cuire 15 minutes
au four en les retournant plusieurs fois.

L'ASTUCE DASH MAGIQUE

Si vous aimez les saveurs épicées, ajoutez une pincée de Cayenne (ou d'Espelette,
moins fort). Servez avec du chou-fleur vapeur.

COURGETTES FARCIES AU BŒUF

ANTIFATIGUE, SANS GLUTEN

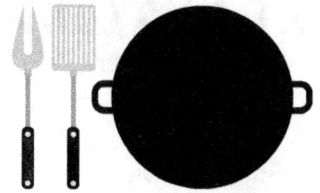

Pour 4 personnes
Préparation : 10 minutes
Cuisson : 45 minutes

INGRÉDIENTS

4 grosses courgettes ; 400 g de bœuf haché à 5 % de MG ; 2 c. à s. de concentré de tomate ; 4 c. à s. de persil ciselé ; 4 c. à s. de menthe ciselée ; 1 oignon ; poivre.

PRÉPARATION

1. Rincez les courgettes et coupez-les en deux dans le sens de la longueur. Creusez-les à l'aide d'une petite cuillère et récupérez la chair.
2. Épluchez l'oignon, coupez-le en morceaux et mixez-les avec la chair des courgettes. Ajoutez le concentré de tomate, les herbes, la viande et du poivre. Mélangez.
3. Garnissez les courgettes avec la farce. Rangez-les dans un plat à four, versez un verre d'eau et faites cuire 45 minutes.

L'ASTUCE DASH MAGIQUE

Une farce 100 % santé, infiniment meilleure que la traditionnelle chair à saucisse, vraiment trop grasse. Vous pourrez aussi réaliser cette recette avec des courgettes rondes. Accompagnez de boulgour.

MES PLATS DASH

MES PLATS DASH

DINDE À L'ANANAS ET À LA CORIANDRE

ANTIGRIGNOTAGES, SANS GLUTEN

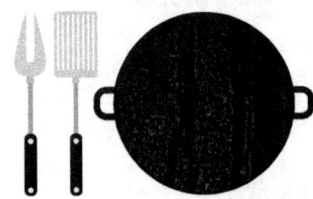

Pour 4 personnes
Préparation : 5 minutes
Cuisson : 30 minutes

INGRÉDIENTS

250 g de quinoa ; 600 g d'escalope de dinde ; 6 tranches d'ananas frais ; 1 oignon ; 2 c. à s. d'huile d'olive ; 1 c. à c. de curry en poudre ; 1 c. à s. de coriandre ciselée.

PRÉPARATION

1. Faites cuire le quinoa 15 minutes environ à l'eau bouillante. Pendant ce temps, détaillez la dinde en lanières et les tranches d'ananas, en morceaux. Pelez et émincez l'oignon.
2. Chauffez l'huile dans une sauteuse, ajoutez l'oignon, la dinde et parsemez de curry. Faites revenir 10 minutes puis ajoutez les morceaux d'ananas. Laissez cuire 5 minutes.
3. Incorporez le quinoa égoutté et parsemez de coriandre.

L'ASTUCE DASH MAGIQUE

Vérifiez bien que votre curry ne contient pas de sel. Vous pouvez aussi remplacer le quinoa par du riz complet.

DOS DE MERLU AU THYM

SUPER-MINCEUR, SANS GLUTEN

Pour 4 personnes
Préparation : 3 minutes
Cuisson : 20 minutes

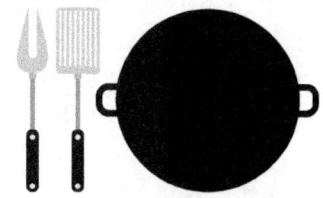

INGRÉDIENTS

4 dos de merlu ; 800 g de courgettes ; 2 c. à s. d'huile d'olive ; 2 c. à c. de thym ; poivre.

PRÉPARATION

1. Ôtez les extrémités des courgettes, coupez-les en morceaux. Chauffez l'huile dans une cocotte, ajoutez les courgettes, poivrez et parsemez de thym.

2. Couvrez et faites mijoter 10 minutes, puis ôtez le couvercle, remuez et laissez cuire jusqu'à ce que les courgettes soient cuites mais encore un peu fermes (10 minutes environ). Pendant ce temps, faites cuire les dos de merlu 8 à 10 minutes à la vapeur. Servez avec les courgettes.

L'ASTUCE DASH MAGIQUE

Vous trouvez fade le poisson vapeur ? Arrosez-le au moment de servir avec un jus de citron ou quelques gouttes d'huile d'olive, puis donnez un tour de moulin à poivre.

MES PLATS DASH

ÉMINCÉ DE DINDE AUX POIVRONS

ANTIVIEILLISSEMENT, SANS GLUTEN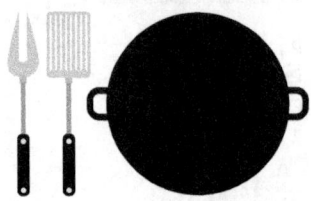

Pour 4 personnes
Préparation : 10 minutes
Cuisson : 30 minutes environ

INGRÉDIENTS

4 escalopes de dinde ; 6 belles tomates bien mûres ; 3 gousses d'ail ; 2 poivrons rouges ; 6 c. à s. d'huile d'olive ; 1 c. à s. de persil ciselé ; poivre.

PRÉPARATION

1. Rincez les tomates, coupez-les en dés, ôtez les pépins. Pelez et hachez l'ail. Coupez les poivrons en deux, ôtez les pépins puis détaillez leur chair en dés.

2. Chauffez la moitié de l'huile dans une poêle puis ajoutez l'ail, les tomates et les poivrons. Poivrez, mélangez, couvrez et laissez mijoter 20 minutes à feu doux en remuant de temps à autre.

3. Tranchez les escalopes de dinde en fines lanières. Chauffez le reste d'huile dans une sauteuse et faites dorer les lanières de dinde 1 minute de chaque côté puis baissez le feu et poursuivez la cuisson 8 minutes en les retournant régulièrement. Lorsqu'elles sont dorées, ajoutez-les aux légumes et parsemez de persil ciselé.

L'ASTUCE DASH MAGIQUE

Pour plus de couleurs, remplacez un poivron rouge par un jaune. Servez avec un riz complet.

ÉMINCÉ DE THON AU SÉSAME

SUPER-ANTIOXYDANT, TOP MÉMOIRE, SANS GLUTEN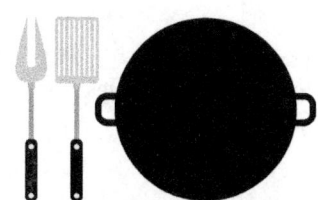

Pour 4 personnes
Préparation : 10 minutes
Cuisson : 2 minutes

INGRÉDIENTS

2 pavés épais de thon (150 g) ; 4 c. à s. de graines de sésame ; 2 c. à s. d'huile
d'olive ; 1 petit poivron rouge ; 2 petits avocats ; 5 tomates bien mûres ; 1 citron ;
2 c. à s. de coriandre ciselée ; poivre.

PRÉPARATION

1. Rincez le poivron, ôtez les pépins et coupez la chair en tout petits dés. Faites de même avec les tomates. Pelez et dénoyautez les avocats, coupez-les en dés également et assaisonnez-les aussitôt avec le jus du citron. Mélangez le tout avec la moitié de l'huile d'olive et la coriandre, poivrez.

2. Poivrez les pavés de thon. Passez-les dans les graines de sésame, sur une assiette, puis saisissez-les dans le reste d'huile, 1 minute de chaque côté. Détaillez-les en fines tranches. Répartissez-les sur les assiettes et servez aussitôt, garnis de salade de légumes.

L'ASTUCE DASH MAGIQUE

Vous pouvez préparer cette recette de la même façon, avec du saumon. Les gros appétits ajouteront une timbale de riz complet ou de quinoa.

MES PLATS DASH

ESCALOPES DE VEAU MILANAISES

STOP-FAIM

Pour 4 personnes
Préparation : 15 minutes
Cuisson : 10 minutes

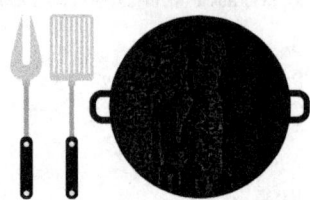

INGRÉDIENTS

4 escalopes de veau ; 8 biscottes sans sel (ou Biscottes no sel, voir recette p. 236) ;
1 c. à c. d'ail déshydraté en paillettes ; 4 c. à s. de farine ; 2 œufs ; 2 citrons ; 4 c. à s.
d'huile d'olive ; poivre.

PRÉPARATION

1. Enfermez les biscottes dans un sac congélation, réduisez-les en chapelure à l'aide d'un rouleau à pâtisserie. Mettez cette chapelure dans une assiette et mélangez-la avec l'ail et du poivre.
2. Versez la farine dans une deuxième assiette. Battez les œufs en omelette dans une troisième assiette, creuse.
3. Passez les escalopes de chaque côté dans la farine puis dans les œufs battus et enfin dans la chapelure.
4. Chauffez l'huile dans une poêle, faites dorer les escalopes de chaque côté, sur feu pas trop fort. Il faut qu'elles dorent sans sécher. Servez aussitôt, arrosées de jus de citron.

L'ASTUCE DASH MAGIQUE

La recette classique utilise un mélange fait d'un tiers de parmesan et deux tiers de chapelure, mais c'est très bon, sans. Servez les escalopes avec des tagliatelles arrosées d'un filet d'huile d'olive.

FILET MIGNON AU CUMIN ET AU POTIRON

ANTICANCER, SANS GLUTEN

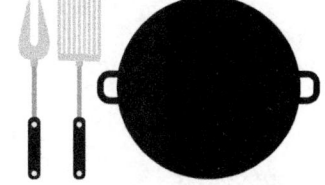

Pour 4 personnes
Préparation : 10 minutes
Cuisson : 30 minutes

INGRÉDIENTS

1 filet mignon de 600 g ; 1 quartier de potiron (800 g à 1 kg environ) ; 1 c. à c. de cumin ; 2 c. à s. d'huile d'olive ; 10 cl de crème de soja ; 1 oignon ; 1 verre de vin blanc (facultatif) ; poivre.

PRÉPARATION

1. Chauffez l'huile dans une cocotte. Pelez et émincez l'oignon, faites-le revenir. Déposez-y le filet mignon, faites-le dorer de tous les côtés, poivrez et parsemez de cumin. Versez 1 verre d'eau ou de vin blanc. Couvrez et laissez mijoter 20 minutes sur feu moyen en vérifiant qu'il reste toujours un peu de liquide.
2. Pendant ce temps, ôtez la peau du potiron, coupez la chair en cubes et faites-les cuire 10 minutes à la vapeur. Quand ils sont cuits, écrasez-les à la fourchette avec la crème et du poivre.
3. Coupez le filet mignon en tranches et servez-le accompagné d'écrasée de potiron.

L'ASTUCE DASH MAGIQUE

Ne faites jamais cuire le potiron à l'eau car il s'en gorgerait et deviendrait trop aqueux. À la place de la vapeur, vous pouvez le cuire dans un plat à four, coupé en cubes assaisonnés et recouverts de papier d'alu (30 minutes environ, à 210 °C – th. 7). L'eau s'évapore et le potiron concentre ses sucres et ses saveurs. Vous pouvez parfaitement utiliser du potiron surgelé, déjà coupé en dés. Beaucoup plus pratique et rapide !

FILETS DE LIMANDE À LA VANILLE

ANTISTRESS, SANS GLUTEN

Pour 4 personnes
Préparation : 10 minutes
Cuisson : 20 minutes

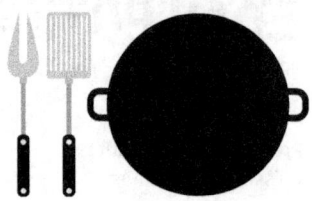

INGRÉDIENTS

8 petits filets de limande ; 1 gousse de vanille ; 20 cl de lait de coco ; poivre.

PRÉPARATION

1. Préchauffez le four à 180 °C (th. 6). Disposez les filets de limande dans un plat à four.
2. Fendez la gousse de vanille en deux dans la longueur et raclez les graines à l'aide de la lame d'un couteau. Mélangez-les avec le lait de coco et versez le tout sur le poisson. Disposez la gousse de vanille sur les côtés du plat. Faites cuire 20 minutes.

L'ASTUCE DASH MAGIQUE

Une recette originale, très parfumée et où le poisson reste moelleux (vous pouvez aussi utiliser du cabillaud, du lieu...). Servez avec un riz basmati.

GIGOT D'AGNEAU FUSION FOOD

ANTIOXYDANT, COUPE-FAIM, PROTÉINÉ, SANS GLUTEN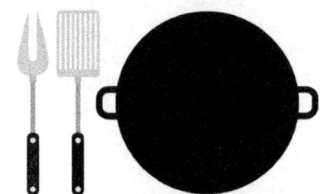

Pour 8 personnes
Préparation : 10 minutes
Cuisson : 1 heure

INGRÉDIENTS

1 gigot d'agneau (1,5 kg environ) ; 6 c. à s. de sirop d'érable ; 2 c. à s. d'huile d'olive ; 1 c. à s. de graines de moutarde ; 1 c. à c. de curcuma ; 1 c. à c. de piment d'Espelette ; 1 verre de vin blanc.

PRÉPARATION

1. Préchauffez le four à 180 °C (th. 6). Mélangez le sirop d'érable, l'huile, les graines de moutarde, le curcuma et le piment d'Espelette.
2. Installez le gigot dans un plat à four et enduisez-le avec la moitié de la préparation. Versez le vin blanc dans le plat ainsi que 2 verres d'eau. Faites cuire 40 minutes en arrosant régulièrement. Retournez le gigot, augmentez le thermostat à 7 (210 °C) et enduisez le gigot avec le reste de préparation aux épices. Laissez cuire encore 20 minutes en arrosant régulièrement.

L'ASTUCE DASH MAGIQUE

Le secret d'un gigot tendre : l'arroser très souvent avec son jus, et rajouter un peu d'eau si celui-ci s'évapore trop vite. Servez avec de la semoule complète relevée de curcuma.

MES PLATS DASH

LASAGNES

SUPER-RASSASIANTES

Pour 4 personnes
Préparation : 20 minutes
Cuisson : 45 minutes

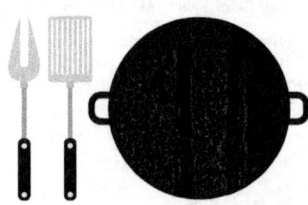

INGRÉDIENTS

250 g de feuilles de lasagnes ; 400 g de viande de bœuf hachée ; 40 cl de sauce tomate maison (voir recette p. 253) ; 40 cl de lait demi-écrémé ; 40 g de Maïzena ; 2 c. à s. de levure maltée ; 1 gros oignon ; 2 gousses d'ail ; 2 c. à s. d'huile d'olive ; poivre du moulin.

PRÉPARATION

1. Préchauffez le four à 210 °C (th. 7). Pelez et émincez l'oignon. Chauffez l'huile dans une grande sauteuse et faites fondre l'oignon pendant 5 minutes sur feu doux.

2. Ajoutez l'ail pelé et pressé, la viande, poivrez et faites cuire 5 minutes. Versez la sauce tomate et mélangez.

3. Délayez la Maïzena avec un peu de lait dans un saladier. Portez le reste de lait à ébullition. Dès qu'il frémit, versez sur le mélange à la Maïzena tout en fouettant. Reversez dans la casserole et faites épaissir sur feu doux en remuant.

4. Quand la sauce a pris la texture souhaitée, ôtez du feu et incorporez la levure maltée. Versez un peu de la sauce dans un plat à gratin, recouvrez de feuilles de lasagnes rangées côte à côte, répartissez la moitié de la viande, une nouvelle couche de lasagnes, de la béchamel, des lasagnes puis le reste de la viande. Terminez par une couche de lasagnes et le reste de béchamel et faites cuire 30 minutes environ.

L'ASTUCE DASH MAGIQUE

Les feuilles de lasagnes se trouvent au rayon « pâtes ». Préparé à l'avance, ce plat se conserve très bien au réfrigérateur, et sera même encore meilleur réchauffé. Quant à la levure maltée, elle permet de donner un petit goût « fromager » au gratin.

NUGGETS DE POULET

PROTECTION CARDIAQUE

Pour 4 personnes
Préparation : 10 minutes
Cuisson : 10 minutes

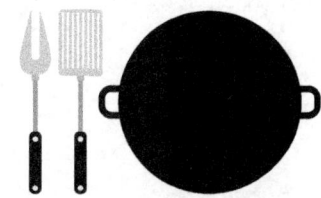

INGRÉDIENTS

4 escalopes de poulet ; 6 biscottes sans sel (ou Biscottes no sel, voir recette p. 236) ; 1 c. à s. rase de paprika ; 1 c. à s. rase d'origan ; 3 c. à s. d'huile d'olive.

PRÉPARATION

① Enfermez les biscottes dans un sac congélation, réduisez-les en chapelure à l'aide d'un rouleau à pâtisserie. Mettez cette chapelure dans une assiette, mélangez avec le paprika et l'origan. Coupez les escalopes de poulet en cubes, passez-les dans le mélange.

② Chauffez l'huile dans une poêle, faites dorer les cubes de poulet 5 minutes de chaque côté, jusqu'à ce qu'ils soient croustillants.

L'ASTUCE DASH MAGIQUE

Au moment de servir, arrosez les nuggets avec un filet de jus de citron. Servez avec de la purée de pommes de terre relevée de ciboulette ou une salade verte.

MES PLATS DASH

ŒUFS COCOTTE AU CURRY

BONS POUR LES YEUX, SANS GLUTEN

Pour 4 personnes
Préparation : 5 minutes
Cuisson : 10 minutes

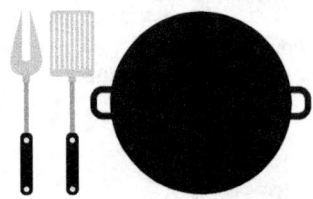

INGRÉDIENTS

4 œufs ; 8 c. à s. de crème allégée à 8 % ; 2 c. à c. de curry ; 1 c. à s. de persil ciselé.

PRÉPARATION

1. Préchauffez le four à 180 °C (th. 6). Mélangez la crème et le curry, répartissez dans 4 ramequins à four. Cassez un œuf par-dessus, recouvrez avec une seconde cuillère de crème et enfournez 10 minutes.
2. Parsemez de persil à la sortie du four et servez aussitôt.

L'ASTUCE DASH MAGIQUE

Accompagnez ces œufs de mouillettes, taillées dans notre recette de pain de mie. Faites-les dorer 10 minutes environ au four.

MES PLATS DASH

OMELETTE PIQUANTE

MINCEUR, BRÛLE-GRAISSES, SANS GLUTEN

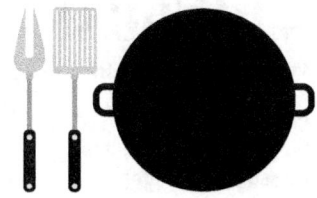

Pour 4 personnes
Préparation : 5 minutes
Cuisson : 10 minutes

INGRÉDIENTS

8 œufs ; 4 grosses pincées de graines germées (radis, poireaux, alfalfa…) ; 2 c. à s. d'huile d'olive ; quelques pincées de piment d'Espelette (selon vos goûts).

PRÉPARATION

1. Cassez les œufs dans un saladier et battez-les en omelette avec le piment d'Espelette.
2. Chauffez l'huile dans une poêle antiadhésive, versez les œufs et faites-les cuire en ramenant les bords vers le centre.
3. Dès que l'omelette est prise, et encore un peu baveuse, ôtez du feu. Répartissez les graines germées, repliez l'omelette et servez en parts.

L'ASTUCE DASH MAGIQUE

Les graines germées se trouvent en barquettes, au rayon frais des magasins bio et de certains supermarchés. On peut aussi les faire pousser soi-même dans un germoir, à la cuisine. C'est facile ! Rincez-les avant utilisation dans une passoire fine.

MES PLATS DASH

MES PLATS DASH

PAPILLOTES DE MERLAN À L'AVOCAT

ANTICHOLESTÉROL, SANS GLUTEN

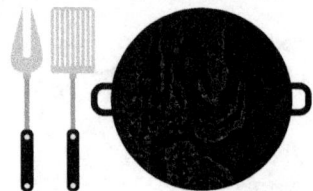

Pour 4 personnes
Préparation : 10 minutes
Cuisson : 15 minutes

INGRÉDIENTS

4 gros filets de merlan (ou 8 petits) ; 2 avocats pas trop mûrs ; 1 citron ; 1 tomate ;
2 c. à s. de coriandre ciselée ; poivre.

PRÉPARATION

1. Préchauffez le four à 240 °C (th. 8). Pelez les avocats, ôtez les noyaux, écrasez la chair à la fourchette. Coupez la tomate en dés, éliminez les pépins. Ajoutez-les à la purée d'avocat ainsi que le jus du citron et poivrez.
2. Étalez la préparation sur une face de chaque filet de poisson, superposez-les par deux et disposez chaque paire sur un rectangle de papier sulfurisé. Refermez la papillote et faites cuire 15 minutes environ.
3. Parsemez de coriandre ciselée en ouvrant les papillotes.

L'ASTUCE DASH MAGIQUE

L'avocat apporte beaucoup de douceur au poisson, essayez ! Accompagnez ces papillotes de riz complet ou de riz sauvage.

PENNE AU SAUMON ET AUX ÉPINARDS

SPÉCIAL CERVEAU, ANTIVIEILLISSEMENT

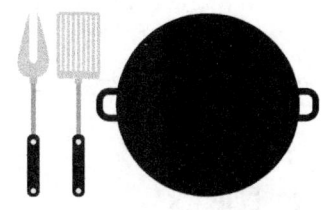

Pour 4 personnes
Préparation : 10 minutes
Cuisson : 20 à 25 minutes

INGRÉDIENTS

250 g de penne complets ; 200 g d'épinards en branches surgelés ; 10 cl de crème de soja ; 12 tomates cerises ; 200 g de saumon (frais ou surgelé) ; poivre.

PRÉPARATION

1. Plongez le saumon 10 minutes dans un court-bouillon, égouttez. Pendant ce temps, faites décongeler les épinards avec un fond d'eau dans une casserole pendant 10 minutes. Égouttez soigneusement. Remettez dans la casserole avec la crème et du poivre.

2. Faites cuire les pâtes selon les indications du paquet (10 à 15 minutes environ à l'eau bouillante). Égouttez et ajoutez aux épinards ainsi que les tomates cerises coupées en deux et le saumon détaché en petits morceaux. Réchauffez quelques minutes en mélangeant délicatement.

L'ASTUCE DASH MAGIQUE

Au moment de servir, parsemez ce plat d'amandes effilées légèrement dorées dans une poêle antiadhésive.

POULET AU GINGEMBRE

VENTRE PLAT, FLUIDITÉ SANGUINE, SANS GLUTEN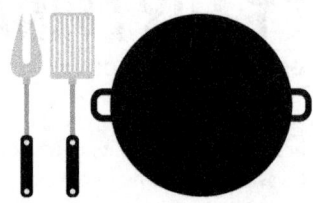

Pour 4 personnes
Préparation : 5 minutes
Cuisson : 10 minutes

INGRÉDIENTS

4 blancs de poulet ; 1 c. à s. de gingembre haché surgelé ; 1 oignon ; 1 gousse d'ail ;
1 c. à s. d'huile d'olive ; poivre.

PRÉPARATION

1. Pelez et émincez l'oignon et l'ail. Coupez le poulet en cubes. Chauffez l'huile dans une sauteuse et jetez-y l'oignon, l'ail et les cubes de viande. Poivrez, ajoutez le gingembre, laissez revenir 2 minutes en remuant.
2. Baissez le feu et faites cuire encore 8 minutes.

L'ASTUCE DASH MAGIQUE

Donnez une touche de couleur au poulet (tout en lui apportant des antioxydants !) en y ajoutant 1 c. à c. de curcuma. Servez avec du riz complet.

MES PLATS DASH

SARDINES GRILLÉES

PROTECTION CARDIAQUE, RÉGIME CRÉTOIS, SANS GLUTEN

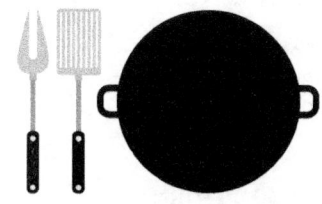

Pour 4 personnes
Préparation : 5 minutes
Cuisson : 4 à 6 minutes

INGRÉDIENTS

16 sardines vidées par le poissonnier ; 3 c. à s. d'huile d'olive ; 2 citrons ; 2 c. à s. de persil ciselé ; poivre.

PRÉPARATION

1. Rincez les sardines et séchez-les avec du papier absorbant. Pressez les citrons, fouettez le jus avec 2 c. à s. d'huile, le persil et du poivre.
2. Huilez légèrement les sardines avec le reste d'huile et faites-les griller 2 à 3 minutes de chaque côté. Rangez-les sur un plat, versez la vinaigrette et servez chaud.

L'ASTUCE DASH MAGIQUE

Utilisez une poêle-gril si vous en avez une, ou une plancha. Sinon, optez pour le gril du four, bien préchauffé au préalable, à 240 °C (th. 8).

Accompagnez de tomates à la provençale : faites cuire des demi-tomates au four, arrosées d'huile d'olive et saupoudrées de chapelure sans sel (voir recette p. 246).

MES PLATS DASH

SHIRATAKIS AU POULET

BRÛLE-GRAISSES, SANS GLUTEN

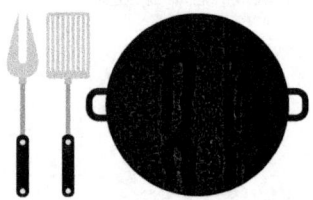

Pour 4 personnes
Préparation : 5 minutes
Cuisson : 13 minutes

INGRÉDIENTS

2 paquets de shiratakis de konjac ; 400 g de blancs de poulet ; 1 c. à c. bombée de curry ; 1 c. à c. bombée de grains de cumin ; 2 c. à s. de persil ciselé ; 1 c. à s. d'huile d'olive ; poivre.

PRÉPARATION

1. Égouttez les shiratakis dans une passoire et rincez-les sous un filet d'eau froide. Plongez-les 1 minute dans une casserole d'eau frémissante puis égouttez à nouveau.
2. Coupez le poulet en cubes. Dans une assiette creuse, mélangez le curry, le cumin, le persil et du poivre. Passez-y les cubes de poulet.
3. Chauffez l'huile dans une grande poêle antiadhésive et faites dorer le poulet de tous les côtés. Laissez cuire 10 minutes environ puis ajoutez les shiratakis. Mélangez rapidement et chauffez encore 2 minutes.

L'ASTUCE DASH MAGIQUE

Les shiratakis sont des nouilles de konjac, les fameuses « pâtes sans calories ». Vous les trouverez dans les épiceries japonaises, sur Internet ou dans certaines grandes surfaces.

SPAGHETTIS BOLOGNAISE (VÉGÉTALE)

SUPER-RASSASIANTS, ANTICHOLESTÉROL

Pour 4 personnes
Préparation : 5 minutes
Cuisson : 15 minutes environ

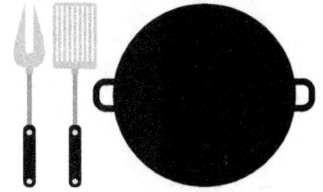

INGRÉDIENTS

250 g de spaghettis ; 400 g de tofu ; 40 cl de sauce tomate maison (voir p. 253) ; 1 gousse d'ail ; 1 c. à s. d'huile d'olive ; ½ c. à c. de paprika.

PRÉPARATION

1. Faites cuire les spaghettis selon les indications données sur le paquet.
2. Pendant ce temps, pelez et pressez la gousse d'ail. Égouttez le tofu et coupez-le en tout petits dés. Chauffez l'huile dans une sauteuse avec l'ail puis ajoutez le tofu et le paprika. Laissez cuire 5 minutes, versez la sauce tomate et faites cuire encore 3 minutes.
3. Égouttez les pâtes, nappez de sauce et servez aussitôt.

L'ASTUCE DASH MAGIQUE

Personnalisez la recette en ajoutant au choix du thym, de l'origan, ou des feuilles de basilic fraîches.

MES PLATS DASH

TAJINE DE VEAU AU CITRON

ANTI-INFLAMMATOIRE, ANTI-INFECTIONS, SANS GLUTEN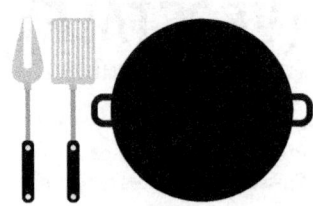

Pour 4 personnes
Préparation : 5 minutes
Cuisson : 1 heure

INGRÉDIENTS

600 g de sauté de veau coupé en morceaux ; 2 citrons ; 3 oignons ; 1 c. à s. de gingembre frais râpé ; 2 c. à s. de coriandre ciselée ; 4 c. à s. d'huile d'olive ; 1 c. à c. de ras-el-hanout ; poivre.

PRÉPARATION

① Pelez et émincez les oignons.

② Chauffez l'huile dans une cocotte et faites dorer les morceaux de viande. Quand ils sont dorés, retirez-les de la cocotte et remplacez par les oignons.

③ Lorsque les oignons sont transparents, remettez la viande dans la cocotte. Ajoutez le jus des citrons, le gingembre, le ras-el-hanout, du poivre et un verre d'eau. Couvrez et laissez cuire 1 heure sur feu doux. Parsemez de coriandre au moment de servir.

L'ASTUCE DASH MAGIQUE

Attention aux citrons confits, utilisés traditionnellement dans les tajines : ils sont très salés. Notre recette demande bien des citrons frais. Accompagnez de semoule complète (de quinoa si vous êtes sans gluten).

MES PLATS DASH

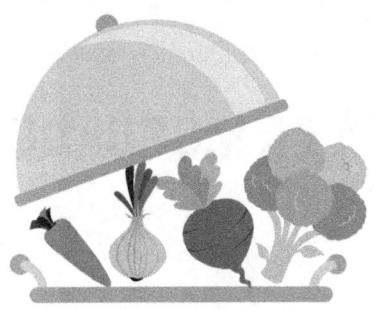

MES ACCOMPAGNEMENTS DASH

ÉPINARDS À LA MUSCADE

SANTÉ DES YEUX, ÉQUILIBRE ACIDO-BASIQUE

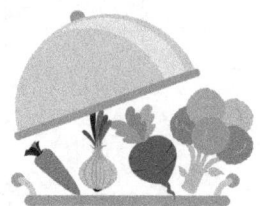

Pour 4 personnes
Préparation : 10 minutes
Cuisson : 10 minutes

INGRÉDIENTS

1 kg d'épinards en branches surgelés ; 50 cl de lait demi-écrémé ; 60 g de Maïzena ; ½ c. à c. de muscade en poudre ; 2 c. à s. de levure maltée ; poivre.

PRÉPARATION

① Faites décongeler les épinards selon les indications données sur le paquet (10 minutes environ à la casserole) puis égouttez-les.

② Préchauffez le four à 210 °C (th. 7). Délayez la Maïzena avec un peu de lait dans un grand saladier. Portez le reste de lait à ébullition avec la muscade. Dès qu'il frémit, versez sur le mélange à la Maïzena tout en fouettant. Reversez dans la casserole et faites épaissir sur feu doux sans cesser de remuer.

③ Quand la sauce a pris la texture souhaitée, ôtez du feu, incorporez la levure maltée, les épinards et poivrez.

L'ASTUCE DASH MAGIQUE

Vous pouvez remplacer le lait demi-écrémé par du lait de soja. Servez ces épinards avec des œufs durs.

FLANS DE CAROTTES AU CUMIN

BONNE MINE, ANTIFATIGUE

Pour 4 personnes
Préparation : 10 minutes
Cuisson : 20 minutes

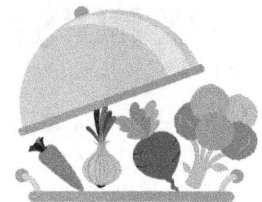

INGRÉDIENTS

400 g de carottes ; 20 cl de crème de soja ; 4 œufs ; 1 c. à s. de son d'avoine ; 1 c. à c. de graines de cumin ; poivre.

PRÉPARATION

1. Préchauffez le four à 210 °C (th. 7). Épluchez et râpez les carottes. Fouettez les œufs avec la crème, poivrez, ajoutez le cumin et le son d'avoine.
2. Versez dans des ramequins et faites cuire 20 minutes.

L'ASTUCE DASH MAGIQUE

Réveillez la saveur du cumin en chauffant les graines quelques instants dans une poêle antiadhésive. Attention, ne les laissez pas noircir !

MES ACCOMPAGNEMENTS DASH

FLANS DE CHAMPIGNONS AUX NOISETTES

ANTIHYPERTENSION, ANTIDIABÈTE

Pour 8 moules à muffin
Préparation : 10 minutes
Cuisson : 50 minutes

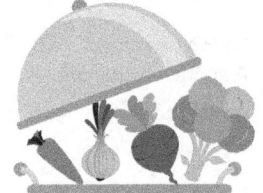

INGRÉDIENTS

400 g de champignons de Paris ; 4 œufs ; 20 cl de crème de soja ; 1 c. à s. de son d'avoine ; 2 c. à s. de noisettes concassées ; 1 c. à s. de ciboulette ciselée ; 1 c. à s. d'huile d'olive ; poivre.

PRÉPARATION

1. Préchauffez le four à 210 °C (th. 7). Coupez les champignons en morceaux après avoir éliminé leur pied. Chauffez l'huile dans une poêle, faites-les revenir 10 minutes environ, en remuant, jusqu'à ce qu'ils aient rendu leur eau. Poivrez et ajoutez la ciboulette et les noisettes.

2. Battez les œufs dans un saladier avec la crème de soja et le son d'avoine. Ajoutez les champignons, mélangez et répartissez dans les alvéoles d'un moule en silicone, type moules à muffins. Faites cuire 30 minutes environ puis démoulez et servez chaud ou froid.

L'ASTUCE DASH MAGIQUE

Aromatisez ces flans avec un peu de muscade râpée. Servez en accompagnement d'une viande rouge grillée ou d'une volaille.

POÊLÉE D'AUBERGINES AUX PIGNONS

ANTICHOLESTÉROL, ANTIHYPERTENSION, SANS GLUTEN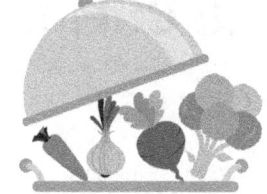

Pour 4 personnes
Préparation : 5 minutes
Cuisson : 15 minutes

INGRÉDIENTS

4 aubergines ; 3 c. à s. de pignons ; 1 gousse d'ail ; 1 c. à s. de ciboulette ciselée ;
2 c. à s. d'huile d'olive ; poivre.

PRÉPARATION

1. Ôtez les extrémités des aubergines, coupez-les en tronçons de 5 cm puis détaillez-les en cubes. Pelez et pressez l'ail.
2. Chauffez l'huile dans une sauteuse, faites-y revenir les aubergines pendant 5 minutes environ, avec du poivre et l'ail, en remuant de temps en temps. Laissez cuire 10 minutes, jusqu'à ce qu'elles soient tendres. Pendant ce temps, chauffez les pignons quelques instants dans une poêle antiadhésive (ne les laissez pas noircir). Parsemez-les sur les aubergines ainsi que la ciboulette.

L'ASTUCE DASH MAGIQUE

Vous pouvez remplacer le poivre par un peu de paprika.

MES ACCOMPAGNEMENTS DASH

MES ACCOMPAGNEMENTS DASH

POÊLÉE DE COURGETTES AU CUMIN ET AU CITRON

ANTICHOLESTÉROL, MINCEUR, SANS GLUTEN

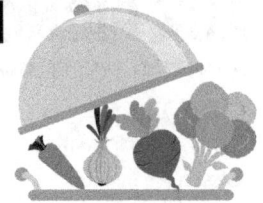

Pour 4 personnes
Préparation : 5 minutes
Cuisson : 15 minutes

INGRÉDIENTS

4 courgettes ; 1 citron ; 1 c. à c. de grains de cumin ; 2 c. à s. d'huile d'olive ; poivre.

PRÉPARATION

(1) Ôtez les extrémités des courgettes, coupez-les en tronçons de 1 cm puis détaillez-les en dés. Prélevez 3 bandes de zestes sur le citron, plongez-les dans une casserole d'eau bouillante. Égouttez, recommencez l'opération dans une eau propre puis égouttez et émincez finement à l'aide d'une paire de ciseaux.

(2) Chauffez l'huile dans une sauteuse, faites-y chauffer les zestes de citron et les graines de cumin en remuant. Ajoutez les dés de courgettes, le jus du citron et laissez cuire 10 à 15 minutes, en remuant régulièrement, jusqu'à ce qu'elles soient tendres. Poivrez.

L'ASTUCE DASH MAGIQUE

Vous pouvez remplacer le poivre par un peu de paprika.

POIREAUX À LA CRÈME AU CURRY

DIURÉTIQUES, SUPER-LÉGERS, ANTIHYPERTENSION, SANS GLUTEN

Pour 4 personnes
Préparation : 5 minutes
Cuisson : 20 minutes

INGRÉDIENTS

3 gros blancs de poireaux ; 20 cl de crème de soja ; 1 c. à c. bombée de curry en poudre.

PRÉPARATION

1. Éliminez la base des poireaux puis coupez-les en tronçons de 1 cm environ.
2. Faites-les cuire 20 minutes à la vapeur. Quand ils sont tendres, mettez-les dans une casserole, ajoutez la crème de soja et le curry puis chauffez encore quelques instants sur feu doux.

L'ASTUCE DASH MAGIQUE

N'oubliez pas : votre curry doit être 100 % épices, absolument sans sel ! Vérifiez bien sur l'étiquette. Servez avec un poisson blanc ou un blanc de volaille.

MES ACCOMPAGNEMENTS DASH

PURÉE BI-GOÛT

ANTIDÉPRIME, JOLIE PEAU, SANS GLUTEN

Pour 4 personnes
Préparation : 5 minutes
Cuisson : 20 minutes

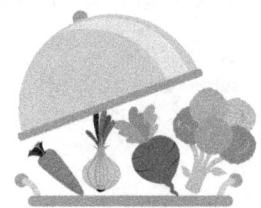

INGRÉDIENTS

500 g de carottes ; 500 g de pommes de terre ; 1 capsule de safran ; 2 c. à s. de crème allégée à 8 % ; poivre.

PRÉPARATION

1. Épluchez les carottes et les pommes de terre et faites-les cuire à l'eau bouillante 20 minutes.
2. Égouttez-les, passez au moulin à légumes. Ajoutez la crème, le safran, poivrez.

L'ASTUCE DASH MAGIQUE

Servez cette purée avec des brochettes d'agneau grillées. Vous pouvez remplacer la crème par 10 cl de crème de soja.

MES ACCOMPAGNEMENTS DASH

RISOTTO AUX CHAMPIGNONS
ANTI-RÉTENTION D'EAU, BONNE NUIT

Pour 4 personnes
Préparation : 25 minutes
Cuisson : 25 minutes

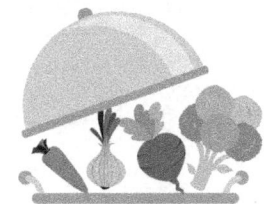

INGRÉDIENTS

300 g de riz spécial risotto ; 12 champignons de Paris ; 1,4 litre de bouillon de légumes chaud ; 1 échalote ; 2 c. à s. d'huile d'olive ; 1 petit verre de vin blanc sec ; 3 c. à s. de levure maltée ; 1 c. à s. bombée de crème de soja ; poivre.

PRÉPARATION

1. Pelez et émincez l'échalote. Chauffez l'huile dans une cocotte. Nettoyez les champignons, émincez-les et faites-les suer avec l'échalote dans la cocotte.
2. Ajoutez le riz, mélangez jusqu'à ce qu'il devienne transparent, puis versez le vin blanc. Quand il est absorbé, versez une louche de bouillon et remuez jusqu'à ce qu'elle soit absorbée.
3. Continuez ainsi, jusqu'à ce que tout le bouillon soit incorporé et le riz cuit. Ajoutez la crème et la levure maltée. Servez dans des assiettes et donnez un tour de moulin à poivre.

L'ASTUCE DASH MAGIQUE

Ajoutez un peu de ciboulette au moment de servir avec un œuf poché. Et pas de parmesan ultra-salé, merci. Et utilisez un bouillon maison, sans sel ajouté.

MES ACCOMPAGNEMENTS DASH

SHIRATAKIS AUX COURGETTES

COUPE-FAIM, MINCEUR, ANTICHOLESTÉROL, SANS GLUTEN

Pour 4 personnes
Préparation : 10 minutes
Cuisson : 10 minutes environ

INGRÉDIENTS

2 paquets de shiratakis de konjac ; 3 courgettes ; 10 cl de crème de soja ; 1 c. à c. de thym ; 2 c. à s. d'huile d'olive ; poivre.

PRÉPARATION

① Rincez les courgettes, ôtez les extrémités et taillez-les en tout petits dés. Chauffez l'huile dans une sauteuse, faites revenir les dés de courgettes pendant 10 minutes, en remuant.

② Égouttez les shiratakis dans une passoire et rincez-les sous un filet d'eau froide. Plongez-les 1 minute dans une casserole d'eau frémissante et égouttez à nouveau.

③ Mélangez-les délicatement avec la crème de soja, le thym, du poivre, puis ajoutez les dés de courgettes et réchauffez quelques instants.

L'ASTUCE DASH MAGIQUE

La crème de soja apporte une saveur très douce à la recette mais vous pouvez la remplacer par de la crème allégée « classique ».
Au fait, connaissez-vous les shiratakis ? Non ? Alors allez p. 276.

MES ACCOMPAGNEMENTS DASH

SPAGHETTIS À LA ROQUETTE

ANTICHOLESTÉROL, ANTIHYPERTENSION

Pour 4 personnes
Préparation : 10 minutes
Cuisson : 15 minutes environ

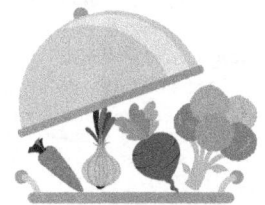

INGRÉDIENTS

250 g de spaghettis complets ; 1 poignée de roquette ; 4 c. à s. de pignons de pin ;
10 cl de crème de soja (ou de crème allégée à 8 %) ; 2 c. à s. d'huile d'olive ; poivre.

PRÉPARATION

1. Plongez les pâtes dans un grand volume d'eau bouillante et faites-les cuire *al dente*, en suivant les indications de temps données sur le paquet (10 à 15 minutes environ).
2. Chauffez les pignons dans une poêle antiadhésive (sans les laisser noircir) de façon à les faire dorer et les rendre légèrement croquants.
3. Quand les spaghettis sont cuits, égouttez-les puis versez l'huile d'olive dans la casserole vide. Chauffez-la, ajoutez la roquette et faites-la fondre 2 minutes en mélangeant. Poivrez, versez la crème et remettez les pâtes. Mélangez délicatement, parsemez de pignons et servez aussitôt.

L'ASTUCE DASH MAGIQUE

Grâce à son parfum poivré et puissant, la roquette relève immédiatement tous les aliments qu'elle approche. Ces spaghettis accompagneront très bien une viande rouge grillée ou un poisson blanc vapeur.

MES ACCOMPAGNEMENTS DASH

TAGLIATELLES AUX ASPERGES

ANTI-RÉTENTION D'EAU, JAMBES LÉGÈRES

Pour 4 personnes
Préparation : 10 minutes
Cuisson : 10 minutes environ

INGRÉDIENTS

400 g de tagliatelles fraîches ; 400 g d'asperges vertes (fraîches ou surgelées) ; 1 c. à s. d'huile d'olive ; 1 gousse d'ail ; 1 c. à s. de persil ciselé ; poivre.

PRÉPARATION

1. Si les asperges sont fraîches, rincez-les et épluchez-les. Coupez-les en tronçons (si elles sont surgelées, faites-le à l'aide d'un couteau à dents), faites-les suer dans une poêle pendant 5 à 6 minutes avec l'huile et l'ail pelé et pressé, tout en remuant.
2. Faites cuire les tagliatelles à l'eau bouillante, selon les indications données sur le paquet (2 à 3 minutes environ). Égouttez-les, ajoutez les tronçons d'asperges, poivrez et parsemez de persil. Servez aussitôt.

L'ASTUCE DASH MAGIQUE

Évidemment, pas d'asperges en bocal, trop salées. En plus, leur texture est molle et nettement moins agréable que celle des asperges fraîches, ou surgelées (tout à fait honorables).

MES ACCOMPAGNEMENTS DASH

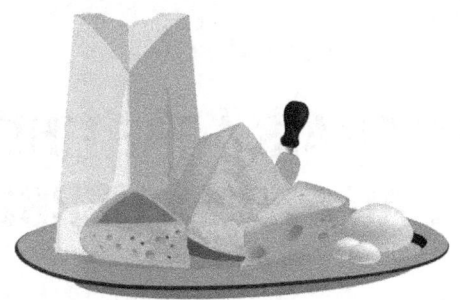

MON PLATEAU DE FROMAGES

FROMAGE FRAIS À TARTINER À L'AIL ET AUX FINES HERBES

BON POUR LES OS, SUPER-IMMUNITÉ, SANS GLUTEN

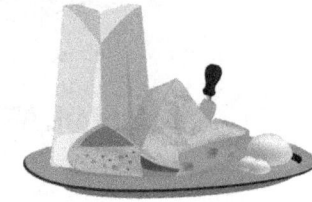

Pour 4 personnes
Préparation : 10 minutes
Égouttage : 12 heures
Sans cuisson
Réfrigération : 1 heure

INGRÉDIENTS

3 petits-suisses à 40 % ; 1 petite gousse d'ail ; 2 c. à s. de ciboulette ciselée ; poivre 5 baies.

PRÉPARATION

1. Déballez les petits-suisses et faites-les égoutter dans une passoire fine placée sur un bol, une nuit au réfrigérateur.
2. Pelez et pressez la gousse d'ail. Mettez les petits-suisses dans un bol avec l'ail, la ciboulette et quelques tours de moulin à poivre, mélangez et laissez reposer 1 heure au réfrigérateur.

L'ASTUCE DASH MAGIQUE

Évidemment, vous pouvez troquer la ciboulette contre du persil, de l'estragon, du basilic… Customisez la recette selon vos envies, et dégustez-la sur l'un de nos pains (recettes p. 236 à 240).

BOULES AUX FRUITS SECS

BONNES POUR LES OS, COUPE-FAIM, SANS GLUTEN

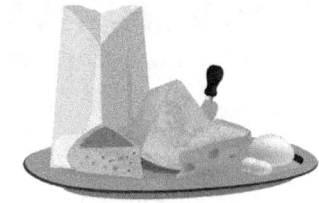

Pour 4 personnes
Préparation : 10 minutes
Égouttage : 12 heures
Sans cuisson
Réfrigération : 12 heures

INGRÉDIENTS

5 petits-suisses à 40 % ; 5 c. à s. de raisins secs blonds ; 6 noix.

PRÉPARATION

1. Déballez les petits-suisses et faites-les égoutter dans une passoire fine placée sur un bol, pendant une nuit au réfrigérateur.
2. Cassez les noix et récupérez les éclats. Recoupez-les en petits morceaux et mélangez-les avec les raisins secs dans une assiette.
3. Divisez les petits-suisses égouttés en 4 portions et donnez-leur une forme ronde. Déposez-les dans le mélange de fruits, roulez-les délicatement de façon à les en enrober, puis rangez-les sur un plat.

L'ASTUCE DASH MAGIQUE

Pour que les boules se tiennent le mieux possible, choisissez des petits-suisses « entiers » et laissez-les vraiment égoutter une nuit. Vous pouvez ajouter un tour de moulin à poivre dans le mélange raisins-noix, ou quelques pincées de cannelle. Servez-les avec une salade frisée bien vinaigrée.

MON PLATEAU DE FROMAGES

FROMAGES AUX HERBES PROVENÇALES

BONS POUR LES OS, ANTIOXYDANTS, SANS GLUTEN

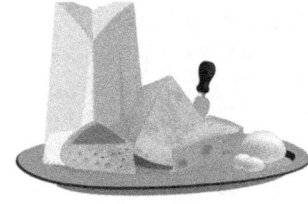

Pour 4 personnes
Préparation : 10 minutes
Sans cuisson
Égouttage : 12 heures

INGRÉDIENTS

4 petits-suisses à 40 % ; 2 c. à s. de ciboulette ciselée ; 2 c. à s. d'herbes de Provence ; poivre 5 baies ou maniguette.

PRÉPARATION

1. Déballez les petits-suisses, faites-les égoutter dans une passoire fine placée sur un bol, pendant une nuit, au réfrigérateur.
2. Dans une assiette, mélangez la ciboulette, les herbes de Provence et un tour de moulin à poivre.
3. Prélevez des cuillères à soupe de petits-suisses, passez-les dans le mélange d'herbes de façon à les enrober entièrement. Présentez sur une assiette.

L'ASTUCE DASH MAGIQUE

Servez avec des tranches de pain aux noix grillées (recette p. 238).

MON PLATEAU DE FROMAGES

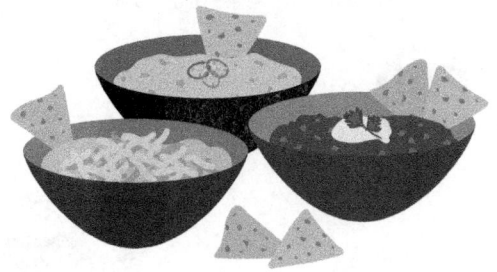

MON PLATEAU APÉRITIF

MON PLATEAU APÉRITIF

CHIPS ZÉRO

EXTRALIGHT, SUPER-MINCEUR, SANS GLUTEN

Pour 4 personnes
Préparation : 10 minutes
Cuisson : 6 à 10 minutes

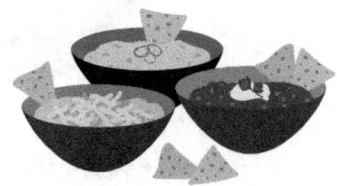

INGRÉDIENTS

4 pommes de terre ; 1 c. à c. de l'épice de votre choix : cumin en poudre, curry, curcuma, paprika...

PRÉPARATION

1. Épluchez les pommes de terre et tranchez-les à l'aide d'une mandoline. Tamponnez-les avec du papier absorbant de façon à les sécher puis étalez-les sur un plateau spécial chips.
2. Faites cuire au micro-ondes selon la puissance de votre appareil (entre 6 et 10 minutes) puis laissez refroidir 30 secondes. Mettez dans un bol et servez.

L'ASTUCE DASH MAGIQUE

Le résultat ? 30 mg de sodium contre 500 mg pour des chips classiques en moyenne. Si vous pensez faire régulièrement ces chips minceur, sans sel et croustillantes, offrez-vous ces plateaux spéciaux (magasins de cuisine spécialisés). Petit investissement au départ, mais vite amorti. Vous pourrez aussi y préparer des chips de carottes, de betteraves, de pommes...

GUACAMOLE

ANTICHOLESTÉROL, ANTIHYPERTENSION, SUPER-ANTIOXYDANT, SUPER-DÉTOX, SANS GLUTEN

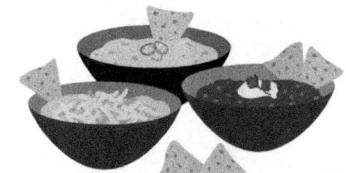

Pour 4 personnes
Préparation : 10 minutes
Sans cuisson

INGRÉDIENTS

2 avocats bien mûrs ; 1 tomate ; 1 oignon ; 1 pincée de piment de Cayenne ;
1 citron ; 2 c. à s. de coriandre ciselée.

PRÉPARATION

1. Pressez le citron, pelez et hachez finement l'oignon. Rincez la tomate, coupez-la en tout petits dés.
2. Pelez les avocats, ôtez les noyaux et écrasez leur chair à l'aide d'une fourchette. Ajoutez le jus du citron, l'oignon, la coriandre, le piment de Cayenne. Incorporez les dés de tomate. Servez aussitôt.

L'ASTUCE DASH MAGIQUE

Servez en entrée avec des quartiers de tomates, ou en apéritif, avec des bâtonnets de légumes. Si vous aimez les saveurs plus relevées, augmentez les proportions de piment de Cayenne ou ajoutez 1 ou 2 gouttes de Tabasco.

MON PLATEAU APÉRITIF

JUS DE TOMATE

SUPER-ANTI-ÂGE, SANS GLUTEN

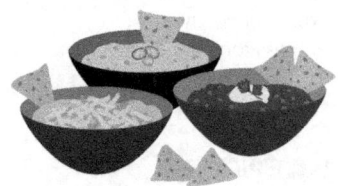

Pour 4 personnes
Préparation : 10 minutes
Cuisson : 1 minute

INGRÉDIENTS

8 tomates ; 1 c. à c. de paprika ; 1 c. à s. de vinaigre balsamique.

PRÉPARATION

1. Faites une entaille sur chaque tomate à l'aide d'un couteau tranchant, plongez-les dans une casserole d'eau bouillante 1 minute puis égouttez-les et pelez-les. Coupez-les en quartiers, ôtez les pépins.
2. Mixez finement cette chair avec le paprika et le vinaigre balsamique. Placez au frais jusqu'au moment de servir.

L'ASTUCE DASH MAGIQUE

Pas de sel au céleri pour servir, bien sûr ! Mais des herbes fraîches, ou une pincée de piment d'Espelette, pourquoi pas ?
Attention à la composition du vainiagre balsamique si vous êtes sans gluten.

RILLETTES DE SAUMON

SPÉCIAL CERVEAU, ANTISTRESS, SANS GLUTEN

Pour 4 personnes
Préparation : 10 minutes
Égouttage : 1 heure
Cuisson : 10 minutes
Réfrigération : 1 heure

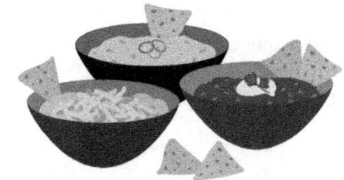

INGRÉDIENTS

250 g de saumon frais ; 3 petits-suisses ; 1 c. à s. d'huile d'olive ; 2 c. à c. d'aneth ; poivre maniguette.

PRÉPARATION

① Déballez les petits-suisses et faites-les égoutter dans une passoire fine pendant 1 heure.

② Faites cuire le saumon 10 minutes dans une casserole d'eau frémissante. Égouttez, laissez refroidir.

③ Coupez le poisson en morceaux et écrasez-les à l'aide d'une fourchette. Ajoutez les petits-suisses égouttés, l'huile d'olive, l'aneth et quelques tours de poivre. Mélangez de façon à obtenir une préparation onctueuse. Placez 1 heure environ au réfrigérateur.

L'ASTUCE DASH MAGIQUE

Servez ces rillettes sur de fines tranches de pain au sarrasin maison (voir recette p. 240) ou des rondelles de concombre.

MON PLATEAU APÉRITIF

MON PLATEAU APÉRITIF

SAUCE SALSA

SUPER-ANTI-ÂGE, TOP ANTIOXYDANTE, SANS GLUTEN

Pour 1 bol de sauce
Préparation : 10 minutes
Cuisson : 1 minute
Réfrigération : 2 heures

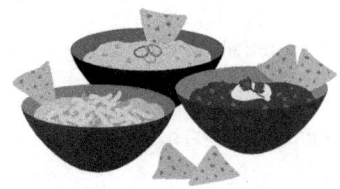

INGRÉDIENTS

½ poivron vert ; ½ poivron rouge ; ½ oignon doux ; 6 tomates ; 1 grosse pincée de paprika ; 1 grosse pincée de piment de Cayenne ; 1 c. à s. de coriandre ciselée ; 2 c. à s. de vinaigre de vin.

PRÉPARATION

1. Rincez les tomates, entaillez-les en croix à l'aide d'un couteau tranchant et plongez-les 1 minute dans une casserole d'eau bouillante. Égouttez, pelez-les et épépinez-les. Coupez la chair en dés, égouttez-les dans une passoire fine.
2. Pelez l'oignon, coupez-le en tout petits dés ainsi que la chair des poivrons. Mélangez la chair de tomate égouttée, les dés de poivrons et d'oignon, les épices, la coriandre et le vinaigre. Laissez reposer 2 heures minimum au réfrigérateur.

L'ASTUCE DASH MAGIQUE

Vous pouvez ajouter une petite gousse d'ail pelée et pressée. Plus les dés d'oignon et de poivrons seront petits, meilleure sera la sauce : appliquez-vous ! Si vous avez le temps, laissez-la reposer une nuit au frais, les parfums auront eu le temps de bien se mélanger.

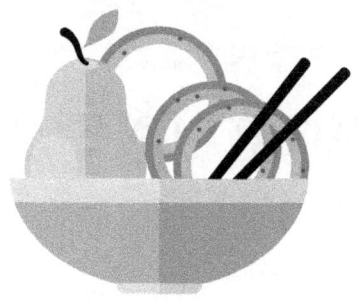

MES DESSERTS SUPER DASH

MES DESSERTS SUPER DASH

FRAISES AU CITRON ET AU BASILIC

TONUS, MINCEUR, SANS GLUTEN

Pour 4 personnes
Préparation : 10 minutes
Cuisson : 3 minutes
Réfrigération : 1 heure

INGRÉDIENTS

500 g de fraises ; 3 bandes de zestes de citron bio ; 2 c. à c. de basilic ciselé.

PRÉPARATION

1. Plongez les zestes dans une petite casserole d'eau bouillante pendant 30 secondes, égouttez, recommencez l'opération avec une eau propre puis égouttez à nouveau. Coupez-les en fines lanières.

2. Rincez et séchez délicatement les fraises, équeutez-les, coupez-les en deux ou en quatre selon leur taille et mettez-les dans un saladier avec les zestes de citron et le basilic. Mélangez et laissez reposer 1 heure au réfrigérateur.

L'ASTUCE DASH MAGIQUE

Choisissez des fraises françaises plutôt que d'Espagne. Hors saison ? Remplacez-les par des fruits rouges surgelés, que vous laisserez décongeler avant utilisation (conservez alors leur jus). Si vous trouvez du basilic violet, la recette sera encore plus jolie.

GASPACHO DE PASTÈQUE À LA MENTHE

BELLE PEAU, ÉQUILIBRE ACIDO-BASIQUE, SANS GLUTEN

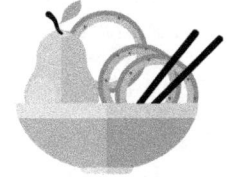

Pour 4 personnes
Préparation : 5 minutes
Sans cuisson
Réfrigération : 1 heure

INGRÉDIENTS

¼ de pastèque ; 1 c. à s. de menthe ciselée.

PRÉPARATION

1. Ôtez les pépins de la pastèque, éliminez la peau, coupez la chair en cubes.
2. Mixez finement la chair avec la menthe.
3. Réservez 1 heure au réfrigérateur avant de servir.

L'ASTUCE DASH MAGIQUE

La pastèque doit être bien mûre et tendre pour que la recette soit goûteuse. Choisissez-la avec une chair bien rose. Vous pouvez aussi prendre du melon : toujours bien mûr, donc lourd en main, odorant, et avec une peau souple autour du pédoncule.

MES DESSERTS SUPER DASH

INFUSION DE CERISES À L'HIBISCUS

SUPER-ANTIOXYDANTE, ANTIRHUMATISMES (GOUTTE), SANS GLUTEN

Pour 4 personnes
Préparation : 10 minutes
Cuisson : 12 à 13 minutes

INGRÉDIENTS

500 g de cerises dénoyautées (fraîches ou surgelées) ; 1 c. à s. de fleurs d'hibiscus ; 1 c. à c. de cannelle en poudre ; 1 c. à s. d'amandes effilées.

PRÉPARATION

1. Faites infuser les fleurs d'hibiscus dans 40 cl d'eau frémissante pendant 8 minutes.
2. Mettez les cerises dans une casserole, ajoutez l'infusion filtrée et la cannelle. Chauffez 10 minutes sur feu doux à couvert.
3. Dans une poêle antiadhésive, faites griller les amandes effilées 2 à 3 minutes sans les laisser noircir.
4. Répartissez les cerises et leur jus dans des ramequins, laissez refroidir. Parsemez d'amandes au moment de servir.

L'ASTUCE DASH MAGIQUE

Les fleurs d'hibiscus se trouvent en magasins bio ou chez les épiciers orientaux. On les trouve aussi sous le nom de karkadé ou de bissap.

SALADE DE FRUITS À LA VERVEINE

SUPER-ÉQUILIBRE ACIDO-BASIQUE, SANS GLUTEN

Pour 8 personnes
Préparation : 15 minutes
Sans cuisson
Réfrigération : 1 heure

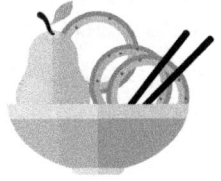

INGRÉDIENTS

1 ananas Victoria ; ½ melon charentais ; 250 g de fraises ; 2 bananes ; 1 pomme Granny ; 2 poires ; 2 pêches ; 2 brugnons ; 2 kiwis ; 8 feuilles de verveine fraîche.

PRÉPARATION

1. Coupez l'ananas en quatre, ôtez l'écorce et le cœur et taillez la chair en dés. Épépinez le melon, taillez la chair en billes ou en dés. Équeutez les fraises, coupez les bananes en rondelles, et tous les autres fruits en dés.
2. Ciselez la verveine à l'aide d'une paire de ciseaux, mélangez avec les fruits dans un saladier. Réservez 1 heure au réfrigérateur.

L'ASTUCE DASH MAGIQUE

Une salade parfaite pour les grandes tablées. Adaptez la recette aux fruits de saison : pensez aux mangues, aux papayes… Si vous ne trouvez pas d'ananas « Victoria », achetez un demi-ananas classique.

MES DESSERTS SUPER DASH

MES DESSERTS SUPER DASH

TARTARE D'ANANAS À LA CORIANDRE

DIGESTION SUPER-FACILE, SANS GLUTEN

Pour 4 personnes
Préparation : 15 minutes
Sans cuisson

INGRÉDIENTS

1 ananas ; 1 c. à c. de coriandre ciselée.

PRÉPARATION

1. Ôtez l'écorce de l'ananas, le cœur puis taillez la chair en tout petits dés.
2. Mettez dans un saladier, ajoutez la coriandre et mélangez.

L'ASTUCE DASH MAGIQUE

Plus les dés d'ananas seront petits, meilleure sera la répartition de la coriandre. Si possible, laissez reposer cette salade 1 ou 2 heures (au réfrigérateur ou à température ambiante si vous la servez dans la foulée), les saveurs auront eu le temps de bien se répartir.

VOTRE PROGRAMME DASH

ABÉCÉDAIRE PRATIQUE CUISINE DU PROGRAMME DASH

Tout est organisé, planifié : il ne vous reste qu'à suivre les conseils et les menus détaillés au fil des pages, au jour le jour. Bien sûr, chacun individu est unique et possède son style de vie (vous travaillez dans un bureau, vous travaillez chez vous, vous êtes retraité, vous vivez seul, à deux, en tribu...), et ses contraintes. Peut-être faites-vous vos courses en une seule fois le samedi, peut-être avez-vous au contraire la possibilité d'acheter chaque matin au marché vos provisions... Parce que ce programme se veut aussi proche de vous que possible, vous trouverez ici toutes les réponses aux questions que vous vous posez.

A comme Appétit

Les menus du régime Dash s'adaptent en fonction des dépenses physiques de chacun, donnant lieu à trois profils. Regardez où vous vous situez pour connaître vos portions type.

Vous êtes profil 1 si vous êtes sédentaire. Vous travaillez assis à un bureau, vous vous déplacez essentiellement en transports en commun ou en voiture, vous ne pratiquez pas d'activité physique. Vous dépensez environ 1 600 calories par jour.
► Adaptez les portions de féculents et de légumes secs selon les critères ci-après. Vous n'aurez pas droit à des « extras » en sucre.

Vous êtes profil 2 si vous êtes moyennement actif. Vous travaillez en position debout ou vous vous déplacez fréquemment dans la journée, vous faites environ 10 000 pas par jour, vous pratiquez une activité physique une ou deux fois par semaine. Vous dépensez environ 2 000 calories par jour.
► Adaptez les portions de féculents et de légumes secs selon les critères ci-après. Vous trouverez aussi des petits pictos « option sucre » tout au long du programme, qui vous autoriseront à ajouter un aliment sucré aux menus.

Vous êtes profil 3 si vous êtes très actif. Vous marchez beaucoup dans votre journée de travail, vous portez des charges, vous faites du sport plus de deux heures par semaine. Vous dépensez environ 2 600 calories par jour.
► Adaptez les portions de féculents et de légumes secs selon les critères ci-après. Vous trouverez aussi des petits pictos « option sucre » tout au long du programme, qui vous autoriseront à ajouter un aliment sucré aux menus.

SURTOUT : ne vous forcez jamais à manger plus que votre appétit. Mais si vous vous dépensez beaucoup plus exceptionnellement un jour, vous pouvez augmenter les quantités, notamment de légumes verts.

Vous êtes profil 1

Vos portions type :

ALIMENTS CÉRÉALIERS ET FÉCULENTS (PAIN, RIZ, QUINOA...)

- *Combien ?* Environ 6 portions par jour.
- *Une portion, c'est quoi ?* 100 grammes de pâtes, riz, pommes de terre, patate douce, châtaignes (pesés cuits) OU 40 grammes de pain.
- *Lesquels privilégier ?* Des pâtes complètes et du riz complet cuits *al dente*, « maison » : pas de conserves, pas de riz ou de pâtes précuites à réchauffer, pas de pâtes et de riz hyper-raffinés (= « cuisson rapide »), encore moins déshydratés en sachets. Du pain complet au levain ou aux céréales, des flocons d'avoine, du sarrasin, du quinoa…

LÉGUMINEUSES (LENTILLES, HARICOTS SECS, HARICOTS DE SOJA ET PRODUITS DÉRIVÉS : TOFU...)

- *Combien ?* 2 portions par semaine.
- *Une portion, c'est quoi ?* 100 grammes de légumes secs cuits (lentilles, haricots secs, pois chiches…) soit 5 belles cuillères à soupe cuites OU 100 grammes de tofu.
- *Lesquelles privilégier ?* Proscrivez les boîtes (trop salées) et préparez-les vous-même en les faisant tremper et cuire. Vous pouvez aussi choisir des légumes secs surgelés (cela existe pour les haricots blancs, les flageolets…).

LÉGUMES VERTS (CONCOMBRE, CHOU-FLEUR...)

- *Combien ?* 3 à 4 portions par jour.
- *Une portion, c'est quoi ?* 75 grammes de légumes crus ou cuits. Une assiette de légumes cuits vaut 2 à 3 portions.
- *Lesquels privilégier ?* Tous ! De préférence crus ou cuits à la vapeur ou braisés, de façon à conserver un maximum de nutriments. Et, bien entendu, non noyés de sauces diverses et variées.

FRUITS
- *Combien ?* 4 portions par jour.
- *Une portion, c'est quoi ?* 75 grammes de fruits crus ou 50 grammes de fruits cuits. 1 pomme ou 1 pot de compote individuel correspond à 2 portions.
- *Lesquels privilégier ?* Tous ! Bio de préférence si vous les croquez avec la peau (pommes, poires...). Si vous achetez des compotes du commerce, choisissez des recettes sans sucre ajouté. Si vous les préparez en compote vous-même, prenez des fruits bien mûrs : vous n'aurez même pas l'idée de mettre du sucre.

PRODUITS LAITIERS
- *Combien ?* 2 à 3 portions par jour.
- *Une portion, c'est quoi ?* 20 cl de lait, OU 1 yaourt, OU 100 grammes de fromage blanc, OU 30 grammes de fromage (si possible en version allégée).
- *Lesquels privilégier ?* Choisissez du lait demi-écrémé, des fromages blancs à 3 % et des yaourts nature, c'est-à-dire préparés avec du lait demi-écrémé. Pour le fromage « normal » (camembert, comté...), vous y avez droit mais uniquement de temps en temps. Si vous sentez que vous ne pouvez pas résister à l'appel de la tranche entière de fromage, n'en achetez pas.

VIANDES, VOLAILLES, POISSONS
- *Combien ?* 3 à 6 portions par jour.
- *Une portion, c'est quoi ?* 50 grammes de viande/poisson OU 1 œuf. En pratique, on a droit à 2 petits morceaux de viande, volaille ou poisson par jour (1 petit steak, 1 petit blanc de poulet, 1 petit pavé de poisson), un à chaque repas.
- *Lesquels privilégier ?* Des morceaux maigres uniquement : jambon blanc (à teneur réduite en sel), rôti de porc, filet mignon, poulet sans la peau, dinde, et tous les poissons (poissons gras deux fois par semaine). Les viandes rouges sont à limiter (deux fois par semaine maximum) et toujours à choisir parmi les morceaux maigres : filet de bœuf, steak haché à 5 % de MG, rosbif, rumsteck.

GRAINES, FRUITS SECS

- *Combien ?* 3 portions par semaine.
- *Une portion, c'est quoi ?* 2 cuillères à soupe de purée d'amandes ou de beurre de cacahuètes OU 2 cuillères à soupe rases de graines et noix (tournesol, lin, sésame, amandes, noix, noisettes…).
- *Lesquels privilégier ?* Toutes les graines et noix.

MATIÈRES GRASSES

- *Combien ?* 2 portions par jour.
- *Une portion, c'est quoi ?* 1 cuillère à soupe d'huile ou 10 grammes de beurre.
- *Lesquelles privilégier ?* Côté huiles, privilégiez celles d'olive, de colza, de noix. Côté beurre, prenez du beurre doux uniquement.

SUCRERIES ET BOISSONS SUCRÉES

- *Combien ?* 0 (désolé)
- *Une portion, c'est quoi ?* 0
- *Lesquelles privilégier ?* Aucune. Proscrivez les boissons type sodas, boissons énergisantes et autres jus. Si vraiment vous ne pouvez pas vous passer d'une touche sucrée dans vos laitages, vous trouverez des astuces dans notre programme pour la compenser. Si vous n'y arrivez vraiment toujours pas, mieux vaut vous rabattre sur 1 petite cuillère à café de miel plutôt que de finir par mettre du sucre. Mais dans la mesure du possible, évitez tout ajout de confiture/miel/sucre/ sirop d'érable/sirop d'agave…

Une précision tout de même : ponctuellement, par exemple pour les fêtes ou pour un anniversaire, on peut bien sûr se faire plaisir avec un vrai gâteau ou un vrai dessert, mais cela doit rester vraiment très exceptionnel. Nous fermerons les yeux sur une part de gâteau à la crème cinq ou six fois dans l'année. Pour les occasions, en résumé.

Vous êtes profil 2

Vos portions type :

ALIMENTS CÉRÉALIERS ET FÉCULENTS
- *Combien ?* 6 à 8 portions par jour.
- *Une portion, c'est quoi ?* 100 grammes de pâtes, riz, pommes de terre, patate douce, châtaignes (pesés cuits) OU 40 grammes de pain.
- *Lesquels privilégier ?* Des pâtes complètes et du riz complet cuits *al dente*, « maison » : pas de conserves, pas de riz ou de pâtes précuites à réchauffer, pas de pâtes et de riz hyper-raffinés (= « cuisson rapide »), encore moins déshydratés en sachets. Du pain complet au levain ou aux céréales, des flocons d'avoine, du sarrasin, du quinoa…

LÉGUMINEUSES (LENTILLES, HARICOTS SECS, HARICOTS DE SOJA ET PRODUITS DÉRIVÉS : TOFU…)
- *Combien ?* 2 portions par semaine.
- *Une portion, c'est quoi ?* 100 grammes de légumes secs cuits (lentilles, haricots secs, pois chiches…) soit 5 belles cuillères à soupe cuites OU 100 grammes de tofu.
- *Lesquelles privilégier ?* Proscrivez les boîtes (trop salées) et préparez-les vous-même en les faisant tremper et cuire. Vous pouvez aussi choisir des légumes secs surgelés (cela existe pour les haricots blancs, les flageolets…).

LÉGUMES VERTS (CONCOMBRE, CHOU-FLEUR…)
- *Combien ?* 4 à 5 portions par jour.
- *Une portion, c'est quoi ?* 75 grammes de légumes crus ou cuits. Une assiette de légumes cuits vaut 2 à 3 portions.
- *Lesquels privilégier ?* Tous ! De préférence crus ou cuits à la vapeur ou braisés, de façon à conserver un maximum de nutriments. Et, bien entendu, non noyés de sauces diverses et variées.

FRUITS
- *Combien ?* 4 à 5 portions par jour.
- *Une portion, c'est quoi ?* 75 grammes de fruits crus ou 50 grammes de fruits cuits. 1 pomme ou 1 pot de compote individuel correspond à 2 portions.

- *Lesquels privilégier ?* Tous ! Bio de préférence si vous les croquez avec la peau (pommes, poires...). Si vous achetez des compotes du commerce, choisissez des recettes sans sucre ajouté. Si vous les préparez en compote vous-même, prenez des fruits bien mûrs : vous n'aurez même pas l'idée de mettre du sucre.

PRODUITS LAITIERS

- *Combien ?* 2 à 3 portions par jour.
- *Une portion, c'est quoi ?* 20 cl de lait, OU 1 yaourt, OU 100 grammes de fromage blanc, OU 30 grammes de fromage (si possible en version allégée).
- *Lesquels privilégier ?* Choisissez du lait demi-écrémé, des fromages blancs à 3 % et des yaourts nature, c'est-à-dire préparés avec du lait demi-écrémé. Pour le fromage « normal » (camembert, comté...), vous y avez droit mais uniquement de temps en temps. Si vous sentez que vous ne pouvez pas résister à l'appel de la tranche entière de fromage, n'en achetez pas.

VIANDES, VOLAILLES, POISSONS

- *Combien ?* 3 à 6 portions par jour.
- *Une portion, c'est quoi ?* 50 grammes de viande/poisson OU 1 œuf. En pratique, on a droit à 2 petits morceaux de viande, volaille ou poisson par jour (1 petit steak, 1 petit blanc de poulet, 1 petit pavé de poisson), un à chaque repas.
- *Lesquels privilégier ?* Des morceaux maigres uniquement : jambon blanc (à teneur réduite en sel), rôti de porc, filet mignon, poulet sans la peau, dinde, et tous les poissons (poissons gras deux fois par semaine). Les viandes rouges sont à limiter (deux fois par semaine maximum) et toujours à choisir parmi les morceaux maigres : filet de bœuf, steak haché à 5 % de MG, rosbif, rumsteck.

GRAINES, FRUITS SECS, LÉGUMES SECS

- *Combien ?* 4 à 5 portions par semaine.
- *Une portion, c'est quoi ?* 2 cuillères à soupe de purée d'amandes ou de beurre de cacahuètes OU 2 cuillères à soupe rases de graines et noix (tournesol, lin, sésame, amandes, noix, noisettes...).
- *Lesquels privilégier ?* Toutes les graines et noix.

MATIÈRES GRASSES

- *Combien ?* 2 à 3 portions par jour.
- *Une portion, c'est quoi ?* 1 cuillère à soupe d'huile ou 10 grammes de beurre.
- *Lesquelles privilégier ?* Côté huiles, privilégiez celles d'olive, de colza, de noix. Côté beurre, prenez du beurre doux uniquement.

SUCRERIES

- *Combien ?* 5 portions maximum par semaine.
- *Une portion, c'est quoi ?* 1 cuillère à soupe de sucre, de miel ou de confiture OU 2 petites boules de sorbet plein fruit.
- *Lesquelles privilégier ?* Privilégiez des sucres naturels (sucre intégral ou muscovado en magasins bio, sirop d'érable, sucre de fleur de coco, en magasins bio également), du miel non chauffé, et des confitures maison ou bien riches en fruits (elles portent alors le nom de « spécialité fruitière »). Si vous optez pour le sorbet, prenez-le toujours « plein fruit » (plus riche en fruit donc moins riche en sucres).

Vous êtes profil 3

Vos portions type :

ALIMENTS CÉRÉALIERS ET FÉCULENTS

- *Combien ?* 10 à 11 portions par jour.
- *Une portion, c'est quoi ?* 100 grammes de pâtes, riz, pommes de terre, patate douce, châtaignes (pesés cuits) OU 40 grammes de pain.
- *Lesquels privilégier ?* Des pâtes complètes et du riz complet cuits *al dente*, « maison » : pas de conserves, pas de riz ou de pâtes précuites à réchauffer, par de pâtes et de riz hyper-raffinés (= « cuisson rapide »), encore moins déshydratés en sachets. Du pain complet, au levain ou aux céréales ; des flocons d'avoine, du sarrasin, du quinoa…

LÉGUMINEUSES (LENTILLES, HARICOTS SECS, HARICOTS DE SOJA ET PRODUITS DÉRIVÉS : TOFU…)

- *Combien ?* 2 portions par semaine.
- *Une portion, c'est quoi ?* 100 grammes de légumes secs cuits (lentilles, haricots secs, pois chiches…) soit 5 belles cuillères à soupe cuites OU 100 grammes de tofu.

- *Lesquelles privilégier ?* Proscrivez les boîtes (trop salées) et préparez-les vous-même en les faisant tremper et cuire. Vous pouvez aussi choisir des légumes secs surgelés (cela existe pour les haricots blancs, les flageolets…).

LÉGUMES VERTS (CONCOMBRE, CHOU-FLEUR…)
- *Combien ?* 5 à 6 portions par jour.
- *Une portion, c'est quoi ?* 75 grammes de légumes crus ou cuits. Une assiette de légumes cuits vaut 2 à 3 portions.
- *Lesquels privilégier ?* Tous ! De préférence crus ou cuits à la vapeur ou braisés, de façon à conserver un maximum de nutriments. Et, bien entendu, non noyés de sauces diverses et variées.

FRUITS
- *Combien ?* 5 à 6 portions par jour.
- *Une portion, c'est quoi ?* 75 grammes de fruits crus ou 50 grammes de fruits cuits. 1 pomme ou 1 pot de compote individuel correspond à 2 portions.
- *Lesquels privilégier ?* Tous ! Bio de préférence si vous les croquez avec la peau (pommes, poires…). Si vous achetez des compotes du commerce, choisissez des recettes sans sucre ajouté. Si vous les préparez en compote vous-même, prenez des fruits bien mûrs : vous n'aurez même pas l'idée de mettre du sucre.

PRODUITS LAITIERS
- *Combien ?* 3 portions par jour.
- *Une portion, c'est quoi ?* 20 cl de lait, OU 1 yaourt, OU 100 grammes de fromage blanc, OU 30 grammes de fromage (si possible en version allégée).
- *Lesquels privilégier ?* Choisissez du lait demi-écrémé, des fromages blancs à 3 % et des yaourts nature, c'est-à-dire préparés avec du lait demi-écrémé. Pour le fromage « normal » (camembert, comté…), vous y avez droit, mais uniquement de temps en temps. Si vous sentez que vous ne pouvez pas résister à l'appel de la tranche entière de fromage, n'en achetez pas.

VIANDES, VOLAILLES, POISSONS

- *Combien ?* 6 portions par jour.
- *Une portion, c'est quoi ?* 50 grammes de viande/poisson OU 1 œuf. En pratique, on a droit à 2 petits morceaux de viande, volaille ou poisson par jour (1 petit steak, 1 petit blanc de poulet, 1 petit pavé de poisson), un à chaque repas.
- *Lesquels privilégier ?* Des morceaux maigres uniquement : jambon blanc (à teneur réduite en sel), rôti de porc, filet mignon, poulet sans la peau, dinde, et tous les poissons (poissons gras deux fois par semaine). Les viandes rouges sont à limiter (deux fois par semaine maximum) et toujours à choisir parmi les morceaux maigres : filet de bœuf, steak haché à 5 % de MG, rosbif, rumsteck.

GRAINES, FRUITS SECS, LÉGUMES SECS

- *Combien ?* 1 portion par jour.
- *Une portion, c'est quoi ?* 2 cuillères à soupe de purée d'amandes ou de beurre de cacahuètes OU 2 cuillères à soupe rases de graines et noix (tournesol, lin, sésame, amandes, noix, noisettes...).
- *Lesquels privilégier ?* Toutes les graines et noix.

MATIÈRES GRASSES

- *Combien ?* 3 portions par jour.
- *Une portion, c'est quoi ?* 1 cuillère à soupe d'huile ou 10 grammes de beurre.
- *Lesquelles privilégier ?* Côté huiles, privilégiez celles d'olive, de colza, de noix. Côté beurre, prenez du beurre doux uniquement.

SUCRERIES

- *Combien ?* 1 à 2 portions maximum par jour.
- *Une portion, c'est quoi ?* 1 cuillère à soupe de sucre, de miel ou de confiture OU 2 petites boules de sorbet plein fruit.
- *Lesquelles privilégier ?* Privilégiez des sucres naturels (sucre intégral ou muscovado en magasins bio, sirop d'érable, sucre de fleur de coco, en magasins bio également), du miel non chauffé, et des confitures maison ou bien riches en fruits (elles portent alors le nom de « spécialité fruitière »). Si vous optez pour le sorbet, prenez-le toujours « plein fruit » (plus riche en fruit donc moins riche en sucres).

☞ *Le conseil Dash :* n'hésitez pas à réduire les portions (proportionnellement bien entendu, il ne s'agit pas de supprimer les légumes sous prétexte que vous n'avez plus faim après la viande) ou à augmenter la part des légumes crus ou cuits.

B comme Basiques de votre placard et votre réfrigérateur

Pour manger Dash au quotidien, certains ingrédients vous seront indispensables : de véritables compagnons de cuisine, à avoir en permanence dans vos placards ou votre réfrigérateur. L'idée : quand vous terminez un pot, un paquet ou une bouteille, rachetez-en aussitôt.

ÉPICERIE

❑ Thé (Earl Grey, Ceylan, Breakfast, Oolong...) : celui que vous aimez
❑ Lait demi-écrémé
❑ Cacao amer en poudre
❑ Eau de fleur d'oranger ou eau de rose
❑ Extrait de vanille
❑ Gousses de vanille
❑ Maïzena
❑ Flocons d'avoine
❑ Farine
❑ Beurre de cacahuètes (sans sel, ni sucre ni huile ajoutés, à trouver au rayon bio des grandes surfaces ou en magasins bio sous le nom de « purée de cacahuètes »)
❑ Muesli sans sucre ajouté à base de flocons d'avoine, de quinoa, de riz... et avec des fruits séchés et des amandes, des noisettes... (magasins bio ou rayon bio des grandes surfaces)
❑ Son d'avoine (magasins bio ou rayon bio des grandes surfaces)
❑ Germe de blé (magasins bio ou rayon bio des grandes surfaces)

RAYON FRAIS

❑ Compotes sans sucre ajouté (en pots individuels)
❑ Yaourts nature au lait demi-écrémé et fromages blancs à 3 % (en pots individuels)
❑ Crème allégée à 3 ou 8 %
❑ Beurre doux

PÂTES, RIZ, LÉGUMES SECS...

- ❑ Blé à cuire
- ❑ Boulgour
- ❑ Lentilles vertes et corail
- ❑ Mélange « trois riz »
- ❑ Quinoa
- ❑ Riz complet
- ❑ Tagliatelles complètes
- ❑ Pois chiches secs

HUILES ET VINAIGRES

- ❑ 1 bouteille d'huile de colza
- ❑ 1 bouteille d'huile d'olive
- ❑ 1 bouteille d'huile de noix
- ❑ 1 bouteille de vinaigre de vin

ÉPICES, AROMATES ET HERBES (FRAÎCHES OU SURGELÉES)

- ❑ Aneth
- ❑ Baies roses
- ❑ Basilic
- ❑ Cannelle
- ❑ Ciboulette
- ❑ Coriandre
- ❑ Cumin (en poudre et en grains)
- ❑ Curcuma
- ❑ Curry
- ❑ Gingembre frais
- ❑ Gingembre en poudre
- ❑ Graines de fenouil
- ❑ Menthe
- ❑ Muscade
- ❑ Paprika
- ❑ Persil
- ❑ Piment d'Espelette
- ❑ Poivre
- ❑ Poivre Maniguette (facultatif)
- ❑ Quatre-épices
- ❑ Safran
- ❑ Tabasco
- ❑ Thym

RAYON FRUITS ET LÉGUMES

- ❑ Ail
- ❑ Citrons
- ❑ Échalotes
- ❑ Oignons
- ❑ Oignons blancs doux

RAYON FRUITS SECS

- ❑ Amandes effilées
- ❑ Amandes entières non grillées non salées
- ❑ Graines de lin
- ❑ Graines de sésame
- ❑ Noix (entières, à casser)
- ❑ Pignons de pin

CHEZ LE BOULANGER

- ❑ Pain complet au levain

B comme Beurre de cacahuètes

Fabriqué à partir de cacahuètes broyées, il peut prendre la place du beurre sur des tartines ou dans des légumes chauds, si vous en avez envie. Point fort : une richesse colossale en vitamine E, des lipides insaturés à 90 %, du résvératrol antioxydant, des minéraux et oligo-éléments (potassium, calcium, magnésium, phosphore, cuivre...).

☞ *Le conseil Dash :* on le trouve en grandes surfaces, mais souvent, il est additionné de sel, de sucre ou d'huile. Si vous n'en trouvez pas de « nature », tournez-vous vers les magasins bio et achetez de la « purée de cacahuètes », sans aucun ajout.

C comme Compotes maison

Les menus font appel à des compotes individuelles du commerce. Préférez-les bien sûr sans sucre ajouté, et bio. Mais vous pouvez aussi tout à fait – et c'est même mieux ! – préparer un bon bol de compote maison avec des pommes du marché. Vous n'aurez plus qu'à vous en servir un ramequin (mais à condition de bien maîtriser vos portions et de savoir ne pas vous resservir. La bonne idée : remplir un petit verre ou un pot de yaourt en verre vide pour visualiser la bonne quantité.)

☞ *Le conseil Dash :* si vous en avez vraiment préparé beaucoup, il suffit ensuite d'en congeler une partie – vous la décongèlerez quand vous aurez terminé le saladier en cours.

C comme Courses

Nous avons établi des listes de courses pour chaque semaine, et avons eu régulièrement recours aux surgelés, pour de simples questions de quantité et de logistique. Si vous avez la possibilité d'acheter les mêmes ingrédients en frais, ne vous en privez surtout pas. Vous aurez parfois une course à faire le soir pour le lendemain, lorsqu'il s'agit de produits frais rapidement périssables (viande crue, poisson frais, salade...).

☞ *Le conseil Dash* : organisez-vous bien sûr comme vous voulez : aliments surgelés achetés en une fois le samedi, aliments tous frais du marché achetés chaque matin…

C comme Cuissons

Pas question de faire frire vos poissons dans un vieux bain d'huile, ou de cuisiner au beurre, vous vous en doutez. Zoom sur les cuissons à privilégier.

☞ *Le conseil Dash* : variez les cuissons proposées ci-dessous ! Un poisson cuit à la vapeur, au four ou à la poêle, ça n'a vraiment pas le même goût.

LA VAPEUR, IDÉALE POUR LES LÉGUMES ET LES POISSONS

Placés dans un panier au-dessus de l'eau bouillante, les légumes cuisent sans immersion : ainsi, ils conservent leur texture et un maximum de vitamines et de minéraux (ces derniers étant « hydrosolubles », c'est-à-dire solubles dans les liquides, ils ont tendance à disparaître dans l'eau de cuisson). En revanche, en bouche, le résultat est toujours plus fade qu'avec une cuisson à la poêle. Au moment de servir, parfumez donc vos assiettes avec des herbes fraîches, des épices, un filet de jus de citron, d'huile d'olive ou de noix.

LE FOUR, MAGIQUE POUR DÉGRAISSER LES VIANDES

Boulettes, gigot d'agneau, brochettes, volailles… En chauffant, leurs graisses fondent et s'écoulent dans le plat. Pour éviter à la chair de s'assécher, il faut en revanche arroser les viandes en cours de cuisson avec de l'eau ou du bouillon, ou les recouvrir de papier d'aluminium. S'il s'agit de volailles, piquez leur peau à l'aide d'une fourchette pour permettre au gras de s'écouler.

LA POÊLE ANTIADHÉSIVE, POUR LES GRILLADES ET LES WOKS

Antiadhésives grâce à un revêtement spécial, ces poêles nécessitent simplement un petit graissage à l'aide de quelques gouttes d'huile sur un papier absorbant. L'économie de matières grasses est considérable ! Choisissez-les sans PTFE et entretenez-les soigneusement. Ne les chauffez jamais sur feu trop puissant (restez toujours sur feu moyen) : les matières grasses brûlées s'incrustent dans la poêle et deviennent impossibles à éliminer. Après utilisation, attendez qu'elles refroidissent avant de les mettre sous l'eau pour éviter les chocs thermiques qui les déforment.

LE MICRO-ONDES, POUR RÉCHAUFFER SANS AJOUTER DE GRAS

Avec lui, rien n'accroche ! Utilisez des récipients adaptés, en verre ou en plastique spécial micro-ondes, recouvrez les aliments pour éviter les projections et procédez par courts temps de chauffe. Pour une cuisson rapide et homogène, coupez les aliments en petits dés et, surtout, de la même taille. Certes, les avis divergent quant à ses effets sur la santé. Le bon compromis : s'en servir essentiellement pour réchauffer.

LE COURT-BOUILLON, POUR DES ALIMENTS ULTRA-LÉGERS

Filets de poisson ou de volaille, légumes… ils cuisent sans un seul atome de gras. Parfumez le bouillon d'herbes, d'aromates ou d'épices, et maintenez-le à frémissements (pas besoin de cuire à gros bouillons) de façon à ce que les saveurs puissent s'y diffuser progressivement. Attention à ne pas plonger une viande dans un liquide en pleine ébullition : elle deviendrait coriace. Une soirée entre amis ? Proposez une thématique « fondue chinoise », où les aliments cuisent dans un bouillon parfumé. Aussi conviviale qu'une fondue bourguignonne ou savoyarde, les calories et les graisses en moins !

LA PLANCHA OU LA PIERRADE, CONVIVIALES ET DIÉTÉTIQUES

L'avantage de ces deux modes de cuisson : tous les convives sont réunis autour de la table. Il suffit de découper les aliments, chacun les fait cuire à son rythme sur l'appareil. Pour la plancha, il s'agit d'une plaque, le plus souvent munie d'un revêtement antiadhésif ; pour la pierrade, d'une pierre posée sur une résistance. Pas besoin d'ajouter de quelconque matière grasse, il suffit d'y jeter viandes blanches ou rouges (évitez les steaks hachés et les saucisses, trop gras et qui rendent du liquide), filets de poissons, légumes, brochettes de fruits… et de laisser dorer.

LE GRIL, POUR LES VIANDES OU FRUITS DE MER

Morceaux maigres de viande rouge (rumsteck et filet de bœuf, tranches de gigot d'agneau…), blancs de volaille, mais aussi steaks de thon, crevettes… cuits sur le gril, ils sont parfaits pour la ligne ! L'inconvénient, c'est qu'ils peuvent facilement noircir, et devenir secs. Pensez donc à les faire mariner avant de les cuire, pour les attendrir et rajouter des goûts. La marinade protège même les aliments, en formant une pellicule empêchant la fuite de leurs vitamines, minéraux et sucs, mais aussi en évitant la formation de composés néfastes. Allez voir p. 328 nos idées de marinades sans sel.

LES PAPILLOTES, SUPER-LIGHT

Individuelles, ou en format XL à partager, les aliments y cuisent à l'étouffée dans leur propre liquide, protégés de la chaleur grâce à leur enveloppe de papier (ou de légume). Aucun risque d'accrocher ou de brûler, donc inutile d'ajouter de la matière grasse. Les vitamines hydrosolubles (C, B1, B6 et B9) et les minéraux restent également prisonniers : n'hésitez pas à verser le jus de la papillote sur la garniture (riz, légumes…) ! On y cuit viandes, poissons, légumes, fruits… Plus ils sont coupés fin (lanières, cubes, dés, julienne, brunoise ou râpés pour les légumes), plus ils cuisent rapidement.

Évitez le papier-alu, qui, sous l'effet conjugué de la chaleur et de l'acidité (et du sel, mais cela ne devrait pas vous concerner), s'oxyde. Des ions alu peuvent alors migrer en partie dans les aliments : préférez le papier sulfurisé de bonne qualité. Seul souci, il n'est pas facile à mettre en forme et se fragilise sous le gril du four. La solution : enfermez les aliments dans du papier sulfurisé, puis enveloppez le tout de papier-alu de façon à obtenir une papillote totalement hermétique.

LE MUST DE LA PAPILLOTE

Encore plus simple, utilisez une petite cocotte en fonte émaillée ou en verre, qui résiste au four (et pour le micro-ondes, en verre), la meilleure solution santé, écologique, économique et esthétique et la présentation la plus pratique pour manger son plat par la suite, sans avoir l'impression de déballer un paquet cadeau dans son assiette.

LA COCOTTE, POUR LES PLATS MIJOTÉS

Juste saisis dans une goutte d'huile, les aliments finissent de cuire à l'abri d'un couvercle et mijotent dans leur propre jus : résultat très moelleux. Pour une cuisson « anticholestérol », jetez le gras rendu après avoir saisi la viande, ajoutez des oignons émincés ou des dés de tomates pour apporter du jus, et remettez la viande. Fermez le couvercle, laissez mijoter sur feu doux... C'est tout !

L'AUTOCUISEUR, POUR LES PRESSÉS

Grâce à une montée en température plus importante que dans un faitout traditionnel (112 à 117 °C au lieu de 100 °C), les aliments cuisent 2 à 4 fois plus vite. Pour les légumes, cette réduction du temps de cuisson préserve aussi les teneurs en vitamines puisqu'elles sont exposées moins longtemps à la chaleur, et surtout si vous placez le panier rempli de légumes une fois que l'eau est déjà en ébullition.

Pour cuire des légumineuses (lentilles, pois cassés...) qui gonflent énormément, ne remplissez jamais l'autocuiseur à plus du tiers de sa hauteur afin d'éviter les risques de projection à l'ouverture de la soupape. Enfin, respectez les temps de cuisson : chaque minute de trop nuit à la teneur en vitamines et altère la texture des aliments. Une odeur de brûlé vous informe qu'une préparation accroche ? Versez de l'eau froide sur la partie métallique du couvercle de l'autocuiseur : la pression chute instantanément, rendant possible son ouverture immédiate.

LE WOK, POUR DES CUISSONS ULTRA-RAPIDES

Poulet, porc, bœuf, légumes… Un trait d'huile dans un outil bien chaud : il n'y a plus qu'à jeter les aliments préalablement détaillés en petits morceaux, de taille à peu près identique pour une cuisson homogène. Et on ne force quand même pas trop le feu pour éviter une cuisson trop agressive. Les aliments conservent leurs textures légèrement croquantes et leur couleur : une super-technique pour celles et ceux qui n'aiment pas les légumes vapeur ou à l'eau.

E comme Eaux de cuisson

Vous faites cuire du riz, des pâtes, des pommes de terre, des légumes, des fruits de mer ? Et hop ! un peu de gros sel dans la marmite. Il va falloir vous déshabituer de ce réflexe. Mais pas question de manger une assiette de pâtes ultra-fades, c'est la porte ouverte à des abus de sauces ou de salière.

☞ *Le conseil Dash :* selon l'aliment cuisiné, aromatisez votre eau de cuisson. Les fruits de mer et pommes de terre aiment que du laurier ou un bouquet garni barbotent dans la marmite. Les pommes de terre apprécient aussi l'ajout de curcuma ou de curry (vérifiez que le vôtre ne soit pas salé). Les riz et pâtes aiment le safran, les graines de coriandre, les grains de fenouil ou d'anis, voire les étoiles de badiane et les bâtons de cannelle. Les légumes « doux » (carottes, potiron, panais…) aiment être relevés de cumin ou de gingembre, les légumes verts apprécient le thym… À vous de tester et de trouver les accords que vous préférez. Vous préparez des carottes ou des légumes verts ? Essayez donc de les faire cuire dans de l'eau de Vichy : ils conserveront leur belle couleur (mais cuiront aussi beaucoup plus vite, donc surveillez-les bien pour éviter qu'ils deviennent tous mous). Ils seront aussi plus digestes.

F comme Fines herbes

Aneth, ciboulette, coriandre, menthe, persil… Adoptez les herbes sans modération. Pleines de vitamines, de minéraux, d'antioxydants, de fibres, de chlorophylle et d'huiles essentielles, ces aromates valent bien plus que le titre de simples décorations d'assiettes. Elles permettent de renouveler les saveurs des plats et évitent de recourir à la salière pour relever le goût de votre assiette. Tout bénéfice !

☞ *Le conseil Dash :* le top, c'est évidemment d'avoir un petit pot d'herbes fraîches dans sa cuisine ou sur son balcon. À défaut, achetez-les surgelées. Déjà ciselées, vous n'aurez qu'à les remettre au congélateur après en avoir prélevé la quantité nécessaire.

F comme Fromage

Hélas, mille fois hélas : difficile de faire plus salé que le fromage (d'accord, avec la charcuterie). Mais exceptionnellement, le fromage permet aussi de se faire plaisir, et aussi d'absorber une bonne quantité de calcium.

☞ *Le conseil Dash :* si vous ne résistez absolument pas au fromage, et qu'il vous en faut à tout prix, choisissez des fromages portionnés, type St Môret. L'avantage : vous êtes sûr de ne pas déborder côté quantités, et ils se conserveront parfaitement. Si vous le souhaitez, une ou deux fois par semaine, vous pouvez vous offrir une portion de « vrai fromage ». Privilégiez les moins salés, type pâtes molles (camembert, brie…). Mais pas plus pour ne pas compromettre vos efforts. Cela dit, vous n'en trouverez pas dans nos menus puisqu'ils ne font pas partie des aliments à privilégier.

G comme Gluten (sans)

Peut-être êtes-vous intolérant, ou avez-vous remarqué que vous digériez mieux (que vous vous sentiez moins gonflé) quand vous ne mangiez pas de pain ou de pâtes ? Si c'est votre cas, voici quelques options pour remplacer les aliments à base de blé que vous trouverez dans le programme.

AVEC GLUTEN	SANS GLUTEN
Pain	Pain sans gluten (rayon diététique), tartines craquantes au sarrasin (Pain des fleurs)
Pâtes (spaghettis, penne...)	Sobas (spaghettis 100 % sarrasin en magasins bio), nouilles de riz ou de soja (rayon cuisine exotique)
Blé à cuire (Ebly), semoule, boulgour...	Riz (basmati, sauvage, rouge...), quinoa, sarrasin, millet, amarante...
Farine de blé	Maïzena, fécule de pommes de terre

H comme Huiles

Pour cuisiner, l'huile d'olive, qui résiste bien à la cuisson, s'impose. Pour le goût et les oméga 3, achetez une petite bouteille d'huile de noix. Quelques gouttes sur des légumes vapeur ou un poisson, c'est délicieux. L'huile de colza vous servira pour les vinaigrettes. Vous pourrez aussi vous procurer un petit flacon d'huile de lin en magasins bio. Extra-riche en oméga 3, elle s'utilise à raison d'une cuillère à café par jour, presque en guise de complément alimentaire, à ajouter dans vos potages, purées... mais sans jamais la faire cuire. Elle vous aidera à couvrir vos besoins en oméga 3.

☞ *Le conseil Dash :* si vous devez n'en choisir que deux, prenez olive et colza. Et qu'une seule : olive !

L comme Lactose

Vous ne « supportez » pas les produits laitiers ? Votre ventre gonfle si vous mangez du fromage blanc ou buvez du lait, vous digérez mal ? Il est possible que vous n'assimiliez pas bien le lactose, le sucre naturel des produits laitiers. Le régime Dash fait appel à des produits laitiers « classiques » au lait de vache, mais vous pouvez les remplacer par leurs cousins végétaux.

AVEC LACTOSE	SANS LACTOSE
Lait demi-écrémé, écrémé	Lait délactosé, lait végétal (riz, amande, soja)
Yaourt, fromage blanc...	Yaourt délactosé, lait fermenté au bifidus (se digère généralement mieux que les yaourts classiques), yaourt de soja
Crème fraîche	Crème délactosée, crème de riz, de soja

☞ *Le conseil Dash* : en mitonnant vous-même vos petits plats, vous éviterez de consommer du lactose via des préparations toutes prêtes. Les plats cuisinés renferment souvent de la crème fraîche, les entremets (clafoutis, crèmes, flans…), du lait, ainsi que les gratins à la béchamel, les crèmes glacées, les quiches, les soufflés… On en trouve aussi dans des biscuits, des charcuteries, des produits de régime et même comme excipient dans des médicaments : 20 % environ (comprimés, suspensions buvables ou poudres sèches pour inhalation…) en contiennent. Demandez conseil à votre pharmacien.

L comme Lait

Choisissez-le demi-écrémé. L'écrémé n'est pas franchement délicieux d'un point de vue gustatif, et le lait entier est trop gras.

☞ *Le conseil Dash :* si vous aimez les laits végétaux, rien ne vous empêche de varier les saveurs en alternant lait demi-écrémé, laits de soja, de riz ou de quinoa… Tous sont dépourvus de cholestérol, contrairement au lait de vache.

M comme Marinades

Faire mariner ses aliments avant de les jeter sur un gril permet de limiter la formation de composés néfastes (qui apparaissent lors de cuissons violentes comme le gril ou le barbecue), et de préserver leur moelleux. Encore plus gourmand ! Prenez donc cette habitude. Voici quelques idées, toutes pauvres en sel.

☞ *Le conseil Dash :* les quantités indiquées ici sont prévues pour 4 brochettes, blancs de volaille ou pavés de bœuf. Augmentez-les si les ingrédients ne sont pas complètement recouverts ou enrobés.

AU ROMARIN

🍴 2 c. à s. de jus de citron + 4 c. à s. d'huile d'olive + 1 c. à c. de romarin.

À LA TOMATE

🍴 2 gousses d'ail pressées + 4 c. à s. d'huile d'olive + 1 c. à s. de concentré de tomate sans sel ajouté + 1 c. à c. d'herbes de Provence + poivre.

AU THYM

🍴 1 c. à c. de thym + 4 c. à s. de jus de citron + 6 c. à s. d'huile d'olive.

À LA CORIANDRE

🍴 6 c. à s. d'huile d'olive + 4 c. à s. de jus de citron + 1 c. à s. de coriandre ciselée.

À L'AIL

🍴 2 gousses d'ail pressées + 2 c. à s. de jus de citron + 4 c. à s. d'huile d'olive + 1 pincée de cumin en poudre + ½ c. à c. de paprika.

À L'ORANGE

🍴 8 c. à s. de jus d'orange + 1 c. à s. de jus de citron + 4 c. à s. d'huile d'olive.

AU GINGEMBRE

🍴 4 c. à s. d'huile d'olive + 4 c. à s. de jus de citron + 1 c. à c. de gingembre frais râpé.

AUX BAIES ROSES

🍴 2 c. à s. d'huile d'olive + 1 oignon émincé + 2 gousses d'ail pressées + 1 c. à c. de baies roses + 1 c. à c. d'origan.

AU BALSAMIQUE

🍴 3 c. à s. d'huile d'olive + 3 c. à s. de vinaigre balsamique + 1 c. à c. de miel + 1 gousse d'ail pressée + poivre.

M comme Menus du programme

Notre programme et nos menus sont conçus pour une personne. C'est aussi la raison pour laquelle nous privilégions certains aliments, plus faciles à portionner que d'autres (tranches de rôti de porc individuelles, purées de légumes surgelées…).

☞ *Le conseil Dash :* si vous suivez le programme à deux ou si vous cuisinez pour une famille, prévoyez bien sûr en conséquence et adaptez les quantités. N'hésitez pas non plus à acheter les versions « familiales » : au lieu d'aiguillettes de canard, achetez des magrets à partager (éliminez simplement la peau avant cuisson), au lieu de tranches de rôti de porc, prenez un rôti entier ou un filet mignon (morceau de porc très maigre et très bon).

O comme Œufs

Les œufs s'incluent dans les menus Dash sous forme d'omelette, d'œuf coque… Évitez simplement de les cuisiner avec de la matière grasse. Et pour remplacer le sel qu'on ajoute souvent sur le jaune, choisissez du cumin, des fines herbes, du paprika… C'est très bon !

☞ *Le conseil Dash :* dans tous les cas, optez pour des œufs bio, ou de poules élevées en plein air, ou Label Rouge. Oubliez définitivement les œufs de poules élevées en batterie, d'une part par respect pour ces braves volatiles, d'autre part car des études ont montré que, lorsqu'elles sont mieux nourries, les poules donnent des œufs dotés d'un meilleur profil en acides gras.

O comme Organisation

Certaines recettes nécessitent un passage au réfrigérateur ou un temps d'attente. Nous vous proposerons alors de les réaliser la veille au soir.

☞ *Le conseil Dash :* à vous de voir ce qui vous arrange, en fonction de vos contraintes dans la journée. Si vous êtes chez vous toute la journée, vous pouvez aussi préparer une recette le matin pour le soir.

P comme Pain au levain

Le pain au levain est certainement le meilleur choix Dash, pour son index glycémique plus bas que la moyenne des pains en général. À choisir « nature » ou aux noix, pour ses oméga 3 ; les pains intégraux, complets, de seigle, au son…

☞ *Le conseil Dash :* si vous êtes seul à en manger, voici une petite astuce pour éviter qu'il ne devienne rassis : demandez à votre boulanger de le trancher puis placez-le au réfrigérateur (ou même au congélateur !). Vous n'aurez qu'à réchauffer le nombre de tranches au grille-pain. Pain croustillant garanti et, en plus, vous serez sûr de ne pas en manger machinalement : le risque quand la panière est devant vous sur la table.

R comme Restaurant

Ne refusez pas une invitation au restaurant : il n'y a rien de mieux pour craquer que le fait de se brimer ! Les recettes des restaurants seront forcément plus salées sur les vôtres, préparées à la maison, mais vous pourrez toujours trouver de quoi suivre votre programme : crudités, poisson ou viande blanche, légumes verts, féculents, salade de fruits. Évitez les fritures, les plats en sauces, le fromage et les pâtisseries. Mais n'hésitez pas à demander un peu d'huile d'olive et de vinaigre si vous avez besoin de relever une entrée.

☞ *Le conseil Dash :* faites les bons choix (ou les moins « anti-Dash ») en vous inspirant de ces propositions.

LE BON MENU « TRADI » DASH

- 🍴 Tartare de saumon
- 🍴 Suprême de pintade, épinards
- 🍴 Fromage blanc au coulis de fruits rouges

LE BON MENU « CHINOIS » DASH

🍴 Rouleau du printemps (sans la sauce)
🍴 Brochettes de poulet à la citronnelle, riz blanc (pas de sauce soja)
🍴 Ananas frais (ou litchis, ou arbouses)

LE BON MENU « ITALIEN » DASH

🍴 Légumes grillés (aubergines, poivrons, courgettes...)
🍴 Spaghettis sauce tomate et basilic (pas de parmesan)
🍴 Salade de fraises

LE BON MENU « LIBANAIS » DASH

🍴 Taboulé (persil et tomates, boulgour, huile d'olive)
🍴 Brochettes d'agneau grillées, riz
🍴 Salade d'orange à la cannelle

LE BON MENU « INDIEN » DASH

🍴 Raïta (salade de concombre au yaourt)
🍴 Poulet tikka grillé (sans peau), dahl (lentilles)
🍴 Mangue fraîche

S comme Sucre

Globalement, il faut essayer de vous déshabituer du goût du sucre, et du réflexe d'en mettre partout : dans votre thé, votre café, votre yaourt, vos compotes (elles n'en ont pas besoin si les fruits sont mûrs !), vos salades de fruits...

☞ *Le conseil Dash :* si vous êtes moyennement actif (profil 2), ou très actif (profil 3), vous avez droit à quelques touches sucrées. Préférez alors l'une des options suivantes. Précisons au passage qu'en aucun cas les édulcorants (faux sucres) ne font partie du régime « Dash ».

SIROP D'AGAVE, LE PLUS SUCRANT

Il est issu du jus concentré d'un cactus originaire du Mexique. Grâce à son pouvoir sucrant très élevé (les Aztèques le surnommaient « eau de miel »), 2 cuillères à soupe suffisent à remplacer 100 grammes de sucre. Il a aussi la particularité de posséder un index glycémique moyen, et d'être bénéfique à la flore intestinale. Son goût est très discret.

SIROP D'ÉRABLE, LE PLUS IG BAS

Lui nous vient du Canada. Source de calcium, de potassium et d'antioxydants, il arbore aussi un index glycémique plus bas que celui du sucre et du miel. Son point fort : une saveur très gourmande et bien prononcée. Ainsi, pas besoin d'en mettre beaucoup !

MIEL, LE PLUS PARFUMÉ

Fluide ou crémeux, le miel est parfait pour sucrer les entremets (riz au lait…). Pour préserver au mieux ses précieux nutriments et enzymes, il faut lui éviter la cuisson. Ajoutez-le donc en fin de préparation, une fois le riz cuit, et remuez jusqu'à ce qu'il soit parfaitement incorporé à la recette. Il apporte en plus toute son onctuosité.

CONFITURE, LA PLUS FRUITÉE

Préparée avec des fruits et du sucre, la confiture a l'avantage de se décliner dans des versions légères. Elle prend alors le nom de « spécialité aux fruits ». Privilégiez-les, elles sont simplement plus riches en fruits et moins en sucre.

SUCRE DE CANNE COMPLET

Aussi appelé « rapadura » ou « muscovado », ce sucre brun très foncé provient du jus de la canne à sucre, simplement déshydraté et absolument non raffiné. On en trouve dans tous les magasins bio. Ce sont ses minéraux (potassium, calcium, magnésium, phosphore, sodium, fer, cuivre, zinc, manganèse, fluor…) qui lui donnent sa couleur brune. Sa saveur très prononcée de caramel réglissé permet de l'utiliser en petite quantité.

S comme Saison

Si vous débutez ce programme au printemps, vous aurez peut-être du mal à trouver du potiron. En hiver, les radis roses et les mirabelles vous poseront aussi des problèmes. C'est pourquoi nous vous proposons des alternatives : melon ou pamplemousse, etc.

☞ *Le conseil Dash :* adaptez vos courses à l'offre du moment. Si votre maraîcher préféré propose des fraises toutes fraîches en plein été, elles prendront évidemment la place d'un ramequin de fruits rouges surgelés.

S comme Surgelés

Vous trouverez peut-être que les listes de courses comportent trop de produits surgelés. Nous avons opté pour cette solution afin de vous faciliter les choses et ne pas vous obliger à acheter des produits frais tous les jours. Si vous allez au marché et/ou au supermarché le samedi pour la semaine, il n'est par exemple pas possible de conserver jusqu'au vendredi suivant un filet de lieu. Mais, en pratique, si vous passez chaque jour devant votre primeur, un bon boucher ou un poissonnier, n'hésitez pas à leur rendre visite régulièrement. Si vous optez pour les versions surgelées, il faudra simplement penser à prévoir de faire décongeler certains ingrédients la veille pour le lendemain, au réfrigérateur, ou le matin pour le soir.

☞ *Le conseil Dash :* les surgelés sont tout à fait honnêtes d'un point de vue nutritionnel, à condition de les choisir nature, non cuisinés.

V comme Viandes rouges

Le régime Dash limite considérablement la consommation de viandes rouges, et privilégie les volailles et viandes blanches. Si vous êtes un mordu de viande rouge malgré tout, limitez-vous à deux portions par semaine, et faites les bons choix. Car entre deux morceaux de la même viande, il peut y avoir des différences considérables en termes de matière grasse. Pour les steaks et la viande hachée de bœuf, facile : ils sont vendus avec des teneurs en matières grasses variables : 5, 10 et 15 %.

☞ *Le conseil Dash :* privilégiez la viande achetée chez votre boucher. Préférez les versions à 5 %. Si vous optez pour un morceau plus gras, ôtez obligatoirement la graisse visible. Mais oubliez les morceaux à plus de 10 %.

	☺ MORCEAUX MAIGRES (- DE 6 %)	☺ MORCEAUX « MOYENNEMENT GRAS » (ENTRE 6 ET 10 %)	☹ MORCEAUX GRAS (PLUS DE 10 %)
Bœuf	Gîte, rumsteck, faux-filet, tournedos, filet, aiguillette, tende de tranche, poire, merlan, araignée, plat de tranche, flanchet, bavette, hampe, macreuse	Queue, onglet	Tendron, basses côtes, côte et entrecôte, plat de côtes, paleron
Agneau	Gigot dégraissé, noix, jarret, sauté (dans l'épaule, dégraissé)	Épaule, selle, gigot entier, souris, filet et côte dans le filet, poitrine	Collier, côtes découvertes, côtes secondes et côtes premières, haut de côtes
Veau	Noix, sous-noix, noix pâtissière, filet, jarret, grenadins, escalopes	Quasi	Collier, poitrine, épaule, côtes découvertes, côtes secondes, côtes premières, longe et côte filet, flanchet, tendron
Porc	Jambon, filet mignon	Rôti dans le filet ou dans l'épaule, côtes premières	Joue, échine, poitrine, travers

V comme Vinaigrette

Au lieu de vinaigrettes du commerce, qui contiennent beaucoup de sel et d'additifs (et reviennent finalement assez cher), faites vos vinaigrettes maison. Utilisez un flacon en verre, et refaites-en au fur et à mesure, dès que vous n'en avez plus.

☞ *Le conseil Dash :* choisissez parmi ces recettes.

RECETTE	AVEC QUOI ?
Tradi 8 c. à s. d'huile de colza + 16 c. à s. de vinaigre de cidre. Mettez dans un flacon en verre, poivrez, fermez, agitez bien et placez au réfrigérateur.	Salades vertes, salades composées
Au yaourt 1 yaourt avec du poivre + 1 c. à s. d'huile de colza + 6 c. à s. d'eau minérale + 1 c. à c. de l'herbe de votre choix : aneth, ciboulette, basilic, estragon, persil... Versez dans un flacon en verre et placez au réfrigérateur.	Concombre, poireaux cuits, salades de pâtes...
Vinaigrette à l'échalote 2 c. à s. d'huile d'olive + 4 c. à s. de vinaigre de vin blanc + 1 petite échalote pelée et émincée + poivre	Poireaux, betteraves, tomates, haricots verts, salade verte
Vinaigrette à la ciboulette 2 c. à s. d'huile d'olive + 4 c. à s. de vinaigre de vin rouge + 2 c. à s. de ciboulette ciselée + poivre	Haricots verts, salade verte, avocat, poivrons grillés
Vinaigrette à l'aneth 1 yaourt velouté + 1 c. à c. de graines de moutarde + 2 c. à s. de jus de citron + 2 c. à s. d'huile d'olive + 1 c. à c. d'aneth ciselé	Concombre, radis coupés en tronçons, poireaux, betteraves, salades de riz, de pâtes, de pommes de terre
Vinaigrette onctueuse au citron 1 jaune d'œuf dur écrasé + 3 c. à s. de jus de citron + 1 c. à c. de zestes de citron râpés + 2 c. à s. de fromage blanc + poivre	Céleri râpé, asperges
Vinaigrette à l'huile de noix 3 c. à s. d'huile de noix + 5 c. à s. de vinaigre balsamique blanc (ou 3 de vinaigre balsamique classique + 2 de jus de citron) + poivre	Betterave, salade verte, mâche, poireaux, brocoli
Vinaigrette au lait de coco 2 c. à s. de jus de citron + 1 c. à c. de gingembre frais râpé + 6 c. à s. de lait de coco	Chou-fleur, poireaux, salades de riz
Vinaigrette asiatique piquante 1 pointe de couteau de piment de Cayenne + 4 c. à s. d'huile d'arachide + 3 c. à s. de vinaigre de riz	Poireaux, carottes râpées, chou blanc émincé

RECETTE	AVEC QUOI ?
Vinaigrette au sésame 4 c. à s. d'huile de sésame + 8 c. à s. de vinaigre de riz + 1 c. à c. de graines de sésame + 1 c. à s. de ciboulette ciselée	Chou chinois, carottes râpées, salade de riz, carottes râpées, avocat, concombre
Vinaigrette thaïe 6 c. à s. d'huile de sésame + 4 c. à s. de jus de citron vert + 1 c. à c. de gingembre frais râpé	Haricots verts, chou blanc émincé, poireaux, salade de riz
Vinaigrette persillée 2 c. à s. de vinaigre de Xérès + 4 c. à s. d'huile d'olive + 1 c. à s. de persil ciselé	Salade verte, tomates, haricots verts, asperges, avocat
Vinaigrette au gingembre 2 c. à s. de vinaigre de cidre + 1 c. à s. de gingembre frais râpé + 5 c. à s. d'huile d'olive + poivre	Avocat, carpaccio de saumon
Vinaigrette au basilic 4 c. à s. d'huile d'olive + 1 c. à s. de vinaigre de vin blanc + 2 c. à s. de basilic ciselé + poivre	Tomates, courgettes grillées, aubergines grillées
Vinaigrette à la tomate 1 tomate épépinée et coupée en tout petits dés + 3 c. à s. d'huile d'olive + 5 c. à s. de jus de citron + 1 c. à s. de coriandre ciselée	Salade de haricots verts, salade verte, chou-fleur, brocoli, courgettes et aubergines grillées
Vinaigrette crémeuse à la noix 125 g de yaourt brassé + 2 c. à s. d'huile de noix + 1 noix décortiquée coupée en tout petits éclats + poivre	Brocoli, chou-fleur, poireaux
Vinaigrette au pamplemousse 3 c. à s. de jus de pamplemousse (si possible, ajoutez un peu de pulpe que vous aurez grattée à l'intérieur de l'écorce à l'aide d'une petite cuillère) + 4 c. à s. d'huile d'olive + 1 c. à c. de ciboulette ciselée	Salade de quinoa, betterave, dés de poisson cru
Vinaigrette crémeuse à l'ail et à la ciboulette 2 c. à s. bombées de crème allégée + 1 gousse d'ail pelée et pressée + 1 bonne c. à s. de ciboulette ciselée + poivre	Salades de riz, de pâtes, de pommes de terre, concombre

Y comme Yaourts

Choisissez-les nature et au lait demi-écrémé. Les versions à 0 % laissent un arrière-goût d'inachevé, les recettes au lait entier sont trop grasses, celles aux fruits « normales » sont trop riches (en graisses et en sucres) et celles « allégées » sont trop souvent pleines d'additifs.

☞ *Le conseil Dash* : variez en choisissant des recettes au bifidus. Si vous avez une yaourtière, amusez-vous à les faire vous-même : vous pourrez les aromatiser à la cannelle, avec une ou deux gouttes d'huile essentielle de citron, ou à la badiane (une merveille !). Vous pouvez aussi les parfumer systématiquement avec l'arôme que vous préférez : 2 gouttes d'extrait de vanille naturel, ou de l'eau de fleur d'oranger, ou de l'eau de rose.

Z COMME ZESTES D'AGRUMES

Vous avez l'habitude de mettre du sucre (ou du miel, ou de la confiture, ou du sirop d'agave ou d'érable) dans vos pommes cuites, compotes, mueslis, yaourts, papillotes ou salades de fruits ? Changer d'habitude n'est pas facile, mais vous vous passerez plus facilement de cet ajout de sucre en le remplaçant par une autre saveur. Outre la vanille et la cannelle, pensez aux zestes de citron ou d'orange. Il suffit de prélever des bandes de zestes sur des fruits bio (de préférence), de les ébouillanter à deux reprises dans une eau frémissante, et de les ciseler à l'aide d'une paire de ciseaux.

☞ *Le conseil Dash* : n'hésitez pas à préparer un petit stock de zestes émincés dans une boîte au congélateur. Vous pourrez ainsi en sortir quelques pincées dès que vous en avez envie.

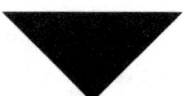

Votre programme Dash en 7 jours

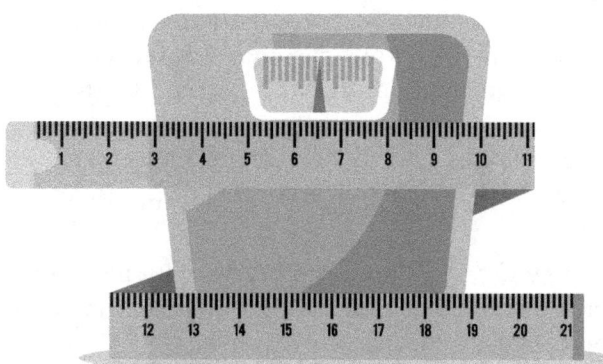

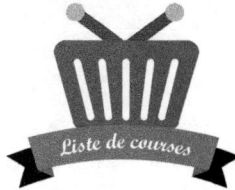
Liste de courses

VOTRE LISTE DE COURSES POUR LA SEMAINE

Reportez-vous p. 317 et 318 pour retrouver la liste des basiques. Vous avez déjà sans doute une bonne partie des ingrédients nécessaires. À cela, vous devrez ajouter :

VOTRE PROGRAMME DASH EN 7 JOURS

SI VOUS PRENEZ DES COLLATIONS

- ❑ 2 poires
- ❑ 3 yaourts de chèvre ou de brebis
- ❑ 1 petite grappe de raisin rouge
- ❑ 2 clémentines ou 2 abricots

SI VOUS DÉJEUNEZ CHEZ VOUS

RAYON FRUITS ET LÉGUMES
- ❑ 1 pêche ou 1 poire
- ❑ 1 citron
- ❑ 1 avocat
- ❑ 1 artichaut
- ❑ 1 carotte
- ❑ 1 concombre
- ❑ 1 petit bulbe de fenouil

RAYON SURGELÉS
- ❑ 1 sac de poireaux en rondelles
- ❑ 1 sac de fleurettes de brocoli
- ❑ 1 sachet de crevettes
- ❑ 1 pavé de cabillaud
- ❑ 1 filet de merlan
- ❑ 1 sachet de fruits rouges
- ❑ 1 sac de d'asperges

RAYON FRAIS
- ❑ 1 blanc de poulet
- ❑ 5 yaourts de chèvre ou de brebis
- ❑ 4 aiguillettes de canard
- ❑ 2 compotes de pomme sans sucre ajouté
- ❑ 1 pot de crème allégée à 3 ou 8 %
- ❑ 1 cuisse de poulet
- ❑ 1 sachet de pruneaux moelleux

POUR VOS PETITS-DÉJEUNERS ET DÎNERS

RAYON ÉPICERIE
- ❑ 3 œufs bio, si possible labellisés **BBC** (Bleu-Blanc-Cœur)
- ❑ Purée de sésame

RAYON FRUITS ET LÉGUMES
- ❑ 4 tomates
- ❑ 1 pomme de terre
- ❑ 1 carotte
- ❑ 1 petite courgette
- ❑ 2 petits blancs de poireaux (ou 1 gros)
- ❑ 1 petite grappe de raisin rouge
- ❑ 1 pamplemousse rose

VOTRE PROGRAMME DASH EN 7 JOURS

- ❑ 1 citron
- ❑ 2 kiwis
- ❑ 2 clémentines
  ou 2 abricots
- ❑ 1 poire
- ❑ 2 pommes
- ❑ ¼ d'ananas

RAYON FRAIS

- ❑ 6 yaourts de chèvre
  ou de brebis BBC
- ❑ 1 escalope de dinde
- ❑ 1 salade de mâche
- ❑ 3 tranches de jambon blanc
  à teneur réduite en sel

RAYON SURGELÉS

- ❑ 1 pavé de saumon
- ❑ 1 sac d'épinards en branches
- ❑ 1 potage de légumes (nature,
  sans ajout de graisses
  ni de sel)
- ❑ 1 sac d'aubergines grillées
- ❑ 1 sac de cerises
- ❑ 1 sac de haricots verts
- ❑ 1 pavé de thon
- ❑ 1 sac de fruits rouges
- ❑ 1 filet de truite
- ❑ 1 sac de petits pois
- ❑ 1 sac de fleurettes
  de chou-fleur
- ❑ 1 sac de prunes

JOUR 1

🕐 **PETIT-DÉJEUNER**

🍽 Thé ou café (sans sucre ni lait ni sucrette)

🍽 1 yaourt de chèvre ou de brebis

🍽 Pain au levain légèrement beurré

🍽 1 petite grappe de raisin rouge

Les yaourts de chèvre ou de brebis se marient sans doute mieux aux saveurs salées que sucrées. Si vous n'aimez pas trop leur goût, essayez tout simplement de les assaisonner avec un peu de poivre et de ciboulette : beaucoup mieux qu'avec de la confiture, non ?

Connaissez-vous le label BBC ?

Le label BBC, ou Bleu-Blanc-Cœur, indique une filière où l'alimentation des animaux est enrichie en végétaux naturellement riches en oméga 3 (luzerne, graines de lin...). Leur viande, le lait et les produits laitiers dérivés, ainsi que les œufs, sont ainsi naturellement enrichis en oméga 3. Des produits parfaits pour vous !

🕐 **DÉJEUNER**

🍽 ½ avocat au citron et aux herbes

🍽 Blanc de poulet au curry, lentilles corail

🍽 1 yaourt de chèvre ou de brebis

🍽 1 ramequin de fruits rouges

— Conservez l'autre moitié d'avocat pour demain, au réfrigérateur, emballé sous du film étirable. Assaisonnez votre moitié avec du jus de citron et des herbes : estragon, ciboulette, basilic...

— En plat, faites griller 1 blanc de poulet 10 à 15 minutes à la poêle, avec un filet d'huile d'olive et du curry. Faites cuire des lentilles roses 15 minutes à l'eau bouillante non salée. Servez avec le poulet et parsemez de coriandre ciselée.

🏃 CÔTÉ SPORT

Exercice « Flexion des jambes ». Faites 5 séries de 10 en soufflant bien. Entre chaque série, reposez-vous 30 secondes. (Voir p. 73.)

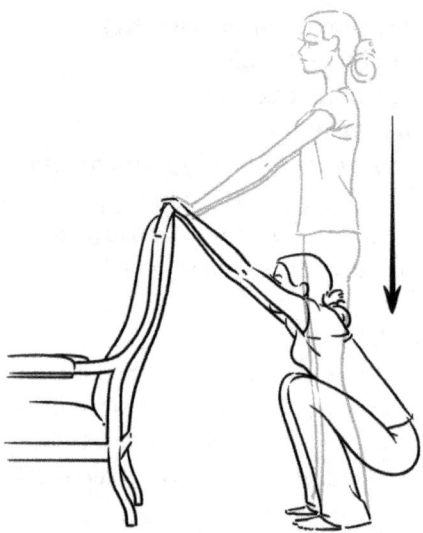

🕐 COLLATION (FACULTATIF, EN CAS DE FAIM UNIQUEMENT)

- 🍽 Thé ou infusion sans sucre
- 🍽 2 noix
- 🍽 1 poire

🕐 DÎNER

- 🍽 Salade de tomates méditerranéenne
- 🍽 Saumon vapeur, épinards à la crème
- 🍽 1 tranche de pain au levain
- 🍽 Salade de pamplemousse rose à la menthe

— *Coupez 2 petites tomates bien mûres en quartiers. Assaisonnez avec un trait d'huile d'olive, du poivre et du basilic.*

— *En plat, faites cuire 1 pavé de saumon 10 minutes à la vapeur. Faites décongeler des épinards en branche surgelés à la casserole, 15 à 20 minutes. Assaisonnez de crème allégée à 3 ou 8 % et servez avec le saumon, accompagné de citron.*

— *En dessert, pelez 1 pamplemousse rose à vif, détachez les quartiers et servez-les dans un ramequin avec un peu de menthe ciselée et de cannelle.*

Calme et volupté

Prendre soin de soi, cela passe aussi par le temps que l'on s'accorde. Aujourd'hui, si vous n'en avez pas l'habitude, forcez-vous à vous mettre sur « pause » pendant un minimum de 20 minutes. Vous trouvez peut-être que c'est beaucoup, mais pour votre corps, ce n'est vraiment pas de trop. Offrez-vous un bain, quelques pages d'un livre, voire une pause « rien » sur un canapé avec une infusion. Et savourez, bien sûr sans culpabiliser en pensant à la lessive à étendre, au jardin à arroser, à la vaisselle... Vous ferez tout ça beaucoup plus efficacement tout à l'heure, ou demain. Là maintenant, éteignez votre vigilance et PROFITEZ.

JOUR 2

🕐 PETIT-DÉJEUNER

🍴 Thé ou café (sans sucre ni lait ni sucrette)

🍴 1 yaourt de chèvre ou de brebis

🍴 Pain au levain légèrement beurré

🍴 1 kiwi

La bonne idée : assaisonnez le yaourt avec du poivre et de la ciboulette et tartinez-en un peu sur une tranche de pain au levain grillé. Trop bon !

🕐 DÉJEUNER

🍴 Guacamole

🍴 Aiguillettes de canard, riz complet aux asperges

🍴 Compote de pomme aux amandes

— *Écrasez la moitié d'avocat restante d'hier avec du jus de citron, du poivre, quelques dés d'échalote et de la coriandre ciselée. La préparation doit être crémeuse. Servez avec une tranche de pain au levain toastée.*

— *En plat, faites griller 4 aiguillettes de canard à la poêle dans un peu d'huile d'olive, 4 minutes environ. Faites cuire du riz complet à l'eau bouillante et 5 minutes avant la fin de la cuisson, ajoutez 1 asperge surgelée coupée en tronçons. Égouttez le tout, ajoutez 1 c. à s. d'huile d'olive et poivrez légèrement. Servez avec le canard.*

— *En dessert, parsemez la compote avec 1 c. à c. d'amandes effilées préalablement dorées dans une poêle antiadhésive.*

🕑 COLLATION (FACULTATIF, EN CAS DE FAIM UNIQUEMENT)
🍴 Thé ou infusion sans sucre
🍴 1 yaourt de chèvre ou de brebis
🍴 10 amandes

🚴 CÔTÉ SPORT
Exercice « Pull-over Dash-fit ». Faites 4 séries de 15 en soufflant bien. Entre chaque série, reposez-vous 30 secondes. (Voir p. 74.)

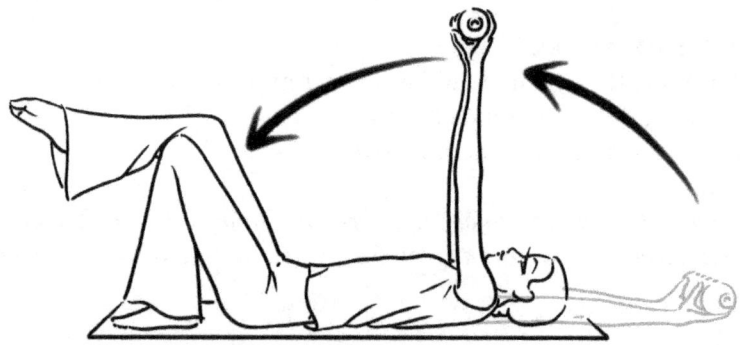

🕑 DÎNER
🍴 Potage de légumes
🍴 Omelette aux fines herbes, aubergines grillées
🍴 2 clémentines ou 2 abricots

— *Faites décongeler des galets de soupe de légumes à la casserole. Parsemez de ciboulette ciselée et d'un tour de poivre maniguette.*

— *Battez 2 œufs en omelette avec un peu de curcuma et faites-les cuire à la poêle jusqu'à ce qu'elle soit prise. Servez avec des tranches d'aubergines grillées, préalablement décongelées au four ou à la poêle.*

🦿 ÇA MARCHE !

Votre objectif du jour : trouver 1 heure minimum dans la journée pour aller marcher, à un bon rythme. Chaussez des baskets ou des chaussures confortables, coiffez vos écouteurs et c'est parti ! L'astuce qui change tout : télécharger des podcasts de vos émissions radios préférées pour les écouter le temps de votre petite sortie. Un moment 100 % plaisir !

JOUR 3

🕐 PETIT-DÉJEUNER

- 🍴 Thé ou café (sans sucre ni lait ni sucrette)
- 🍴 1 bol de lait demi-écrémé
- 🍴 Pain au levain légèrement beurré
- 🍴 1 poire

Si vous aimez, vous pouvez opter pour un milk-shake à la poire. Choisissez une poire bien mûre, pelez-la et coupez-la en dés après avoir ôté le cœur et les pépins. Mixez-la finement avec un peu de cannelle et le bol de lait.

👅 **Option sucre :** si vous êtes en profil 1, ne changez rien. Si vous êtes en profil 2 ou 3, vous pouvez vous autoriser un peu de confiture allégée en sucres sur vos tartines du matin.

🕐 **1 heure (ou plus) avant de déjeuner**

Faites cuire 1 artichaut 20 minutes environ à l'autocuiseur à partir de la montée en pression. Égouttez et laissez refroidir.

Allez acheter 100 grammes de carpaccio de bœuf tout frais chez votre boucher.

🕐 **DÉJEUNER**

🍴 Artichaut vinaigrette

🍴 Carpaccio de bœuf, salade de sarrasin

🍴 1 yaourt de chèvre ou de brebis

— *Accompagnez l'artichaut d'une sauce faite de jus de citron fouetté avec de l'huile d'olive et du basilic.*

— *Servez-vous de cette même sauce pour assaisonner le carpaccio. Plongez du sarrasin dans 2 fois son volume d'eau et portez à ébullition puis faites cuire 12 minutes à partir du frémissement. Égouttez, laissez tiédir et servez avec le carpaccio.*

Un coup de barre ?

Une baisse de forme dans la journée, ça nous arrive à tous. Et dans 90 % des cas, il s'agit d'une accumulation de fatigue et d'une dette de sommeil. Ce soir, couchez-vous un peu plus tôt que d'habitude. Vous avez du mal à trouver le sommeil et c'est pour cela que vous tardez à aller tâter de l'oreiller ? Un peu de sport dans la journée vous aidera efficacement : vélo, natation ou marche tonique sont de parfaits somnifères 100 % naturels et efficaces.

🕐 **COLLATION (FACULTATIF, EN CAS DE FAIM UNIQUEMENT)**

🍴 Thé ou infusion sans sucre

🍴 1 petite grappe de raisin rouge

🍴 2 noix

CÔTÉ SPORT

Exercice « Arlow Dash-fit ». Faites 4 séries de 10 en soufflant bien. Entre chaque série, reposez-vous 30 secondes à 1 minute en position d'étirement (voir p. 75).

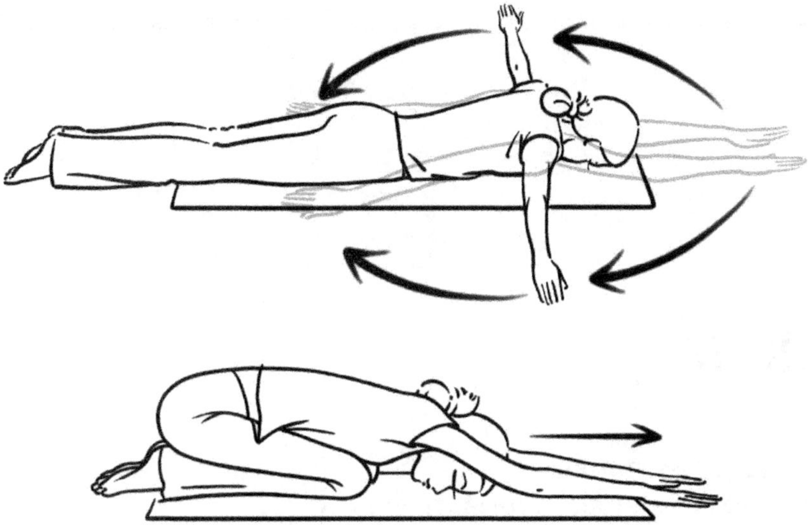

DÎNER

- Salade niçoise façon Dash*
- Compote de cerises

En dessert, faites décongeler des cerises surgelées à la casserole avec quelques pincées de cannelle. Servez tiède dans un ramequin et parsemez de 1 c. à c. d'amandes effilées, préalablement dorées dans une poêle antiadhésive.

Salade niçoise façon Dash : Faites cuire 1 pomme de terre à la vapeur ainsi qu'une bonne poignée de haricots verts. Laissez tiédir, pelez la pomme de terre et coupez-la en rondelles. Mélangez les légumes dans un saladier, ajoutez 2 petites tomates coupées en quartiers, assaisonnez d'huile d'olive, de jus de citron et de basilic. Poêlez 1 pavé de thon 2 minutes de chaque côté. Il doit rester rosé à cœur. Parsemez de sésame et servez-le tout chaud sur la salade.

Frais devant !

Évitez les produits en conserve, où l'ajout de sel est systématique. Certes, faire cuire 1 pavé de thon prend un tout petit peu plus de temps qu'ouvrir une boîte de thon au naturel, mais les produits frais nous y font gagner côté santé. De temps en temps, en cas de dépannage pour un repas express, une boîte de thon au naturel reste acceptable. Mais certainement pas tous les jours !

● Pour demain soir

Préparez votre hoummos :
Faites tremper 80 grammes de pois chiches secs dans de l'eau pendant 12 heures.

JOUR 4

⏲ PETIT-DÉJEUNER

🍽 Thé ou café (sans sucre ni lait ni sucrette)
🍽 1 yaourt de chèvre ou de brebis
🍽 Pain au levain légèrement beurré
🍽 1 pomme

Au choix, croquez la pomme telle quelle ou coupez-la en petits dés et parsemez-les de cannelle en poudre.

● Dans la matinée

Continuez la préparation de votre hoummos. Égouttez les pois chiches et faites-les cuire 1 heure dans de l'eau frémissante. Égouttez, mixez avec 1 grosse c. à s. de purée de sésame ou 2 c. à s. d'huile d'olive, 1 gousse d'ail pelée et le jus de 1 citron. Mettez dans un petit saladier, couvrez de film étirable et placez au frais.

Y'a d'la joie !

Pour certains, dire bonjour aux hirondelles, ça va de soi tous les jours. Pour d'autres, c'est plus difficile. Mais on peut y travailler. Au lieu de remarquer systématiquement les points négatifs (« quelle foule dans le métro/au magasin/au cinéma », « il fait toujours gris en ce moment », « vraiment pas bon, le self du bureau », etc.), attachez-vous aux points positifs. Le rayon de soleil à l'heure du déjeuner, un mail d'un ami, le fait d'avoir un après-midi libre devant vous, un bus qui arrive au moment où vous arrivez à la station… Et tout de suite, le stress retombe !

🕐 DÉJEUNER
🍴 Carotte râpée
🍴 Pavé de cabillaud, fondue de poireaux
🍴 Pain au levain
🍴 Salade de fruits rouges aux zestes de citron

— *Râpez 1 carotte, assaisonnez-la avec de l'huile de noix et un peu de vinaigre de cidre.*

— *Faites décongeler des rondelles de poireaux surgelés à la casserole. Quand ils sont tendres, ajoutez un peu de crème allégée à 3 ou 8 % et poivrez légèrement. Faites cuire 1 pavé de cabillaud à la poêle, dans un filet d'huile d'olive, 10 minutes environ, en le retournant à mi-cuisson.*

— *En dessert, faites décongeler 1 ramequin de fruits rouges et parsemez-les de zestes de citron préalablement ébouillantés à l'eau et ciselés finement. En saison, vous pouvez bien sûr utiliser des fraises ou des fruits rouges tout frais en provenance du marché.*

🕐 COLLATION (FACULTATIF, EN CAS DE FAIM UNIQUEMENT)
🍴 Thé ou infusion sans sucre
🍴 2 clémentines ou 2 abricots
🍴 10 amandes

JOUR 4 **VOTRE PROGRAMME DASH EN 7 JOURS**

JOUR 4 **VOTRE PROGRAMME DASH EN 7 JOURS**

🏃 CÔTÉ SPORT

Exercice « Le meilleur des abdos ». Faites 1 série de 8, puis 10, puis 12, puis 10, puis 8. Entre chaque série, reposez-vous 30 secondes à 1 minute si besoin (profitez-en pour vous étirer le dos : paumes vers le ciel). (Voir p. 77.)

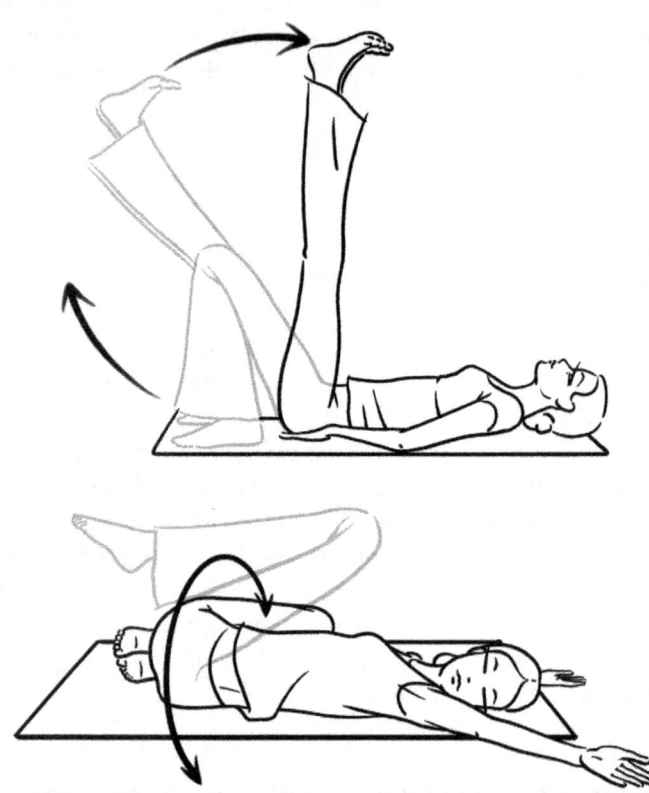

🕐 DÎNER

🍽 Hoummos*

🍽 Poêlée de dinde aux courgettes et au cumin*

🍽 1 yaourt au lait de chèvre ou de brebis

L'hoummos vous attend au réfrigérateur : prenez-en la moitié et conservez l'autre pour demain. Servez l'hoummos avec 1 carotte coupée en bâtonnets. Vous pouvez agrémenter votre yaourt de coulis de fruits rouges sans sucre ajouté.

◆ **Option sucre :** si vous êtes en profil 1, ne changez rien. Si vous êtes en profil 2 ou 3, vous pouvez vous autoriser 1 c. à c. de confiture riche en fruits ou de miel dans le yaourt.

👩‍🍳 *Poêlée de dinde aux courgettes et au cumin :* Faites revenir 1 escalope de dinde coupée en lanières dans un filet d'huile d'olive. Quand les lanières sont dorées, ajoutez 1 petite courgette coupée en dés, du cumin en grains et un peu de poivre. Laissez cuire jusqu'à ce que les courgettes soient tendres. Facultatif : vous pouvez servir ce plat parsemé de zestes de citron râpé.

⏺ Pour demain

Pour le petit-déjeuner
Faites décongeler 1 ramequin de fruits rouges. En saison, vous pouvez bien sûr utiliser des fruits rouges tout frais.

JOUR 5

⏰ PETIT-DÉJEUNER
🍽 Thé ou café (sans sucre ni lait ni sucrette)
🍽 1 ramequin de fruits rouges
🍽 1 œuf bio ou BBC*
🍽 Pain au levain
Faites griller le pain et taillez-le en fines mouillettes. Délicieuses avec l'œuf coque, dans lequel, au lieu des sel et poivre traditionnels, vous aurez mis un peu d'origan séché ou des herbes de Provence.

⏺ 1 heure avant le déjeuner ou la veille
Faites cuire 5 asperges surgelées à la vapeur ou à l'eau frémissante. Égouttez, laissez refroidir.

🏋 CÔTÉ SPORT

Exercice « Épaules souples ». Faites 4 séries de 10 en soufflant bien. Entre chaque série, reposez-vous 30 secondes à 1 minute. (Voir p. 78.)

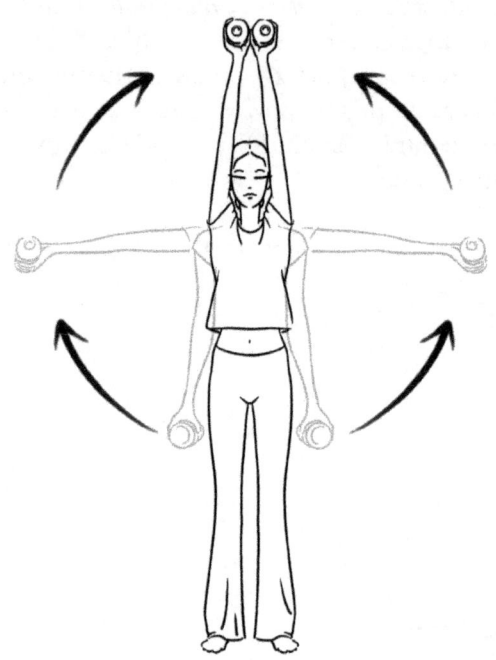

🕐 DÉJEUNER

🍴 Asperges sauce au yaourt
🍴 Cuisse de poulet grillée, riz au curcuma
🍴 1 pêche ou 1 poire

— *Servez les asperges avec une sauce au yaourt : fouettez 1 yaourt au lait de chèvre ou de brebis avec du jus de citron, du poivre et de la ciboulette.*
— *Faites griller 1 cuisse de poulet au four en la retournant régulièrement. Pendant ce temps, faites cuire du riz complet à l'eau bouillante selon les indications de l'emballage, mais en ajoutant 1 c. à c. rase de curcuma dans l'eau de cuisson. Égouttez et servez avec le poulet et un tour de moulin à poivre. N'oubliez pas de laisser la peau du poulet sur le bord de l'assiette !*

ON SE MOTIVE !

Oui c'est la fin de la semaine, oui on est fatigué. Mais pensez à l'effet bénéfique de l'activité physique et à la sensation de bien-être après s'être dépensé. Alors on ne tergiverse pas et on file à la piscine, ou on enfourche un vélo, ou on rentre chez soi à pied en sortant du travail. Hop hop hop !

COLLATION (FACULTATIF, EN CAS DE FAIM UNIQUEMENT)

- Thé ou infusion sans sucre
- 1 yaourt de chèvre ou de brebis + 2 noix

Ce soir, on prend l'apéro !

Pour un apéro au-dessus de tout soupçon, optez pour une eau infusée de fruits (voir p. 122), des bâtonnets de crudités (carotte, concombre, fleurettes de chou-fleur crues, champignons de Paris...) et quelques oléagineux à croquer : des pistaches à décortiquer, des amandes, des noix de cajou (non salées bien sûr). Évitez les biscuits au fromage, les feuilletés surgelés et autres gressins, définitivement trop salés.

DÎNER

- Hoummos*
- Filet de truite aux amandes effilées, quinoa
- 1 yaourt de chèvre ou de brebis
- *L'hoummos vous attend au réfrigérateur.*
- *En plat, faites cuire du quinoa 10 minutes à l'eau frémissante, puis laissez gonfler à couvert pendant 5 minutes avant d'égoutter. Faites cuire le filet de truite 10 minutes environ à la vapeur. Servez avec le quinoa, du jus de citron et 1 c. à c. d'amandes effilées préalablement dorées dans une poêle antiadhésive.*

Option sucre : si vous êtes en profil 1, ne changez rien. Si vous êtes en profil 2 ou 3, vous pouvez vous offrir un carré de chocolat noir.

JOUR 5 **VOTRE PROGRAMME DASH EN 7 JOURS**

JOUR 6

🕐 PETIT-DÉJEUNER

🍴 Thé ou café (sans sucre ni lait ni sucrette)

🍴 1 tranche de jambon blanc à teneur réduite en sel

🍴 1 yaourt au lait de chèvre ou de brebis

🍴 Pain au levain légèrement beurré

🍴 1 kiwi

Une idée pour ce matin : étalez un peu de yaourt sur la tranche de jambon, parsemez de ciboulette ciselée et roulez le tout. Coupez en tronçons et dégustez tel quel.

🕐 DÉJEUNER

🍴 Salade de concombre à la menthe

🍴 Papillote de merlan à la grecque*

🍴 Compote de pomme sans sucre ajouté

Coupez un tronçon de concombre pelé en dés. Ajoutez 1 yaourt de chèvre ou de brebis, de la menthe ciselée, du sel et du poivre. Mélangez et servez frais.

👨‍🍳 ***Papillote de merlan à la grecque :*** Déposez 1 filet de merlan sur une feuille de papier sulfurisé avec 1 petit bulbe de fenouil émincé (de préférence à la mandoline, à défaut avec un petit couteau) et un bon filet d'huile d'olive. Poivrez, ajoutez quelques graines de fenouil et refermez la papillote. Faites cuire 20 à 25 minutes au four à 180 °C (th. 6).

Faites le plein de vitamine... G

La vitamine G, c'est la « Green Vitamine », ou la « vitamine verte », bref, la vitamine de la nature. Des scientifiques ont prouvé que comparée à une balade en milieu urbain, une balade en forêt agissait favorablement sur le rythme cardiaque et la tension artérielle, sur le cortisol (l'hormone du stress), voire sur nos défenses immunitaires. Ne perdez pas une occasion de vous mettre au vert !

🕐 COLLATION (FACULTATIF, EN CAS DE FAIM UNIQUEMENT)
🍽 Thé ou infusion sans sucre
🍽 1 poire + 10 amandes

🚴 CÔTÉ SPORT
Exercice « Flexion des jambes ». Faites 5 séries de 10 en soufflant bien. Entre chaque série, reposez-vous 30 secondes. (Voir p. 73.)

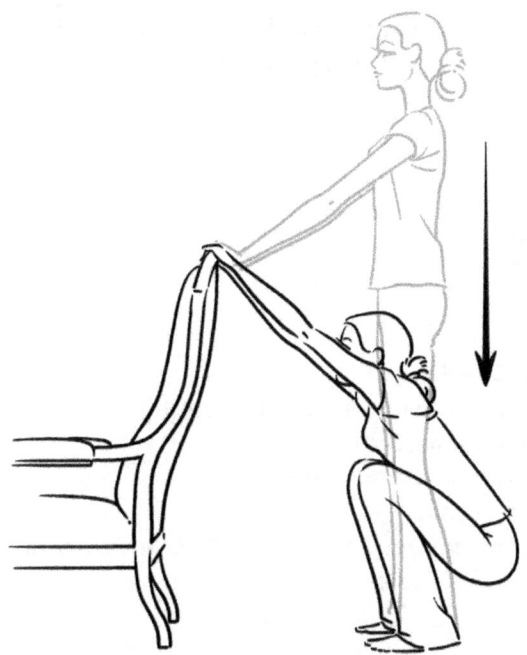

🔵 Pour ce soir
En rentrant chez vous, arrêtez-vous chez votre boucher préféré et achetez 1 côte de porc dans le filet (très peu grasse, donc).

🕐 DÎNER
🍴 Poireaux citronnette
🍴 Côte de porc, petits pois à l'estragon
🍴 ¼ d'ananas

– *Faites cuire 2 petits (ou 1 gros) blanc(s) de poireau à la vapeur, 20 minutes environ. Assaisonnez avec un mélange de jus de citron fouetté avec de l'huile d'olive et de la ciboulette ciselée.*

– *Faites décongeler des petits pois surgelés à l'eau bouillante selon les indications de l'emballage. Égouttez. Faites griller la côte de porc avec un peu d'huile d'olive dans une poêle sur feu doux. Quand elle est cuite, ajoutez les petits pois, de l'estragon et 1 c. à s. de crème allégée à 3 ou 8 %.*

JOUR 7

🕐 PETIT-DÉJEUNER
🍴 Thé ou café (sans sucre ni lait ni sucrette)
🍴 1 bol de lait demi-écrémé
🍴 Pain au levain légèrement beurré
🍴 1 pomme à croquer

Si vous avez choisi une pomme bio, il suffit de la rincer avant de la croquer. Sinon, mieux vaut la peler.

● Si vous déjeunez chez vous

Faites gonfler 3 pruneaux dénoyautés dans un bol d'eau ou de thé chaud.

⏱ DÉJEUNER

🍴 Salade de brocoli

🍴 Poêlée de crevettes au riz complet et au citron*

🍴 1 yaourt de chèvre ou de brebis

🍴 3 pruneaux moelleux

– *Faites cuire 1 bonne poignée de fleurettes de brocoli surgelées à la vapeur ou à l'eau bouillante, jusqu'à ce qu'elles soient tendres (15 minutes environ). Égouttez, assaisonnez avec un filet d'huile de noix et un trait de vinaigre de cidre.*

– *En dessert, servez le yaourt dans un ramequin et surmontez-le des pruneaux trempés, dénoyautés, et égouttés.*

🍳 ***Poêlée de crevettes au riz complet et au citron :*** Faites cuire du riz complet à l'eau bouillante, selon les indications de temps données sur l'emballage. Égouttez. Faites dorer 100 grammes de crevettes surgelées dans une poêle avec un peu d'huile d'olive. Quand elles ont rendu leur eau, ajoutez le riz et 2 bandes de zestes de citron préalablement ébouillantées et ciselées finement. Laissez revenir quelques instants, poivrez avec du poivre Maniguette, parsemez de sésame et servez.

Déjeuner du dimanche

Vous déjeunez au restaurant, vous êtes invité à l'extérieur ? Si l'envie vous prend, vous pouvez vous offrir un petit plateau de fruits de mer, ou une portion de bigorneaux, ou encore ½ crabe. Riches en protéines et en minéraux dont l'organisme raffole (magnésium, sélénium, zinc...), ils ne doivent pas, en revanche, être accompagnés de beurre salé, mayonnaise et autre petit verre de blanc.

JOUR 7 **VOTRE PROGRAMME DASH EN 7 JOURS**

JOUR 7 **VOTRE PROGRAMME DASH EN 7 JOURS**

🚴 CÔTÉ SPORT

Exercice « Pull-over Dash-fit ». Faites 4 séries de 15 en soufflant bien. Entre chaque série, reposez-vous 30 secondes. (Voir p. 74.)

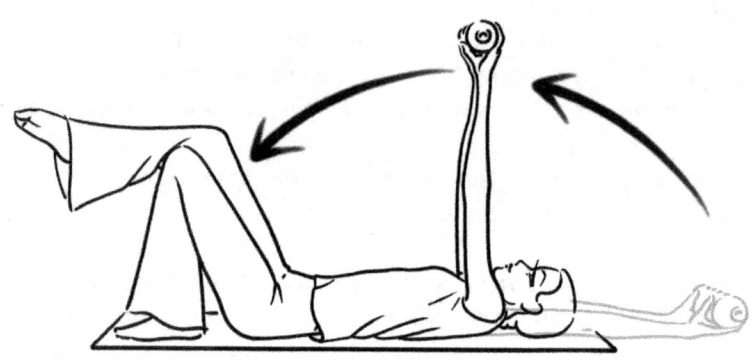

Une petite sieste ?

Le mot « sieste » dérive du latin *sixta*, soit la sixième heure du jour, qui désignait l'heure du midi chez les Romains. La sieste est donc le repos, accompagné ou non de sommeil, qui suit le repas de mi-journée. Réduction du stress, amélioration des performances de mémorisation et de concentration, meilleur équilibre nerveux... La sieste n'a que des bénéfices. Idéalement, elle dure entre 2 et 30 minutes. Vous n'arrivez pas à dormir dans la journée (ou vous ne le pouvez pas sur votre lieu de travail, ce que l'on comprend !) ? Le simple fait de s'allonger quelques instants peut faire office de « break » réparateur. On cache un petit tapis de yoga sous son bureau, qu'on déroule quand les collègues ne sont pas encore revenus de déjeuner.

🕐 COLLATION (FACULTATIF, EN CAS DE FAIM UNIQUEMENT)

🍽 Thé ou infusion sans sucre
🍽 1 yaourt de chèvre ou de brebis + 1 c. à s. de flocons d'avoine

🕐 DÎNER

- 🍴 Salade de mâche aux noix
- 🍴 Jambon blanc, gratin de chou-fleur à la béchamel*
- 🍴 Pain au levain
- 🍴 Compote de prunes à la cannelle

– *Assaisonnez 1 poignée de mâche avec un filet d'huile de noix et de vinaigre de cidre. Ajoutez 2 noix décortiquées et cassées en éclats.*

– *Servez le gratin avec 2 tranches de jambon blanc à teneur réduite en sel.*

– *En dessert, faites cuire 1 bonne poignée de prunes surgelées avec un peu de cannelle, jusqu'à ce qu'elles soient tendres. Servez tiède ou frais dans un ramequin.*

👨‍🍳 *Gratin de chou-fleur à la béchamel :* Faites cuire 2 poignées de fleurettes de chou-fleur à la vapeur, 15 minutes environ, jusqu'à ce qu'elles soient tendres. Mettez-les dans un plat à four. Délayez 25 grammes de Maïzena avec un peu de lait froid (prélevé sur 25 cl) dans un saladier. Portez le reste de lait à ébullition. Dès qu'il frémit, versez sur le mélange à la Maïzena tout en fouettant. Reversez dans la casserole et faites épaissir sur feu doux sans cesser de remuer. Quand la sauce a pris la texture souhaitée, ôtez du feu, poivrez et versez sur les fleurettes de chou-fleur. Enfournez 15 minutes à 180 °C (th. 6).

JOUR 7 **VOTRE PROGRAMME DASH EN 7 JOURS**

ANNEXE

QUELQUES ÉTUDES DASH

Dietary approach to stop hypertension (Dash): diet components may be related to lower prevalence of different kinds of cancer : A review on the related documents. Onvani S, Haghighatdoost F, Azadbakht L. *J Res Med Sci.* 2015 Jul ;20(7):707-713. Review.

Effect of Nutritional Status and Dietary Patterns on Human Serum C-Reactive Protein and Interleukin-6 Concentrations. Smidowicz A, Regula J. *Adv Nutr.* 2015 Nov 13 ;6(6):738-47. doi : 10.3945/an.115.009415. Print 2015 Nov. Review.

Plant Protein and Animal Proteins : Do They Differentially Affect Cardiovascular Disease Risk? Richter CK, Skulas-Ray AC, Champagne CM, Kris-Etherton PM. *Adv Nutr.* 2015 Nov 13 ;6(6):712-28. doi : 10.3945/an.115.009654. Print 2015 Nov. Review.

The effect of a dietary portfolio compared to a Dash-type diet on blood pressure. Jenkins DJ, Jones PJ, Frohlich J, Lamarche B, Ireland C, Nishi SK, Srichaikul K, Galange P, Pellini C, Faulkner D, de Souza RJ, Sievenpiper JL, Mirrahimi A, Jayalath VH, Augustin LS, Bashyam B, Leiter LA, Josse R, Couture P, Ramprasath V, Kendall CW. *Nutr Metab Cardiovasc Dis.* 2015 Nov 6. pii : S0939-4753 (15)30010-7. doi : 10.1016/j.numecd.2015.08.006.

Provider Adherence to National Guidelines for Managing Hypertension in African Americans. Sessoms J, Reid K, Williams I, Hinton I. *Int J Hypertens.* 2015 ;2015 :498074. doi : 10.1155/2015/498074.

A Review of the Dash Diet as an Optimal Dietary Plan for Symptomatic Heart Failure. Rifai L, Silver MA. *Prog Cardiovasc Dis.* 2015 Nov 3. pii : S0033-0620 (15)30020-7. doi : 10.1016/j.pcad.2015.11.001. [Epub ahead of print] Review.

Adherence to the Dash diet in relation to psychological profile of Iranian adults. Valipour G, Esmaillzadeh A, Azadbakht L, Afshar H, Hassanzadeh A, Adibi P. *Eur J Nutr.* 2015 Oct 31.

Everything in Moderation – Dietary Diversity and Quality, Central Obesity and Risk of Diabetes. de Oliveira Otto MC, Padhye NS, Bertoni AG, Jacobs DR Jr, Mozaffarian D. *PLoS One.* 2015 Oct 30 ;10(10):e0141341. doi : 10.1371/journal.pone.0141341. eCollection 2015.

The effects of Dash diet on weight loss and metabolic status in adults with non-alcoholic fatty liver disease : a randomized clinical trial. Razavi Zade M, Telkabadi MH, Bahmani F, Salehi B, Farshbaf S, Asemi Z. *Liver Int.* 2015 Oct 26. doi : 10.1111/liv.12990.

Altered Metabolic Profile With Sodium-Restricted Dietary Approaches to Stop Hypertension Diet in Hypertensive Heart Failure With Preserved Ejection Fraction. Mathew AV, Seymour EM, Byun J, Pennathur S, Hummel SL. *J Card Fail.* 2015 Dec ;21(12):963-7. doi : 10.1016/j.cardfail.2015.10.003.

Pilot randomised trial of a healthy eating behavioural intervention in uncontrolled asthma. Ma J, Strub P, Lv N, Xiao L, Camargo CA Jr, Buist AS, Lavori PW, Wilson SR, Nadeau KC, Rosas LG. *Eur Respir J.* 2015 Oct 22. pii : ERJ-00591-2015. doi : 10.1183/13993003.00591-2015.

Inhibition of hedgehog signaling ameliorates hepatic inflammation in mice with nonalcoholic fatty liver disease (NAFLD). Kwon H, Song K, Han C, Chen W, Wang Y, Dash S, Lim K, Wu T. *Hepatology.* 2015 Oct 16. doi : 10.1002/hep.28289.

Increased intestinal P-glycoprotein expression and activity with progression of diabetes and its modulation by epigallocatechin-3-gallate : Evidence from pharmacokinetic studies. Dash RP, Ellendula B, Agarwal M, Nivsarkar M. *Eur J Pharmacol.* 2015 Nov 15 ;767 :67-76. doi : 10.1016/j.ejphar.2015.10.009.

Early life adversity and/or posttraumatic stress disorder severity are associated with poor diet quality, including consumption of trans fatty acids, and fewer hours of resting or sleeping in a US middle-aged population : A cross-sectional and prospective study. Gavrieli A, Farr OM, Davis CR, Crowell JA, Mantzoros CS. *Metabolism.* 2015 Nov ;64(11):1597-610. doi : 10.1016/j.metabol.2015.08.017.

Nutraceuticals for blood pressure control. Sirtori CR, Arnoldi A, Cicero AF. *Ann Med.* 2015 Sep ;47(6):447-56. doi : 10.3109/07853890.2015.1078905.

Type and amount of dietary protein in the treatment of metabolic syndrome : a randomized controlled trial. Hill AM, Harris Jackson KA, Roussell MA, West SG, Kris-Etherton PM. *Am J Clin Nutr.* 2015 Oct ;102(4):757-70. doi : 10.3945/ajcn.114.104026.

A Dietary Intervention in Urban African Americans : Results of the "Five Plus Nuts and Beans" Randomized Trial. Miller ER 3rd, Cooper LA, Carson KA, Wang NY, Appel LJ, Gayles D, Charleston J, White K, You N, Weng Y, Martin-Daniels M, Bates-Hopkins B, Robb I, Franz WK, Brown EL, Halbert JP, Albert MC, Dalcin

AT, Yeh HC. *Am J Prev Med.* 2015 Aug 27. pii : S0749-3797 (15)00315-3. doi : 10.1016/j. amepre.2015.06.010.

The Dietary Approaches to Stop Hypertension Diet and New and Recurrent Root Caries Events in Men. Kaye EK, Heaton B, Sohn W, Rich SE, Spiro A 3rd, Garcia RI. *J Am Geriatr Soc.* 2015 Sep ;63(9):1812-9. doi : 10.1111/jgs.13614.

Associations of diet quality with cognition in children - the Physical Activity and Nutrition in Children Study. Haapala EA, Eloranta AM, Venäläinen T, Schwab U, Lindi V, Lakka TA. *Br J Nutr.* 2015 Oct ;114(7):1080-7. doi : 10.1017/S0007114515001634.

Dietary counselling has no effect on cardiovascular risk factors among Chinese Grade 1 hypertensive patients : a randomized controlled trial. Wong MC, Wang HH, Kwan MW, Fong BC, Chan WM, Zhang de X, Li ST, Yan BP, Coats AJ, Griffiths SM. *Eur Heart J.* 2015 Oct 7 ;36(38):2598-607. doi : 10.1093/eurheartj/ehv329.

The Dietary Approaches to Stop Hypertension Diet and New and Recurrent Root Caries Events in Men. Kaye EK, Heaton B, Sohn W, Rich SE, Spiro A 3rd, Garcia RI. *J Am Geriatr Soc.* 2015 Aug 17. doi : 10.1111/jgs.13614.

Concordance with Dashdiet and blood pressure change : results from the Framingham Offspring Study (1991-2008). Jiang J, Liu M, Troy LM, Bangalore S, Hayes RB, Parekh N. *J Hypertens.* 2015 Aug 7.

Effects of the DashDiet and Walking on Blood Pressure in Patients With Type 2 Diabetes and Uncontrolled Hypertension : A Randomized Controlled Trial. Paula TP, Viana LV, Neto AT, Leitão CB, Gross JL, Azevedo MJ. *J Clin Hypertens.* (Greenwich). 2015 Jun 4.doi : 10.1111/jch.12597.

Factors associated with grade 1 hypertension : implications for hypertension care based on the Dietary Approaches to Stop Hypertension (Dash) in primary care settings. Wang HH, Wong MC, Mok RY, Kwan MW, Chan WM, Fan CK, Lee CL, Griffiths SM. *BMC Fam Pract.* 2015 Feb 27 ;16 :26. doi : 10.1186/s12875-015-0239-4.

The effects of the Dashdiet education program with omega-3 fatty acid supplementation on metabolic syndrome parameters in elderly women with abdominal obesity. Choi SH, Choi-Kwon S. *Nutr Res Pract.* 2015 Apr ;9(2):150-7. doi : 10.4162/nrp.2015.9.2.150.

Impact of the Dashdiet on endothelial function, exercise capacity, and quality of life in patients with heart failure. Rifai L, Pisano C, Hayden J, Sulo S, Silver MA. *Proc (Bayl Univ Med Cent).* 2015 Apr ;28(2):151-6.

Adherence to a Dash-Style Diet in Relation to Stroke : A Case-Control Study. Niknam M, Saadatnia M, Shakeri F, Keshteli AH, Saneei P, Esmaillzadeh A. *J Am Coll Nutr.* 2015 Mar 31 :1-8.

A Dash dietary pattern and the risk of colorectal cancer in Canadian adults. Jones-McLean E, Hu J, Greene-Finestone LS, de Groh M. *Health Promot Chronic Dis Prev Can.* 2015 Mar ;35(1):12-20. English, French.

Pacific kids Dash for health (PacDash) randomized, controlled trial with Dash eating plan plus physical activity improves fruit and vegetable intake and diastolic blood pressure in children. Novotny R, Nigg CR, Li F, Wilkens LR. *Child Obes.* 2015 Apr ;11(2):177-86. doi : 10.1089/chi.2014.0141.

Dash and Mediterranean-type Dietary Patterns to Maintain Cognitive Health. Tangney CC. *Curr Nutr Rep.* 2014 Mar 1 ;3(1):51-61.

Effects of dietary sodium and the Dashdiet on the occurrence of headaches : results from randomised multicentre Dash-Sodium clinical trial. Amer M, Woodward M, Appel LJ. *BMJ Open.* 2014 Dec 11 ;4(12):e006671. doi : 10.1136/bmjopen-2014-006671.

Effects of the Dietary Approach to Stop Hypertension (Dash) diet on cardiovascular risk factors : a systematic review and meta-analysis. Siervo M, Lara J, Chowdhury S, Ashor A, Oggioni C, Mathers JC. *Br J Nutr.* 2014 Nov 28 :1-15.

Relation of Dash- and Mediterranean-like dietary patterns to cognitive decline in older persons. Tangney CC, Li H, Wang Y, Barnes L, Schneider JA, Bennett DA, Morris MC. *Neurology.* 2014 Oct 14 ;83(16):1410-6. doi : 10.1212/WNL.0000000000000884.

Effects of Dashdiet on lipid profiles and biomarkers of oxidative stress in overweight and obese women with polycystic ovary syndrome : a randomized clinical trial. Asemi Z, Samimi M, Tabassi Z, Shakeri H, Sabihi SS, Esmaillzadeh A. *Nutrition.* 2014 Nov-Dec ;30(11-12):1287-93. doi : 10.1016/j.nut.2014.03.008.

Dashdiet revisited. Take control of your heart health with simple dietary measures. [No authors listed] *Duke Med Health News.* 2014 Aug ;20(8):3. No abstract available.

Influence of Dietary Approaches to Stop Hypertension (Dash) diet on blood pressure : a systematic review and meta-analysis on randomized controlled trials. Saneei P, Salehi-Abargouei A, Esmaillzadeh A, Azadbakht L. *Nutr Metab Cardiovasc Dis.* 2014 Dec ;24(12):1253-61. doi : 10.1016/j.numecd.2014.06.008. Epub 2014 Jun 27. Review.

Dashdiet, insulin resistance, and serum hs-CRP in polycystic ovary syndrome : a randomized controlled clinical trial. Asemi Z, Esmaillzadeh A. *Horm Metab Res.* 2015 Mar ;47(3):232-8. doi : 10.1055/s-0034-1376990.

Effects of a Dash-like diet containing lean beef on vascular health. Roussell MA, Hill AM, Gaugler TL, West SG, Ulbrecht JS, Vanden Heuvel JP, Gillies PJ, Kris-Etherton PM. *J Hum Hypertens.* 2014 Oct ;28(10):600-5. doi : 10.1038/jhh.2014.34.

Adherence to the Dashdiet and prevalence of the metabolic syndrome among Iranian women. Saneei P, Fallahi E, Barak F, Ghasemifard N, Keshteli AH, Yazdannik AR, Esmaillzadeh A. *Eur J Nutr.* 2015 Apr ;54(3):421-8. doi : 10.1007/s00394-014-0723-y.

Supporting cardiovascular risk reduction in overweight and obese hypertensive patients through Dashdiet and lifestyle education by primary care nurse practitioners. Jarl J, Tolentino JC, James K, Clark MJ, Ryan M. *J Am Assoc Nurse Pract.* 2014 Sep ;26(9):498-503. doi : 10.1002/2327-6924.12124.

Adherence to the Dietary Approaches to Stop Hypertension (Dash) diet in relation to obesity among Iranian female nurses. Barak F, Falahi E, Keshteli AH, Yazdannik A, Esmaillzadeh A. *Public Health Nutr.* 2015 Mar ;18(4):705-12. doi : 10.1017/S1368980014000822.

The Dietary Approaches to Stop Hypertension (Dash) diet affects inflammation in childhood metabolic syndrome : a randomized cross-over clinical trial. Saneei P, Hashemipour M, Kelishadi R, Esmaillzadeh A. *Ann Nutr Metab.* 2014 ;64(1):20-7. doi : 10.1159/000358341.

Urinary lithogenic risk profile in recurrent stone formers with hyperoxaluria : a randomized controlled trial comparing Dash (Dietary Approaches to Stop Hypertension)-style and low-oxalate diets. Noori N, Honarkar E, Goldfarb DS, Kalantar-Zadeh K, Taheri M, Shakhssalim N, Parvin M, Basiri A. *Am J Kidney Dis.* 2014 Mar ;63(3):456-63. doi : 10.1053/j.ajkd.2013.11.022.

The effect of Dashdiet on pregnancy outcomes in gestational diabetes : a randomized controlled clinical trial. Asemi Z, Samimi M, Tabassi Z, Esmaillzadeh A. *Eur J Clin Nutr.* 2014 Apr ;68(4):490-5. doi : 10.1038/ejcn.2013.296.

Compliance with the Dietary Approaches to Stop Hypertension (Dash) diet : a systematic review. Kwan MW, Wong MC, Wang HH, Liu KQ, Lee CL, Yan BP, Yu CM, Griffiths SM. *PLoS One.* 2013 Oct 30 ;8(10):e78412. doi : 10.1371/journal.pone.0078412. eCollection 2013.

Mediterranean and Dashdiet scores and mortality in women with heart failure : The Women's Health Initiative. Levitan EB, Lewis CE, Tinker LF, Eaton CB, Ahmed A, Manson JE, Snetselaar LG, Martin LW, Trevisan M, Howard BV, Shikany JM. *Circ Heart Fail.* 2013 Nov ;6(6):1116-23. doi : 10.1161/CIRCHEARTFAILURE.113.000495.

TABLE
DES MATIÈRES

RETROUVEZ LES AUTEURS

Sur leur blog :
Biendansmacuisine.com

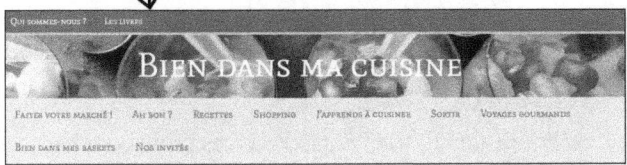

Anne Dufour sur sa page Facebook :
Bien dans ma cuisine by Anne Dufour

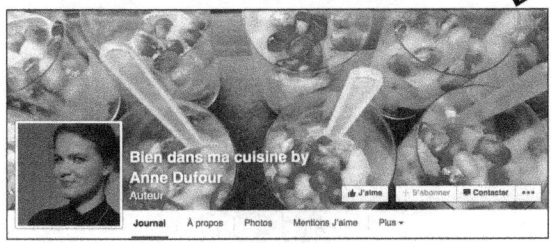

Sur sa chaîne Youtube :
En scannant ce code ou en tapant
« Anne Dufour » sur Youtube.

 **Sur Instagram :**
anne.dufour

TÉLÉCHARGEZ :

- La présentation vidéo du régime Dash en 1 minute 30
- + La liste de courses de votre programme
- + 10 recettes de jus verts
- + Les vidéos des 10 meilleurs exercices physiques du monde
- + Votre table IG d'un seul coup d'œil

Rendez-vous vite sur la page :

**http://blog.editionsleduc.com/
meilleur-regime-du-monde.html**

ou scannez ce code

Pour scanner le QR code avec votre téléphone ou votre tablette, téléchargez sur votre magasin d'applications mobiles (App Store, Android market, etc.) une application permettant de lire les QR codes. Lancez l'application et visez le QR code avec l'appareil photo de votre téléphone mobile. L'application reconnaît automatiquement le QR code et vous permet de voir son contenu sur votre écran.

Vous pouvez également accéder au contenu via le lien indiqué, il vous suffira pour cela de taper ce lien directement dans la barre de recherche de votre navigateur Internet.

Achevé d'imprimer en Espagne
par BlackPrint CPI Ibérica S.L.
Sant Andreu de la Barca (08740)
Dépôt légal : février 2016